同仁眼科手册系列

同仁眼底相干光断层成像手册

主　　编　魏文斌

副 主 编　史雪辉　赵　琦

编　　者（按汉语拼音排序）

纪海霞　李　倩　史雪辉　宋彦铮
魏文斌　辛　晨　张　丛　张永鹏
赵　琦

编写秘书　宋彦铮

人民卫生出版社

·北　京·

图书在版编目（CIP）数据

同仁眼底相干光断层成像手册 / 魏文斌主编 . —北京：人民卫生出版社，2023.9
（同仁眼科手册系列）
ISBN 978-7-117-35018-1

Ⅰ. ①同…　Ⅱ. ①魏…　Ⅲ. ①眼底疾病 – 影像诊断 – 手册　Ⅳ. ①R773.404-62

中国国家版本馆 CIP 数据核字（2023）第 173944 号

同仁眼科手册系列
同仁眼底相干光断层成像手册
Tongren Yanke Shouce Xilie
Tongren Yandi Xiangganguang Duanceng Chengxiang Shouce

主　　编：魏文斌
出版发行：人民卫生出版社（中继线 010-59780011）
地　　址：北京市朝阳区潘家园南里 19 号
邮　　编：100021
E - mail：pmph @ pmph.com
购书热线：010-59787592　010-59787584　010-65264830
印　　刷：三河市宏达印刷有限公司
经　　销：新华书店
开　　本：787 × 1092　1/32　　印张：8.5
字　　数：222 千字
版　　次：2023 年 9 月第 1 版
印　　次：2023 年 10 月第 1 次印刷
标准书号：ISBN 978-7-117-35018-1
定　　价：69.00 元
打击盗版举报电话：010-59787491　E-mail：WQ @ pmph.com
质量问题联系电话：010-59787234　E-mail：zhiliang @ pmph.com
数字融合服务电话：4001118166　E-mail：zengzhi @ pmph.com

同仁眼科手册系列总序

同仁眼科手册系列自初版至今，已有十年，受到了眼科同行的广泛关注。首都医科大学附属北京同仁医院眼科从成立至今已经有 137 年的历史，是国内最有影响力的眼科之一，为国家级重点学科，首批入选国家临床重点专科。每日接诊患者 3 000 至 4 000 人次，近五年年门诊量 100 万人次以上，年手术量超过 9 万台次。患者众多，疾病复杂多样，多年来形成了具有同仁特色的一套临床统一的诊疗规范和指南，同仁眼科手册系列丛书由此便应运而生。

同仁眼科手册系列的编写旨在为临床工作提供相对统一的诊疗常规，为眼科相关检查给出准确的操作规范，以提高医疗质量及保障医疗安全。

同仁眼科手册系列内容包括眼科各三级学科疾病诊疗指南、基本检查的操作方法、重要辅助检查技术规范及结果判读、常见手术要点指导、专科护理技术等多个方面，内容丰富，涉及范围广，基本覆盖了临床眼科医生的大部分工作内容。每一本手册的编写，都由其专科团队以及相关专业内有丰富经验的一线临床工作者执笔，由一批知名专家审校，更加侧重临床实际应用，专业性、实用性及可操作性强。同时，不同手册根据各专业的特点，内容撰写方式也各具特色，文字或图像不同程度地突出重点，简明扼要，易学好记。

同仁眼科手册系列自出版以来，受到了广大临床眼科医生的喜爱。无论是初入临床实习的医学生，还是已经工作在岗的临床医生，在日常临床工作中，均可以借鉴手册内容来学习和巩固，提高诊疗及操作水平。

目前已出版的同仁眼科手册包括：《同仁眼科诊疗指南》《同仁玻璃体视网膜手术手册》(第2版)、《同仁荧光素眼底血管造影手册》《同仁间接检眼镜临床应用手册》《同仁眼底激光治疗手册》《同仁日间手术手册》《同仁儿童眼病手册》《同仁眼科急诊手册》《同仁眼外伤手册》《同仁眼整形眼眶病诊疗手册》《同仁眼超声诊断手册》《同仁眼科专科护理手册》等。

这次增补出版《同仁眼底相干光断层成像手册》由同仁眼科长期从事眼底病临床工作的资深专家编写，编者们在相干光断层成像（OCT）应用与研究方面具有丰富的经验。OCT是目前最常用的基本检查技术之一，帮助临床医生更好地利用这一技术为临床服务，方便他们对OCT图像的解读，是编写这本手册的目的。同仁眼科还在致力于更多专业手册系列的筹备编写，请拭目以待。

在此对参与本手册系列撰写的所有同仁以及人民卫生出版社致以诚挚的感谢和敬意！也恳请读者们对本手册提出宝贵意见。

魏文斌

2023年7月

前言

自1886年至今,北京同仁医院已经有137年历史。多少代眼科前辈为之奉献了毕生的心血,也铸就了同仁眼科的知名品牌,在老百姓中留下了良好的口碑。目前首都医科大学附属北京同仁医院眼科已经发展为国内最有影响力的眼科之一,国家级重点学科,也是首批国家临床重点专科。眼科年门诊量100万人次以上,病种也比较复杂,不乏众多的疑难杂症。眼科医护人员500余人,还有百余位研究生和来自全国各地的进修医师。因此,临床上更需要有统一的诊疗指南和操作规范,以便保障医疗质量和医疗安全。

相干光断层成像(optical coherence tomography,OCT)是眼科最基本和最重要的影像诊断技术之一。自20世纪90年代应用于临床以来,已经成为眼底疾病诊断和鉴别诊断,以及治疗和随诊的重要依据。但是,相干光断层成像图像判读需要一定的临床积累,既要有一定的理论知识,也需要掌握操作规范和判读技巧。本手册主要介绍相干光断层成像相关基础知识、图像判读思路、正常眼底相干光断层成像图像特征,以及临床常见疾病,也包括一定少见疾病的相干光断层成像图像特征。内容以相干光断层成像图像判读为出发点,简明扼要,重点突出,图文结合,便于眼科临床医生和医学生学习掌握。编者均为长期在一线工作的中青年专家,具有丰富的临床和影像诊断经验。

本手册是北京同仁医院眼科的临床积累,相信对国内其他医院眼科和眼科医生临床工作也有参考价值。感谢北京同仁医院眼科史翔宇主任、高丽琴主任提供部分图片。该手册由人民卫生出版社正式出版发行，在此也对出版社编校者致以崇高的敬意和谢忱。

临床错综复杂，科学在发展中，对其认识也在不断深入，我们的经验一定存在不足之处，再加上编写者水平所限，谬误在所难免，恳请读者斧正。

首都医科大学附属北京同仁医院

魏文斌

2023年7月

目录

第一章

OCT 基础

第一节　OCT 基本原理

相干光断层成像（optical coherence tomography，OCT）属于断层成像（tomography）技术中的一种。断层成像在多个医学学科中都是非常重要的诊断和鉴别诊断工具，包括 X 线计算机化断层成像（computerized tomography，CT）、磁共振成像（magnetic resonance imaging，MRI）、正电子发射计算机断层成像（positron emission tomography-computed tomography，PET-CT）、超声成像（ultrasound imaging）及共聚焦显微镜（confocal microscopy）等。与其他断层成像技术相比，OCT 具有高分辨率（微米级）、非接触、无损伤（无射线辐射）的特点。目前用于眼科诊治的断层成像技术包括超声、角膜共聚焦显微镜及 OCT 等。其穿透力弱于超声而优于共聚焦显微镜，是对这二者在眼科成像深度范围的有效补充。

从工作原理来看，OCT 与超声成像技术类似，超声波在位于生物组织不同深度的不同介质层面处发生反射，通过检测反射回接收器的超声波信号得到被检组织的深度信息（A 超）或截面图像（B 超）。而 OCT 所探测的是光信号，光波较之超声波传播速度极快，难以直接接收和处理反射信号，这就需要采用一种不同的信号获取和处理方式——光干涉测量技术（optical interferometry）。

一、干涉原理简介

干涉（interference）为物理概念，是指两列或两列以上的波在空间中重叠时发生叠加，从而形成新的波形的现象。为了产生显著的干涉现象，光波需具备相干性（coherence）；也就是说，具有相干性的波可以产生稳定的干涉图像（图 1-1-1A），从而能够被清晰观察和精确测量（图 1-1-1B）。

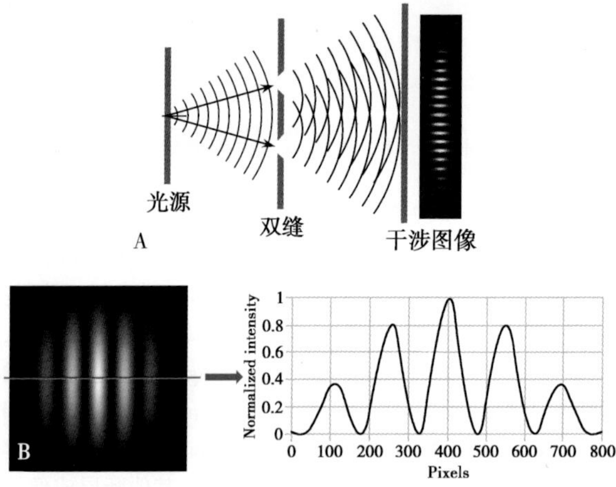

图 1-1-1　干涉原理

A. 两列相干光波形成干涉图像；B. 相机记录双缝干涉图像转换为强度分布图。

利用 Michelson 低相干干涉仪基本原理，物理学上可以采用分光镜将一束单色光束分为两束，这样得到的两束光波长一致，频率相同。这两束相干光在空间中的某个区域相遇重叠就会发生干涉，通过调整两束光之间的光程差，可以获得不同的干涉图样。这一光学信号被探测器接收后经由光电转换器处理，再由计算机记录分析，就能够精确测算被检样本的长度大小或介质折射率（图 1-1-2）。

基于低相干干涉仪建立的 OCT 技术目前已多方应用于医学诊断领域。1991 年 David Huang 博士将 OCT 技术引入眼科，在实验室观察到了离体视网膜结构。近 30 年来，OCT 技术经历了多次的迭代更新发展，已经广泛应用

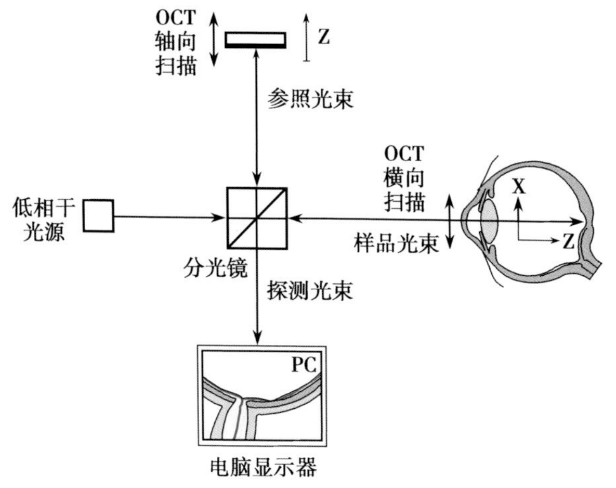

图 1-1-2　OCT 工作原理基本模式图

于眼科临床实践中，临床医生可获得直观可见的眼前节或眼底视网膜截面图像。

二、眼底 OCT 的基本原理

1994 年 David Huang 博士发明首个 OCT 临床原型机，1996 年首次实现 OCT 商用，此后 OCT 经历了从时域 OCT（time domain OCT，TD-OCT）到频域 OCT（frequency-domain OCT，FD-OCT）技术的快速发展阶段。

1. 时域 OCT 的基本原理　时域 OCT 包括低相干宽带光源、干涉仪和光电探测系统等部分（图 1-1-3）。OCT 系统以超辐射发光二极管作光源，波长一般约为 850nm 或 1 050nm，此波长范围光线能够穿透视网膜色素上皮层以采集脉络膜的图像，同时避免光线经过眼部屈光间质时过多衰减，发出的光束被光纤耦合器平均分成两束，一束照射在平面反射镜（即参考镜面）上，另一束照射在被观测的视网膜界面（即样品镜面）上。不同于平面镜的镜面反射，视网膜的多层结构不是光滑的镜面，对光线不是无损耗的反射，而是一部分透过组织，另一部分由于散射产生漫反射（即背向散射）。依据到达样品光束的背向散射特

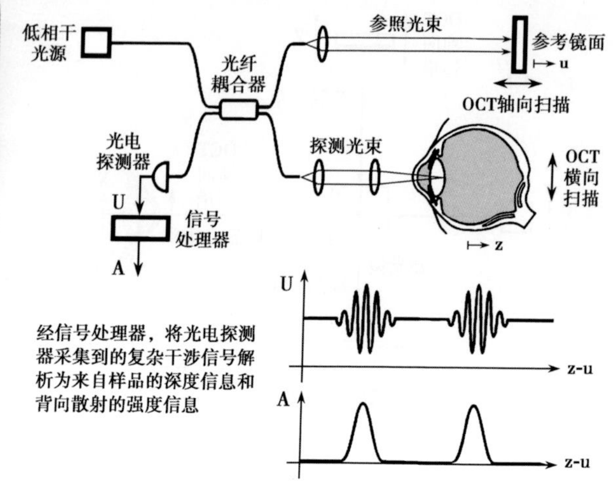

图 1-1-3　时域 OCT 工作原理图

性和折射率差异就能够识别样品内的微观结构。

视网膜的多层结构存在多个背向散射面，来自被观测视网膜不同层次的背向散射光和参考镜面的反射光在探测器上汇合时会发生干涉，从干涉信号强度可以推算出样品镜面相对参考镜面的位置及反射比例。不同深度的组织对光的背向散射强度不同，通过前后移动参考镜面的位置，可以使不同深度组织的背向散射光与参考镜面的反射光形成各自不同的干涉条纹，就可以计算得到被检测视网膜不同深度层面的光电信号（A 扫描）。将光束对视网膜表面进行横向的移动，得到不同深度的多条 A 扫描结果，经计算机处理重建，就可以得到 B 扫描的二维断层图像（图 1-1-4）。

时域 OCT 不足之处在于进行轴向扫描时测量速度受限，工作效率相对较低，近年来频域 OCT 逐渐取代了时域 OCT。频域 OCT 相对于时域 OCT 具有更高的分辨率，更高的敏感度及信噪比，目前眼科临床使用的已多为频域 OCT。

2. 频域 OCT 的基本原理　频域 OCT 又称为傅里叶域 OCT（fourier domain OCT，FD-OCT），频域 OCT 利用光谱

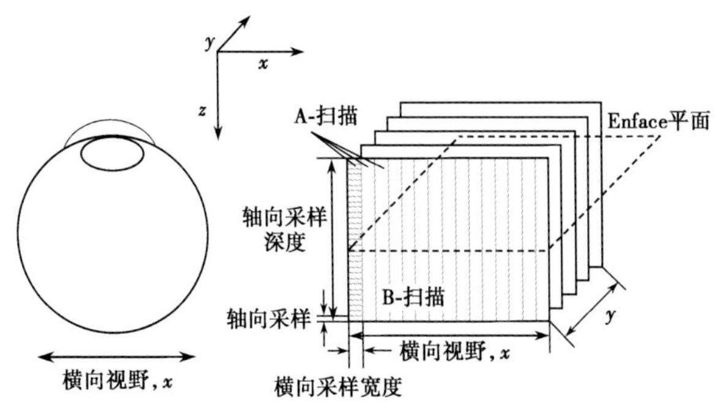

图 1-1-4 OCT 扫描方式示意图

信息，在同一个视网膜位置仅需进行一次 A 扫描，而无需移动参考镜面，此时得到的是叠加后的复杂信号。在光电信号转换的过程中，需要量化信号的振幅和频率，将信号叠加后再分离解析的数学过程即傅里叶变换（FFT）。频域 OCT 技术通过傅里叶变换在一次 A 扫描时完成对一整条视网膜的深层图像解析，只需要做侧向运动完成 B 扫描，成像速度得到极大提高。

频域 OCT 同样采用低相干宽带光源，根据光源发射光线方式或对叠加后信号探测方法的不同，可以将频域 OCT 技术再分为扫频源 OCT（swept-source OCT，SS-OCT）和谱域 OCT（spectral domain OCT，SD-OCT）两种。扫频源系统中，波长和时间之间存在对应关系，不同波长的光依次发出，因此在不同时间下探测到的光信号即相应波长的干涉后信号。谱域系统中，光源同时发出一系列不同波长的光，经过分光器和反射镜面后，携带了视网膜反射面的差异信息，同时到达探测器。以不同的探测器（线阵 CCD）接收不同波长的光，并转换计算出反射面的位置和反射率信息。简单来说，在对反射信号进行探测分析时，扫频源 OCT 采用时间分离波长，而谱域 OCT 采用空间分离波长（图 1-1-5）。

三、OCT 技术的发展及前景

自 1991 年 OCT 技术研发应用于人体组织的观察，眼

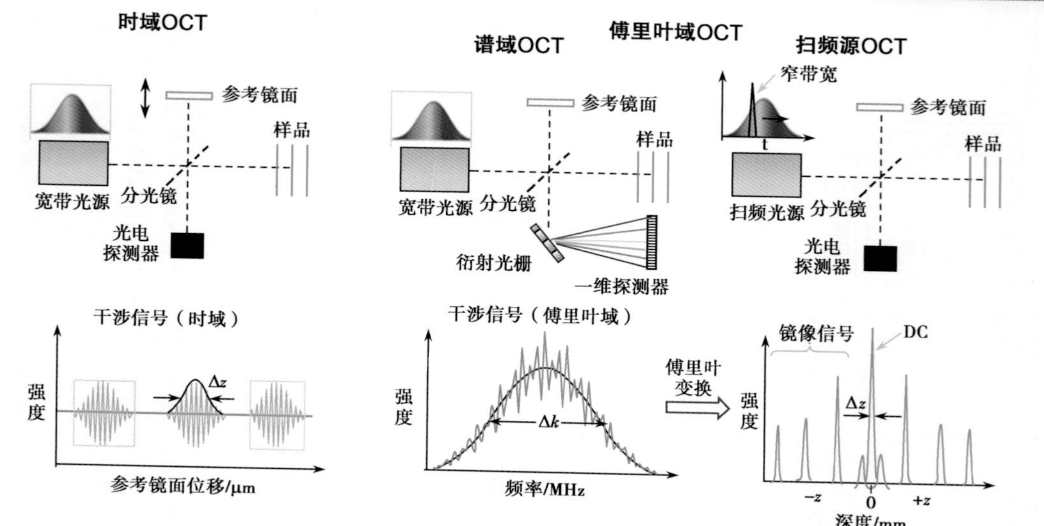

图 1-1-5　时域 OCT 与频域 OCT 工作原理比较及干涉信号示意图

科和血管内成像已经成为临床应用最重要的两个方向，其中眼科临床诊断是应用最早也最成熟的领域。

随着 OCT 技术的进步，其图像分辨率也大幅提高。从 TD-OCT 到 FD-OCT，其轴向分辨率已经提高了 10 倍以上（图 1-1-6）。

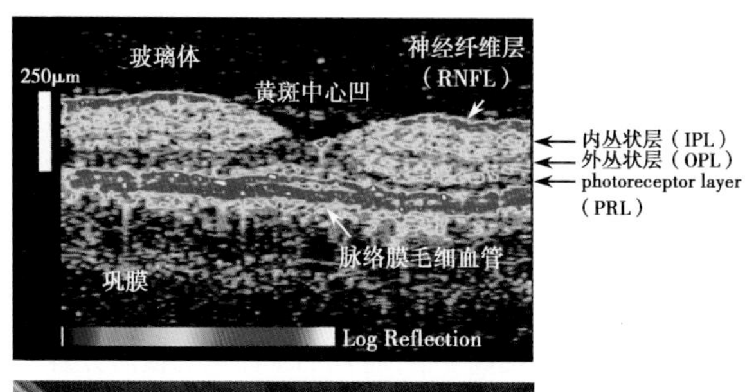

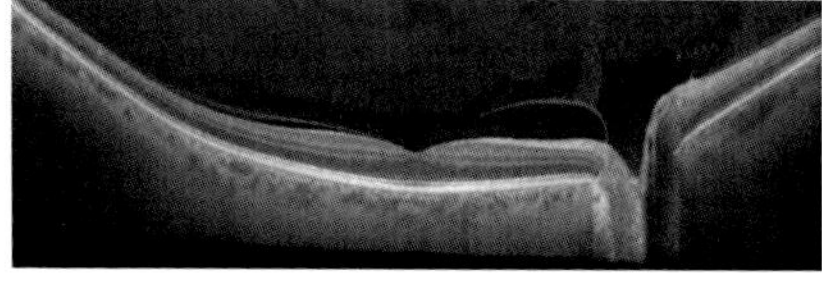

图 1-1-6　OCT 成像分辨率发展对比

上图为 1996 年采集的第一张活体人眼 OCT 显示视网膜结构；下图为高分辨率的广角 OCT 图像，同时显示黄斑及视盘结构。

此外，OCT 的成像速度也实现了快速提升。2002 年，OCT 能够每秒完成 400 次 A 扫描；至 2006 年，SD-OCT 已能够每秒完成 25 000 至 80 000 次 A 扫描；SS-OCT 则能够每秒完成 100 000~200 000 次 A 扫描，速度比以往增长了上百倍。

计算机分析和图像处理技术的进步，OCT 功能的不断扩展，已从单纯结构成像 OCT 向功能和结构综合成像 OCT 发展，其用途已不局限于眼科视网膜疾病的诊断工具，通过定量分析还能辅助临床完成精准的病情评估和随访工作。功能性 OCT 技术的发展前景可体现在如下方面。

1. OCT 血流成像技术（OCT angiography，OCTA）　在

OCT 成像原理的基础上，视网膜各层背向散射的光信号可分离出静态组织产生的稳定信号和动态组织(血流)产生的不规则信号。通过短时间内的相同位置的连续多次 B 扫描滤掉静态信号，就能够实现 OCT 血流成像。OCTA 使 OCT 的应用范围实现了更大飞跃，未来可能有望替代荧光素眼底血管造影，用于无创观察眼底血管疾病，并实现对视网膜血管的血流动力学指标方面的定量测量。

2. 可见光 OCT(OCT with visible light, Vis-OCT) 迄今为止，眼科商用 OCT 均采用近红外光作为光源，以可见光作为光源可能是未来技术发展的方向。实验室研究中可见光 OCT 优势在于，其一可见光谱能够极大提高视网膜成像的分辨率，较之 880nm 波长光为光谱中心的 OCT，其轴向分辨率可提高 8 倍，而 en face 图像的横向分辨率可提高 1.6 倍；其二，谱域 OCT 对氧饱和度依赖性血红蛋白吸收具备固有敏感，可见光谱数据可用于量化血液氧饱和度，此法可用于评估视网膜的氧供情况。

可见光 OCT 的研发仍存在瓶颈需要克服，其中包括色差矫正，目前尚缺乏良好性价比的宽带可见光源。由于潜在的蓝光光化学反应，为减少患者的激光暴露风险，OCT 的敏感性会受到影响；可见光使光感受器被“漂白”，引起患者不适；可见光被视网膜色素上皮层吸收将难以获得脉络膜血管的成像。

3. OCT 弹性成像技术(OCT elastography, OCE) 很多眼科疾病与组织生物力学性质改变有关，如圆锥角膜(角膜生物力学改变)、老视(晶状体变硬)、青光眼(巩膜和筛板生物力学改变)等。组织受到机械刺激后的弹性改变可体现为位移变化，这一位移可被 OCT 记录。组织出现水肿、纤维化或钙化等病理改变时，其弹性模量与正常组织相比会出现变化，通过 OCT 的精确记录就能够检测并量化评估组织弹性改变。OCE 因具有高分辨率、无损伤的优点，具有广泛的应用前景。

4. 偏振敏感 OCT(polarization-sensitive OCT, PS-OCT) PS-OCT 在激光发生装置和信号装置上各增加了一个偏光

器，能够收集提取组织中具有偏振特性样品的背向散射光的偏振态信息进行成像，检测样品的双折射特性，以揭示组织的结构功能变化。胶原、胆固醇结晶、血管壁、神经纤维等具有双折射性质，可被PS-OCT成像观察，其双折射特性发生改变时提示了病变的可能，为诊断疾病、评估损伤和监测治疗反应提供参考。

此外，还涌现出多普勒OCT（doppler OCT，DOCT）、光谱OCT（spectroscopic OCT，SOCT）以及自适应光学OCT（adaptive optics OCT，AO-OCT）等，从不同设计上对现有OCT成像技术进行精益改良。

四、OCT技术的局限性

值得注意的是，OCT依赖于对光学信号的探测和解析，因此眼部屈光介质的混浊程度是影响其成像效果的重要因素。因此严重的白内障或者玻璃体混浊，影响光线到达眼底视网膜组织，会限制OCT检查的作用和诊断价值。

（宋彦铮　赵　琦）

第二节　OCT检查方法

一、扫描前准备

1. 熟悉设备　各种主流设备OCT设备检查流程、操作方式等各不相同，操作者应熟悉所用设备特性，熟练掌握操作流程，以获取清晰准确的OCT图像数据。

2. 了解病史　阅读病历记录或询问病史，参考相关检查报告，特别注意询问既往OCT检查情况。随访病例建议调取既往扫描记录，采取随访模式进行扫描，便于准确比较。

3. 拍摄彩色眼底像　建议在进行OCT扫描前常规拍摄彩色眼底像，便于了解眼底病变位置、类型等，以选择合适的扫描方式及进行病例的归档留存。

4. 酌情散瞳　理论上，OCT图像分辨率不受瞳孔直径限制。目前各种OCT设备均可以在自然瞳孔下进行检查。但是受到屈光间质的影响，部分患者在暗室环境或散瞳后检查有助于提高图像质量。

二、扫描方式选择

如无特殊情况，所有患者均应采用相同扫描模式进行双眼检查，便于对比分析。

1. 黄斑　除了进行黄斑 Cube 扫描外，还需针对重点部位进行放射状扫描或多线、单线高清 B 扫描。

（1）Cube 扫描：矩形区域内的连续 B 扫描，可进行高级分析，如三维分析、地形图分析、enface 分析、视网膜厚度测量和分析等（图 1-2-1）。

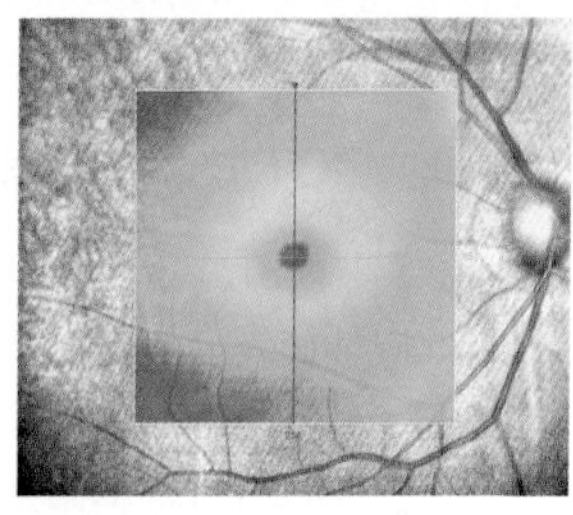

图 1-2-1　OCT 黄斑区 Cube 扫描模式

（2）放射状扫描或多线、单线高清 B 扫描：使用更高的分辨率对重点病变进行细致的观察，推荐常规使用放射状扫描，并酌情使用单线或多线高清扫描，可根据需要调整扫描线的宽度、长度、角度、扫描间距等。即使初步观察基本正常的患者，仍建议对所见范围拖动扫描线进行全面观察，以免遗漏微小病变（图 1-2-2）。

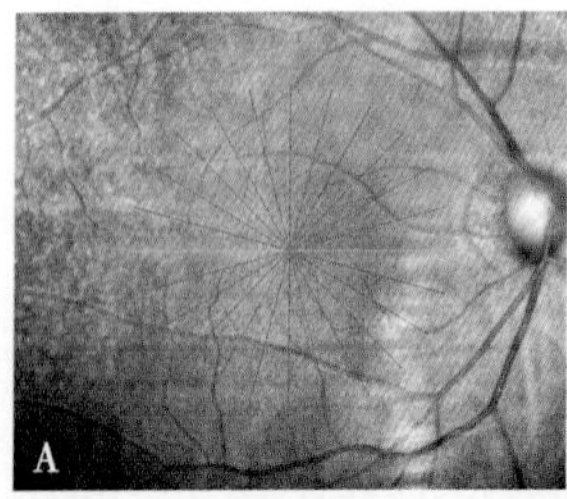

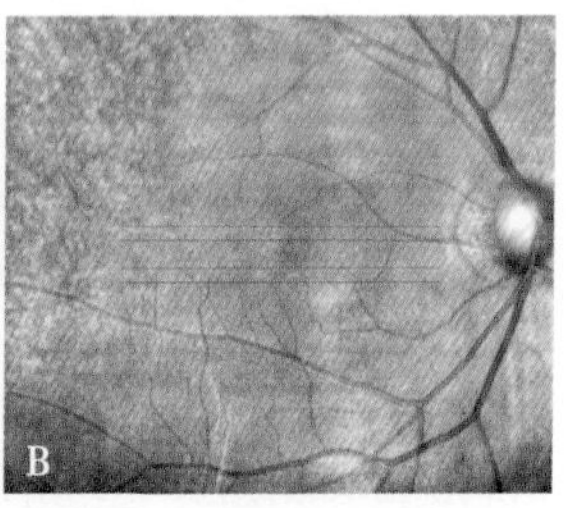

图 1-2-2　OCT 黄斑区单线 B 扫描模式

A. OCT 图像：HD Radical 扫描模式；B. OCT 图像：HD（5 线）扫描模式。

（3）EDI 扫描：受限于 SD-OCT 技术，穿透力有限，正常情况下，脉络膜的结构显示欠清。必要时可以采用增强深部成像（enhanced depth imaging，EDI）模式，改善脉络膜成像的清晰度（图 1-2-3）。

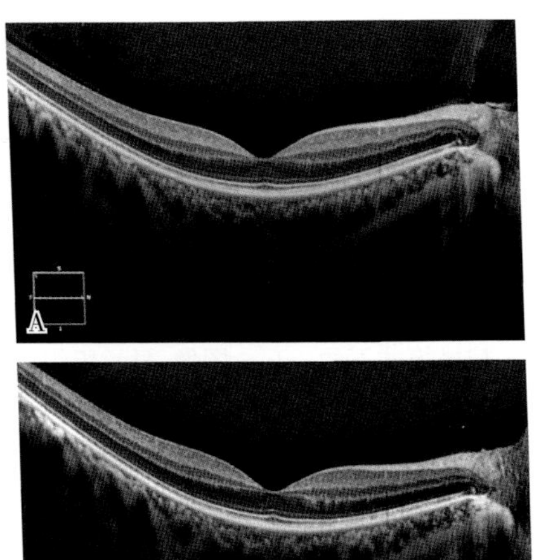

图 1-2-3　OCT 黄斑区单线 B 扫描模式

A. OCT 图像：单线 HD 扫描；B. OCT 图像：单线 HD-EDI 扫描模式，脉络膜大血管及脉络膜巩膜交界清晰。

2. 视盘

（1）Cube 扫描：以便能对视盘进行量化分析，如神经纤维层厚度、杯盘比、视杯面积、视盘面积、盘沿面积及其比值等（图 1-2-4）。

（2）放射状扫描或多线、单线高清 B 扫描：以便对视盘的结构有全面的了解（图 1-2-5）。

3. 血流成像　目前的 OCT 血流成像（optical coherence tomography angiography，OCTA）设备均为 OCT 和 OCTA 一体化设计，如果设备具有 OCTA 功能，在遇到相关疾病时，

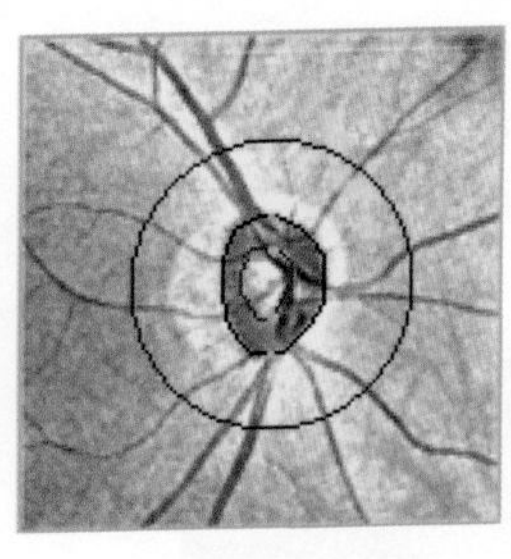

图 1-2-4　OCT 视盘 Cube 扫描模式

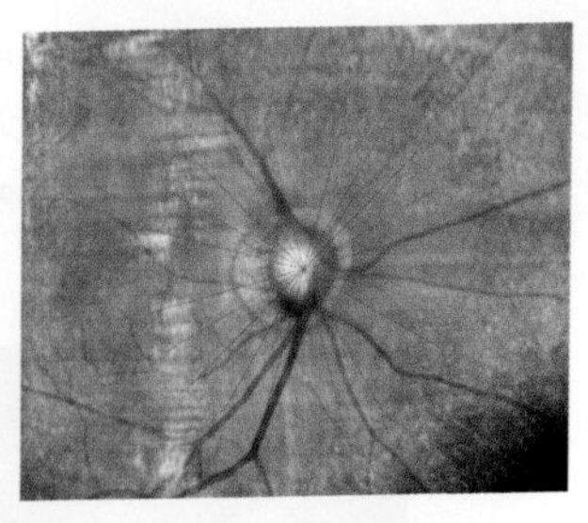

图 1-2-5　OCT 视盘单线 B 扫描模式

可以补充进行 OCTA 扫描，更有利于疾病的诊断与鉴别诊断。OCTA 扫描模式下的 enface 图像，显示组织结构信息，也具有重要的参考价值（图 1-2-6）。

三、出具报告

可根据不同机构工作流程形式，出具相应的图像并予以报告，尽可能全面详细体现病变特征。部分 OCT 征象本身具有诊断性特征，建议仍以描述性报告为主，临床诊断需要全面结合病史、体征及各种检查结果。

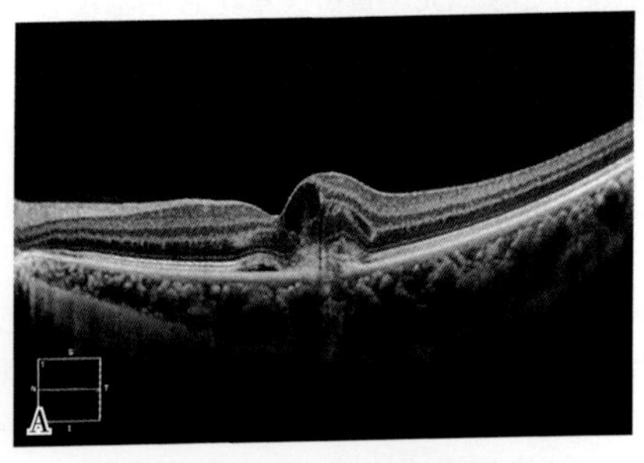

图 1-2-6　OCTA 扫描模式

A. OCT 图像：神经上皮层增厚隆起，可见囊样无反射区，神经上皮下团状不均匀反射，色素上皮层连续性中断，神经上皮层与色素上皮层反射局限分离。

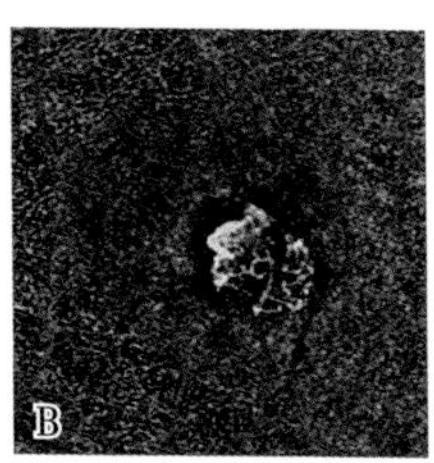

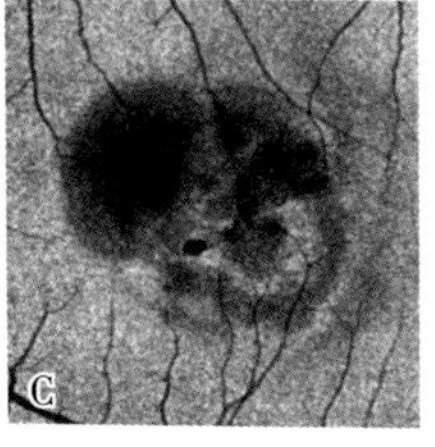

图 1-2-6（续）

B. OCTA 图像：可见新生血管网状高血流信号（内界膜至色素上皮层）；C. enface 图像：可见片状不均匀反射（内界膜至色素上皮层）。

四、数据管理

目前主流 OCT 设备均具有稳定可靠的工作系统。但受到本地存储空间限制及基于数据安全性考虑，建议对检查数据进行服务器备份或直接存储于服务器。专业的管理软件可以安全有效地保存各类影像数据，同时还可以进行对眼底像、OCT、视野、荧光素眼底血管造影等进行整合，综合全面地分析（图 1-2-7）。

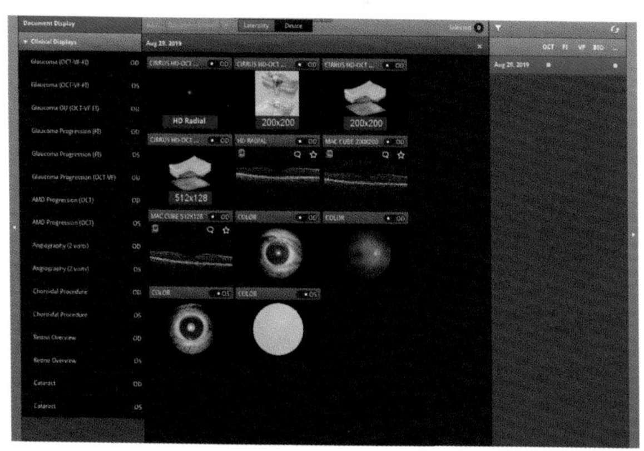

图 1-2-7　专业管理软件界面

（赵　琦）

第三节 OCT 量化及高级分析

一、普通测量

利用 OCT 系统软件可以进行任意两点间长度的基本测量，如测量黄斑区视网膜厚度、黄斑中心凹深度、黄斑裂孔宽度、脉络膜厚度、视网膜血管管径等（图 1-3-1），也可以进行面积测量。

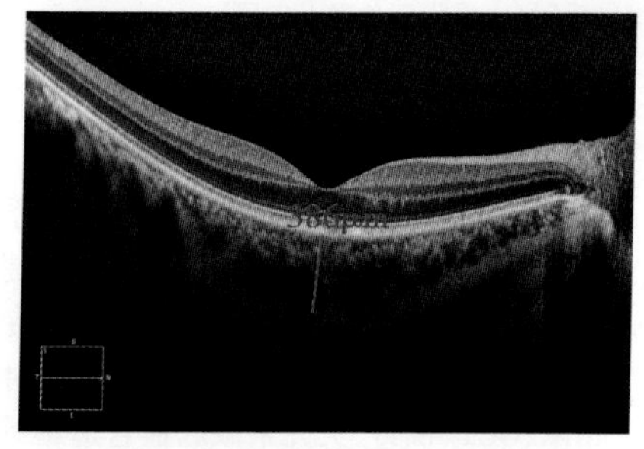

图 1-3-1 OCT 测量示意图

二、黄斑区分析

1. 厚度　利用黄斑区 Cube 扫描程序，可对黄斑区的视网膜厚度进行测量。软件一般内置 18 岁以上正常人群数据库，会自动将测量结果与数据库进行对比分析，并可将结果以色阶的形式直观显示。例如将黄斑区视网膜分成三个环、九个区：内环即中心区，中环和外环分别分为上、下、鼻、颞四区，每个区的视网膜厚度的平均值分别计算，并与正常值数据库进行比较，结果以色阶表示（图 1-3-2）。

2. 地形图　基于 Cube 扫描程序，可以经过处理后将视网膜的一些特定层面以地形图的方式显示，利于单独分析（图 1-3-3）。

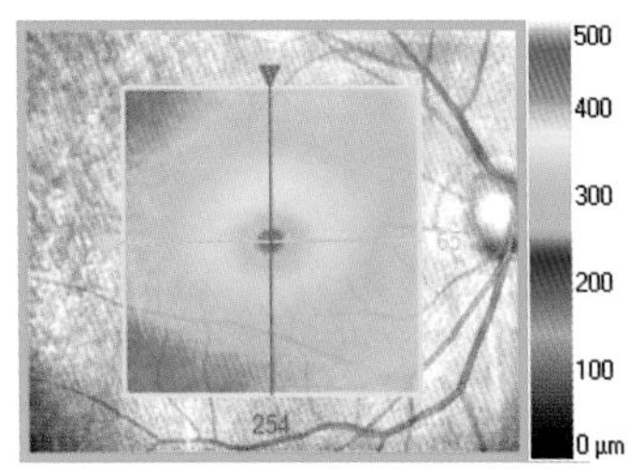

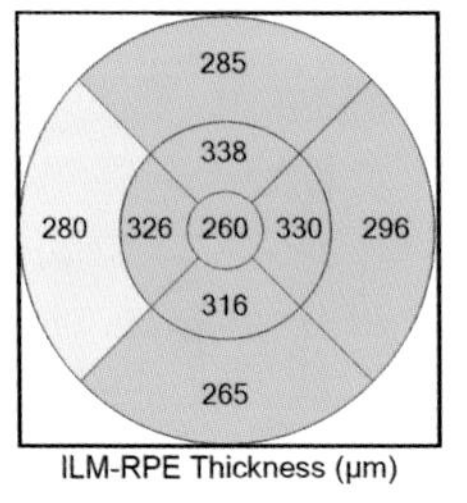

图 1-3-2 OCT 黄斑区视网膜厚度图

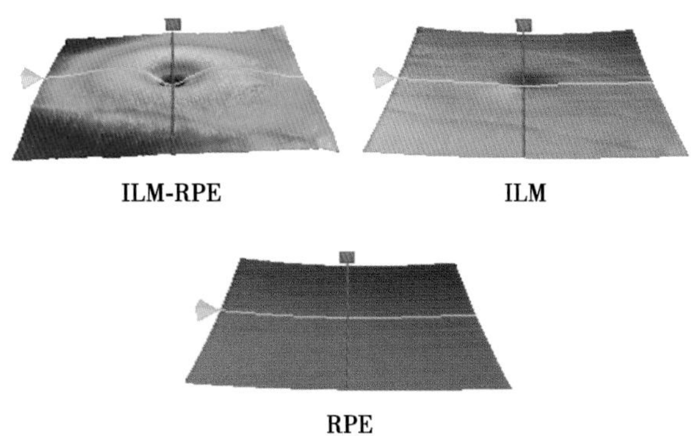

图 1-3-3 OCT 黄斑区视网膜地形图

3. 视网膜神经节细胞分析　目前有多种 SD-OCT 设备均可进行黄斑区视网膜神经节细胞分析，但有一定差异。

神经节细胞复合体（ganglion cell complex，GCC）分析包括神经纤维层（retinal nerve fiber layer，RNFL）、神经节细胞层（ganglion cell layer，GCL）及内丛状层（inner plexiform layer，IPL）厚度。而神经节细胞分析（ganglion cell analysis，GCA）则去除变异较大的 RNFL 的影响，直接测量 GCL 及 IPL 厚度（ganglion cell-inner plexiform layer，GCIPL）（图 1-3-4）。

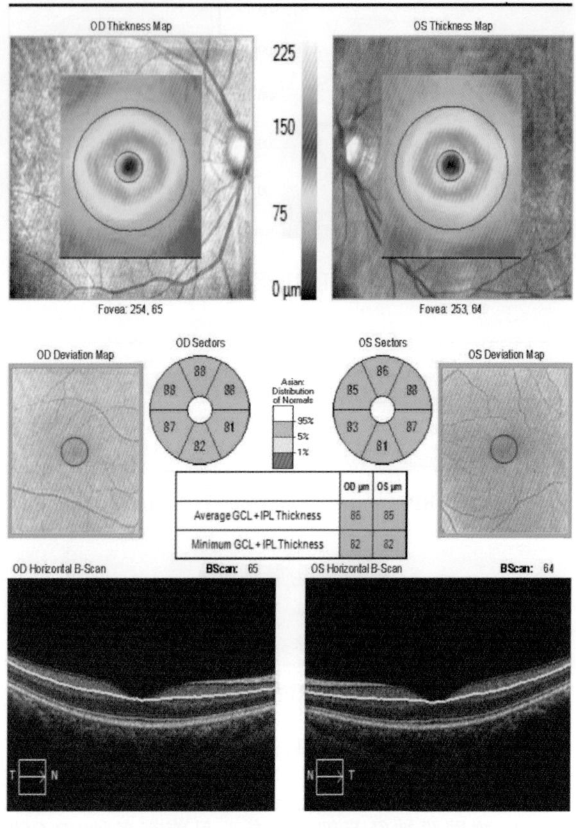

图 1-3-4　OCT GCA 分析

三、视盘分析

1. 神经纤维层厚度　包括总平均厚度、象限厚度，4分、12分平均厚度，以及厚度曲线、色阶图等，并分析双眼对称性（图1-3-5）。

2. 视盘分析　包括视盘面积、视杯面积、盘沿面积、水平和垂直视杯深度、盘沿厚度、杯盘比等（图1-3-5）。

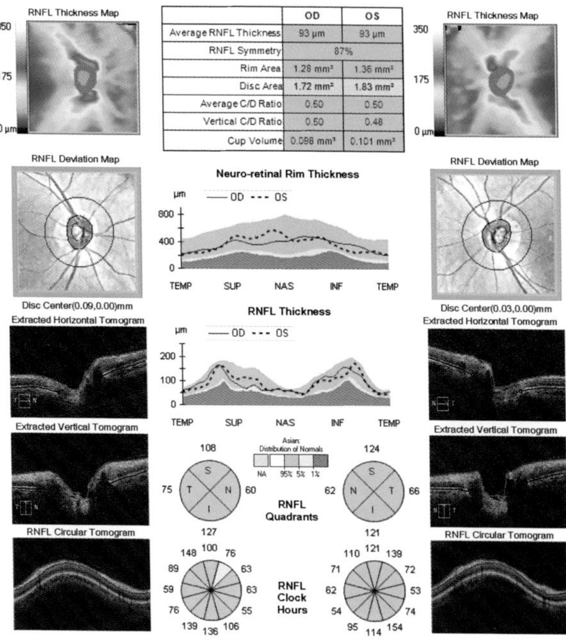

图 1-3-5 OCT 视盘分析

四、高级分析

1. 组合分析 神经纤维层与神经节细胞等可以进行组合分析（图 1-3-6）。

2. 随访 设备内置随访扫描模式，可以自动以相同位置和模式进行扫描，并对多次扫描进行比较（图 1-3-7）。

3. 多模态分析 基于服务器的综合数据管理软件，可以整合 OCT、视野等数据，进行多模态分析（图 1-3-8）。

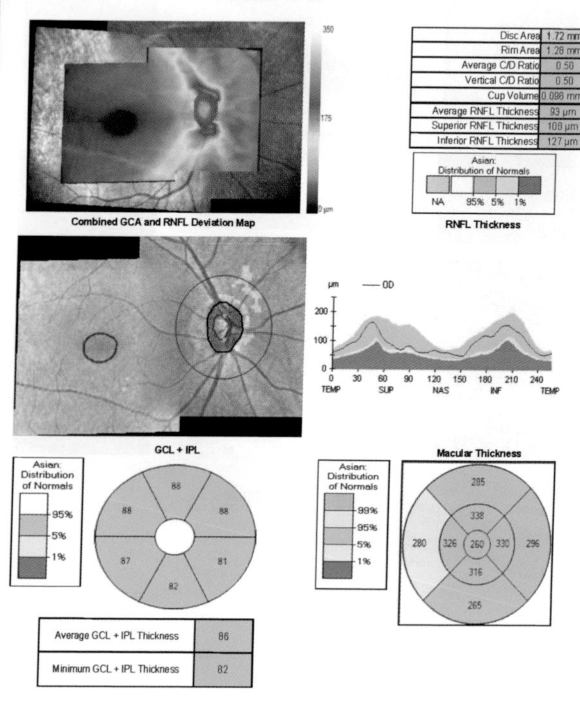

图 1-3-6　OCT 组合分析

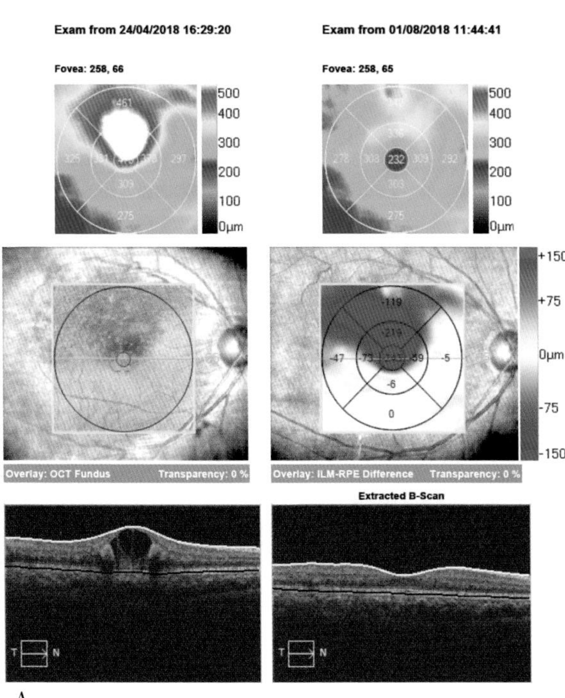

图 1-3-7 OCT 随访

A. 黄斑部随访。

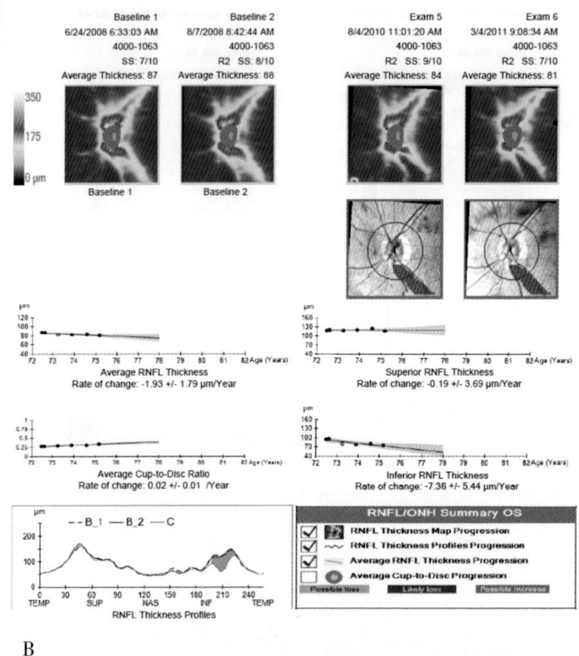

B

图 1-3-7(续)
B. 视盘随访。

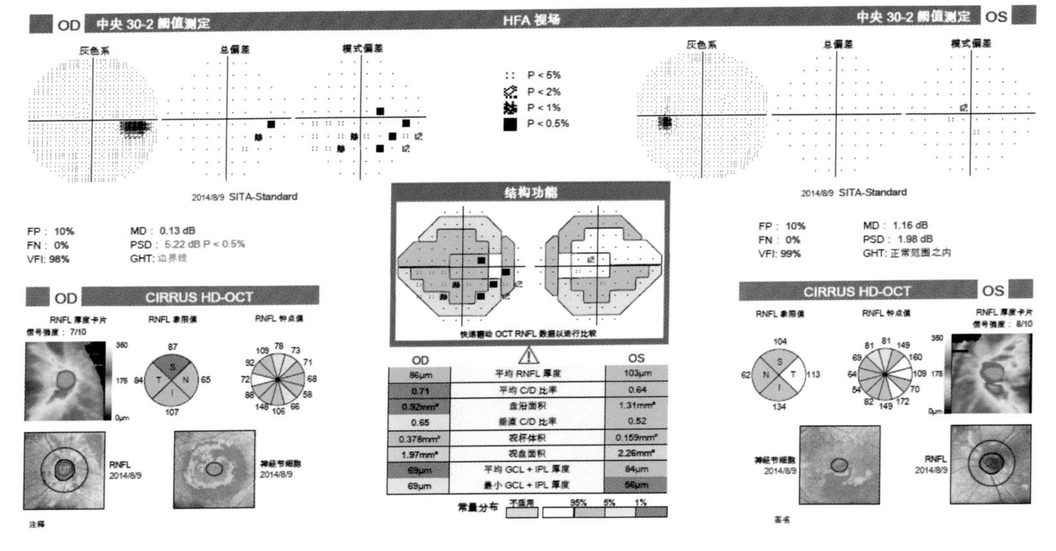

图 1-3-8 OCT视野组合分析

五、enface 图像

基于 Cube 扫描程序，可以生成三维 OCT 数据集，显示多方位的二维图像。垂直于视网膜表面的剖面图，即为通常所指的 B 扫描，而平行于视网膜表面的剖面图，即 enface 图像。

enface 图像与 B 扫描图像的单一层不同，是多个扫描层的集合，其图像特征基于定义的内外组织边界及厚度范围。例如可以显示 RNFL、IPL、OPL、外层视网膜、RPE、脉络膜等层面，也可以自定义任意层面。另外，图像特征还与强度计算有关（图 1-3-9）。

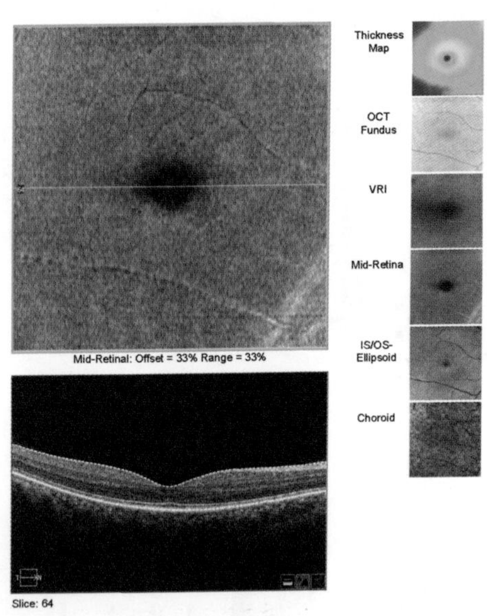

图 1-3-9　OCT enface 图像

六、三维图像

基于 Cube 扫描程序，可以以三维模式立体显示扫描部位各个方向及层次，更为直观形象（图 1-3-10）。

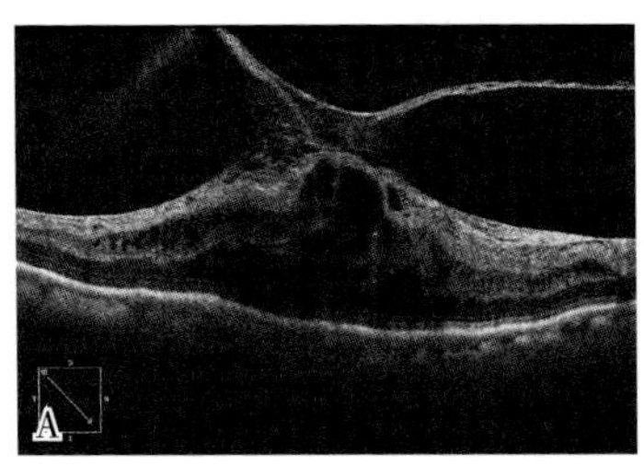

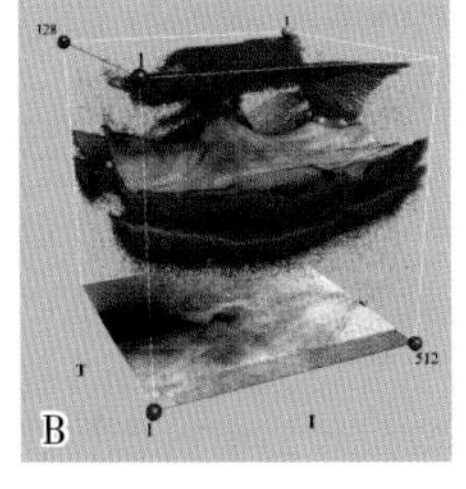

图 1-3-10 OCT 玻璃体黄斑牵引图像

A. OCT 图像:B 扫描,玻璃体内条带状反射与视网膜反射相连并牵拉隆起,视网膜反射增厚,可见囊样无反射区;B. OCT 图像:三维模式,可以清晰显现玻璃体黄斑牵拉的立体形态。

(赵 琦)

第四节 OCT 阅片基础

一、OCT 组织光学特性

(一) 组织的光学特性

不同组织之间存在光反射差异,是鉴别组织内在结构的依据。

1. 组织形态对反射的影响 水平结构组织,与入射光方向垂直,反射光大部分能循原路返回进入探测器,呈高反射。垂直结构组织,与入射光方向平行,反射光大部分不能循原路返回进入探测器,呈低反射。倾斜或走行不规则组织,反射光部分能返回探测器,呈中等反射。

2. 组织成分对反射的影响 液体成分少,呈高反射;液体成分多,呈低反射。例如视网膜内、外核层,以细胞体为主,液体成分较多,呈低反射。

3. 组织结构变化对反射的影响 高反射也可以发生在两种介质的界面,当入射光线从一种屈光指数的组织进入另一种屈光指数的组织中可以出现高反射。

远光源组织结构的反射受到其与光源间组织结构的影响。各组织层面 OCT 反射是由组织实际反射和其与光源间组织吸收与散射特性相结合的综合效应，并不完全代表真正的组织反射。

（二）图像显示方式

OCT 图像所显示的是各种组织的光反射性，通常以灰度表示反射强弱。

1. 灰度（gray scale） 以最亮的白色到最暗的黑色表示组织反射由高到低的变化，通常使用 256 级灰度显示（图 1-4-1）。

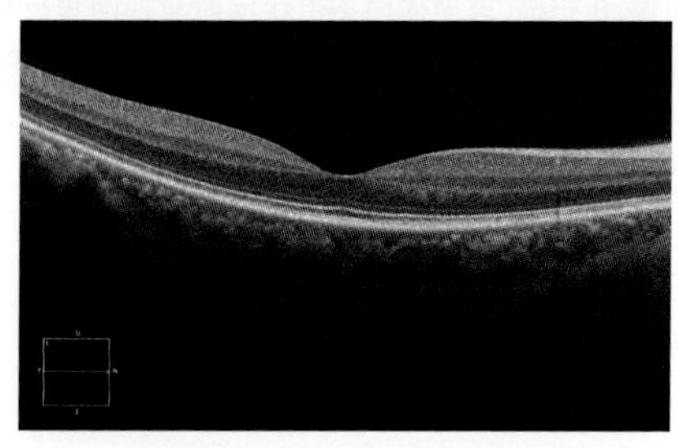

图 1-4-1 OCT 灰度图像

2. 反转灰度（reverse gray scale） 与灰度图像相反，黑色表示高反射，越接近白色表示反射越低（图 1-4-2）。

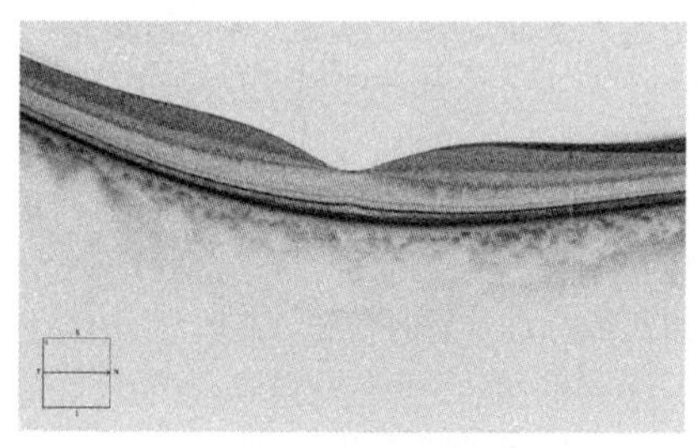

图 1-4-2 OCT 反转灰度图像

3. 伪彩（pseudo color） 以色阶表示 OCT 图像中反射强弱，红-白色表示高反射，蓝-绿色表示低反射，黑色表示非常低的反射或光线不能穿透的部位（图 1-4-3）。

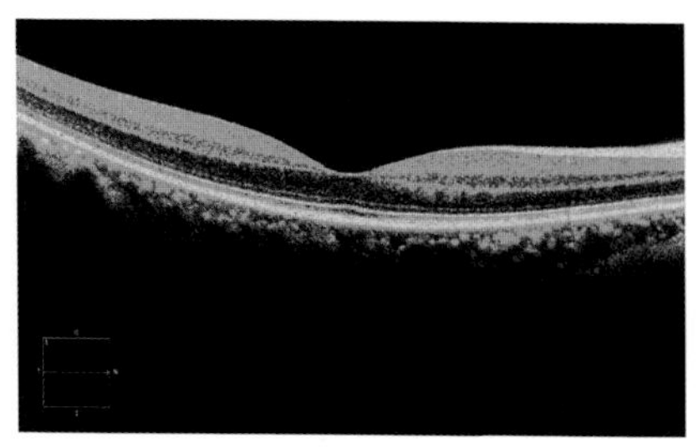

图 1-4-3　OCT 伪彩图像

目前有文献表明灰度显示的 OCT 影像优于色阶(伪彩)显示的图像，不同 OCT 设备默认图像显示方式不同，但均可以在三种模式中更改。

（三）伪像与错误

在图像采集或分析过程中，可能因患者、操作者或软件因素等呈现各种伪像，需注意识别。

1. 镜面伪像（mirror artifact）　扫描区域超过零延迟线（zero-delay line）时导致图像反转，仅在SD-OCT上发生。例如脱离的视网膜、高度近视眼曲率过大的球壁组织等（图 1-4-4）。

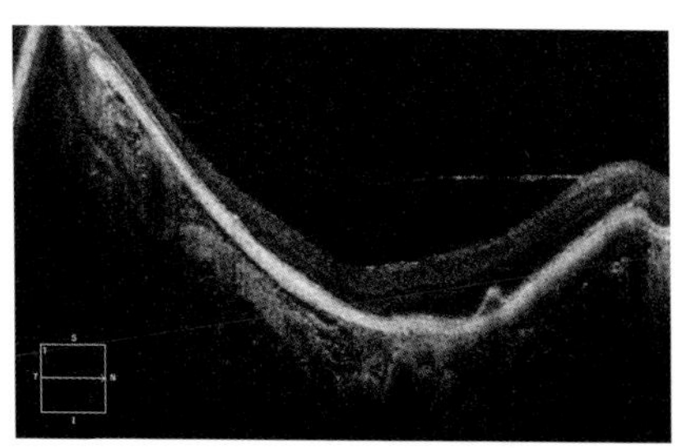

图 1-4-4　OCT 镜面伪像

2. 瞬目伪像（blink artifact）　患者在图像采集过程中瞬目，会导致相应数据丢失。图像上显示黑色或白色或彩色条带（图 1-4-5）。

3. 运动伪像（motion artifact）　在扫描过程中眼球移

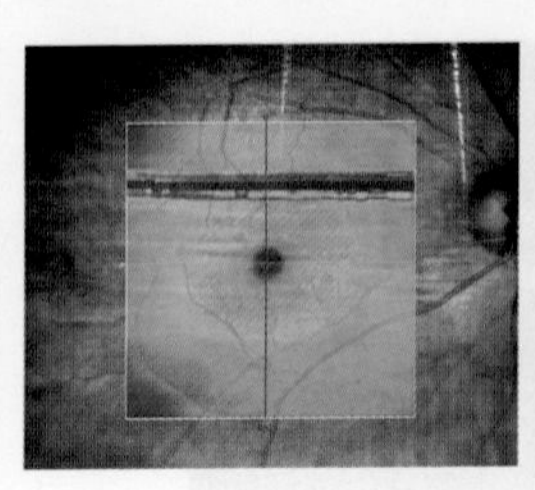
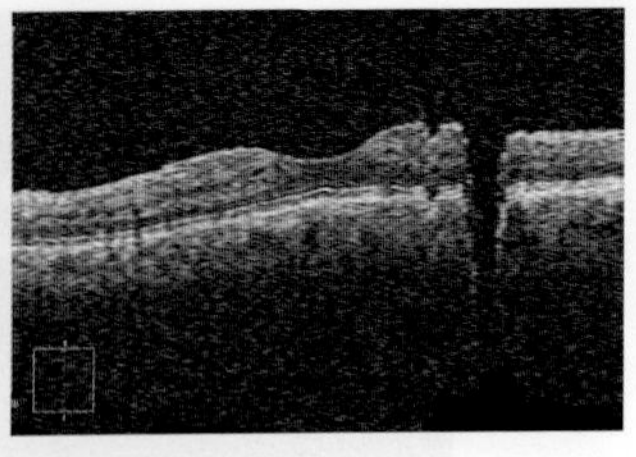

图 1-4-5　瞬目伪像

动时发生。OCT 图像显示图像变形、扫描重复、血管移位等。开启扫描追踪功能,可以有效减少这一情况的发生(图 1-4-6)。

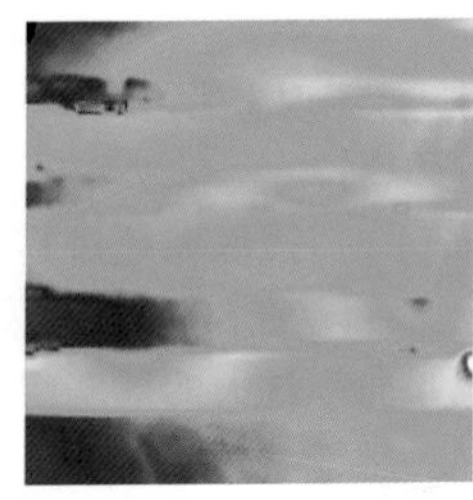
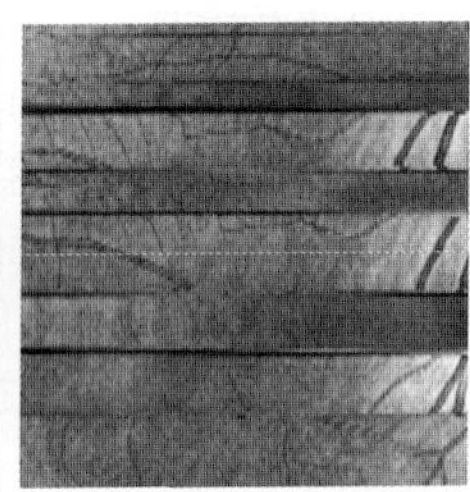

图 1-4-6　运动伪像

4. 投射伪像(projection artifact)　近光源组织结构在远光源组织结构上面会形成投射伪像。例如 enface 图像浅层血管会在深层形成投射(图 1-4-7)。

5. 遮蔽-透见伪像(masking and unmasking artefact)由于近光源组织结构变化导致远光源组织反射发生减低或增高的现象。如视网膜血管、浅层出血、硬性渗出等可以对其后组织反射形成不同程度遮蔽(图 1-4-8)。而视网膜神经上皮层、色素上皮层萎缩时,其透光性增强,则可导致脉络膜反射增强(图 1-4-9)。

6. 位置错误(misalignment)　Cube 扫描程序中黄斑中央凹未居中。常见的原因是患者固视不佳或由操作者错误设置扫描区域。基于位置错误的扫描将导致量化数

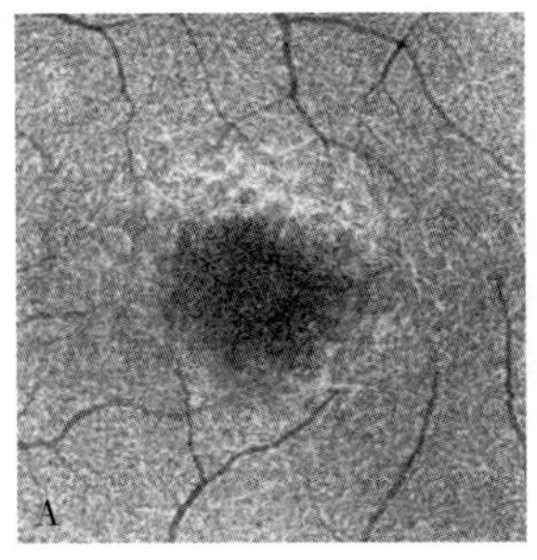

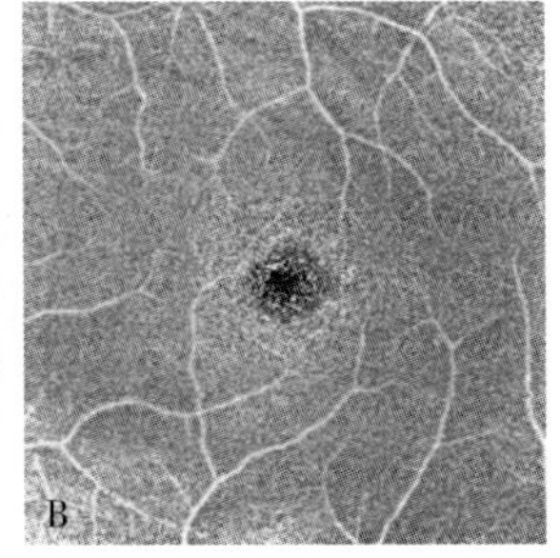

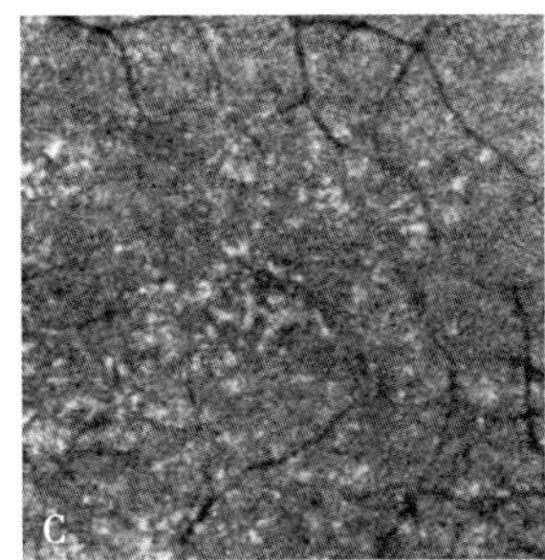

图 1-4-7 OCT 投射伪像

enface 图像:视网膜浅层的血管(A)在视网膜深层(B)、脉络膜毛细血管层(C)等均可形成投射伪像。

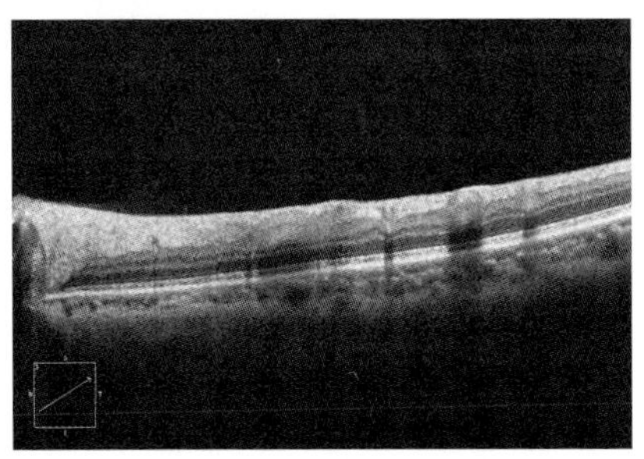

图 1-4-8 OCT 遮蔽伪像

OCT 图像:视网膜血管后组织反射减弱。

据的缺失或错误(图 1-4-10)。但因病变部位特殊而操作者设置的非常规扫描不在此列。

7. 分层错误(segmentation defect) 病理状态下,例如玻璃体黄斑牵拉、黄斑囊样水肿、年龄相关性黄斑变性等,OCT 设备对不同组织边界的识别易受影响而发生错误

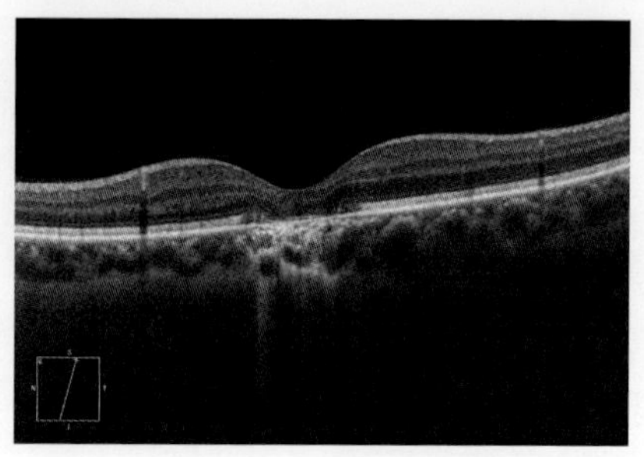

图 1-4-9　OCT 透见伪像

OCT 图像：黄斑中心凹处视网膜神经上皮外层、色素上皮层组织萎缩，相应部位脉络膜反射增强。

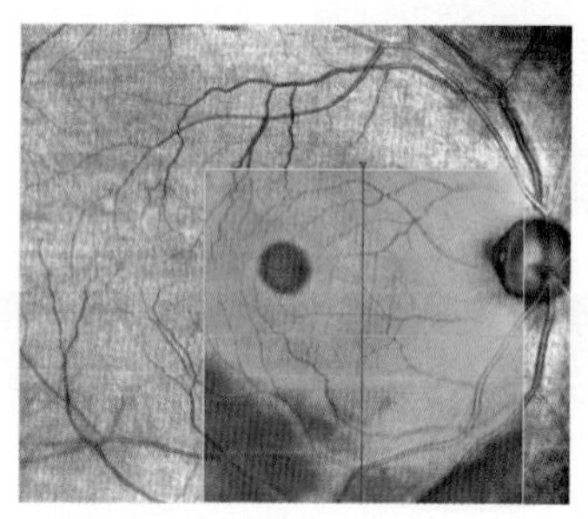

图 1-4-10　OCT 位置错误

（图 1-4-11）。

8. 超出范围错误（out of range error）　目标组织超出 OCT 扫描范围，而无法显示（图 1-4-12）。

二、OCT 阅片思维

诊断是一个逻辑思维过程，所以按一定顺序进行 OCT 影像分析可以帮助我们作出正确的判断而无遗漏。我们需要做定性分析，也要做定量分析；要找出形态以及结构变化，更要探寻发生这种变化的原因；不仅要分析 OCT 影像，更要结合患者主诉、病史、彩色眼底像和荧光素眼底血

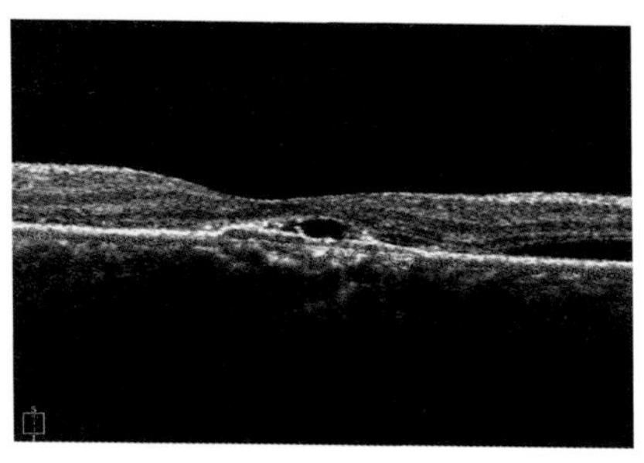

图 1-4-11 OCT 分层错误

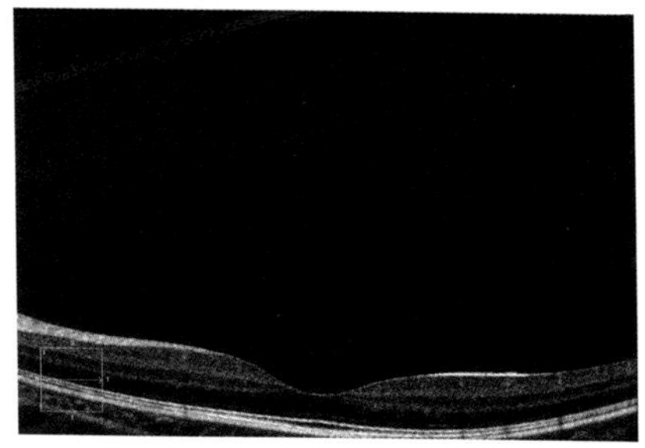

图 1-4-12 OCT 超出范围错误

管造影等其他检查,综合评估后得出正确诊断。

（一）阅片顺序

判读 OCT 图像,应按照一定流程进行。例如黄斑区 OCT 阅片可以按以下步骤进行:

1. 观察顺序

（1）总体→玻璃体视网膜交界面→视网膜神经上皮→视网膜色素上皮→脉络膜。

（2）总体→视网膜色素上皮→玻璃体视网膜交界面→视网膜神经上皮→脉络膜。

2. 定量分析,包括:厚度、容积、面积等。

3. 双眼对比。

4. 结合病史及其他影像的检查,如荧光素眼底血管造影等。

（二）观察内容

OCT 病理表现多样，大体有以下几类改变：

1. 形态　表现为原本平滑、均质的带状反射变得不规则，如锯齿状、树突状，或局部凹陷、突起等，如玻璃疣导致的 RPE 局部突起。

2. 连续性及完整性　表现为反射单层或多层不连续，出现裂隙、破裂、错位或缺损等，如视网膜裂孔表现为视网膜神经上皮层缺损，如脉络膜新生血管经典型可出现 RPE 隆起、破裂。

3. 反射强度　OCT 获取图像的物理学基础是基于不同组织之间存在着光学反射差异性，根据组织光反射强度，病变一般可分为高反射和低反射。

（1）高反射：大的硬性渗出、出血、色素性病变、纤维化瘢痕、新生血管、出血性神经上皮脱离或色素上皮脱离、有髓神经纤维、机化条索、视网膜前膜等。

（2）低反射：视网膜水肿、浆液性神经上皮脱离或色素上皮脱离、视网膜劈裂等。

4. 厚度　OCT 能准确测量视网膜、脉络膜厚度，能较为敏感地反映各组织的厚度改变。根据厚度改变的性质，可分为增厚和变薄两种类型，而根据出现厚度改变的组织的范围，又可分为弥漫性和局限性，如，视网膜中央动脉阻塞所致的视网膜水肿，表现为视网膜组织反射弥漫性增厚。精确测量视网膜各层厚度，如视网膜神经纤维层厚度、神经节细胞-内丛状层复合体厚度等，可以为疾病的诊断及随访观察提供定量依据。

综上所述，学习 OCT 阅片，首先需遵循一定流程判读大量正常人 OCT 图像，以熟悉正常人眼各层次结构反射特征。在此基础上，通过对眼底结构形态、连续性及完整性、反射强度、厚度以及各层之间是否存在异常结构及其相互关系等进行观察和对比，掌握病变特点及性质，再结合眼底及其他影像学表现进行综合分析，便可作出准确而全面的诊断和评价。

（赵　琦）

第二章

OCT 图像解读

第一节 眼底正常 OCT 形态结构

一、黄斑形态结构

(一) 视网膜及脉络膜解剖层次

组织学上,视网膜分为十层结构,从内向外依次是:①内界膜(inner limiting membrane, ILM);②神经纤维层(retinal nerve fiber layer, RNFL);③神经节细胞层(ganglion cell layer, GCL);④内丛状层(inner plexiform layer, IPL);⑤内核层(inner nuclear layer, INL);⑥外丛状层(outer plexiform layer, OPL);⑦外核层(outer nuclear layer, ONL);⑧外界膜(external limiting membrane, ELM);⑨视杆与视锥层(光感受器细胞层);⑩色素上皮层(retinal pigment epithelium, RPE)。

脉络膜从内向外依次是:①Bruch 膜(Bruch's membrane);②脉络膜毛细血管(choriocapillaris);③基质(stroma);④脉络膜上腔(suprachoroidea)。

(二) OCT 图像分层

OCT 图像分层与解剖分层基本对应,但亦存在一定的差异,根据 2014 年"视网膜影像国际 OCT 命名专家组"专家统一共识,OCT 视网膜及脉络膜分层命名如图 2-1-1。

1. 玻璃体后皮质(posterior cortical vitreous) 玻璃体贴近视网膜的部分,较厚,呈带状高反射(图 2-1-2)。

2. 视网膜前间隙(preretinal space) 玻璃体后界膜与视网膜内界膜之间的间隙,呈低反射(图 2-1-3)。

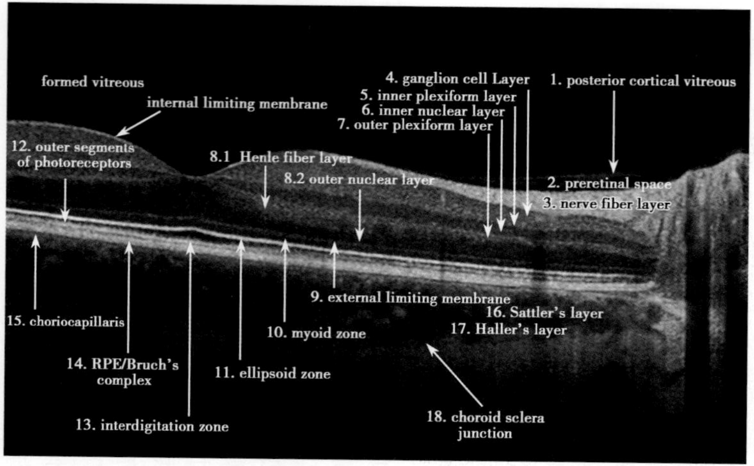

图 2-1-1　OCT 分层

1. posterior cortical vitreous 玻璃体后皮质，高反射；2. preretinal space 视网膜前间隙，低反射；3. nerve fiber layer（NFL）神经纤维层，高反射；4. ganglion cell layer（GCL）神经节细胞层，低反射；5. inner plexiform layer（IPL）内丛状层，高反射；6. inner nuclear layer（INL）内核层，低反射；7. outer plexiform layer（OPL）外丛状层，高反射；8.1 Henle's fiber layer（HFL）Henle 纤维层，低/高反射；8.2 outer nuclear layer（ONL）外核层，低反射；9. external limiting membrane 外界膜，高反射；10. myoid zone 肌样体区，低反射；11. ellipsoid zone 椭圆体区，高反射；12. outer segments of photoreceptors 光感受器外节，低反射；13. interdigitation zone 嵌合体区，高反射；14. RPE/Bruch's complex 视网膜色素上皮-Bruch 膜复合体，高反射；15. choriocapillaris 脉络膜毛细血管，中反射；16. Sattler's layer 脉络膜Sattler层，高反射；17. Haller's layer 脉络膜 Haller 层，高反射；18. choroid sclera junction 脉络膜巩膜连接，不均匀反射。

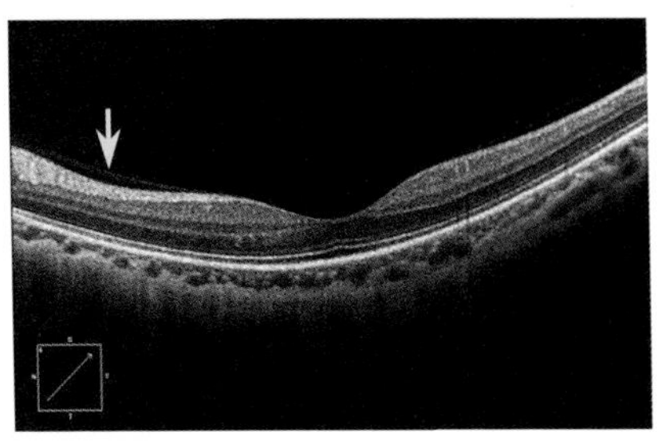

图 2-1-2 玻璃体后皮质

OCT 图像:玻璃体后皮质呈带状高反射(黄箭),与视网膜表面相贴。

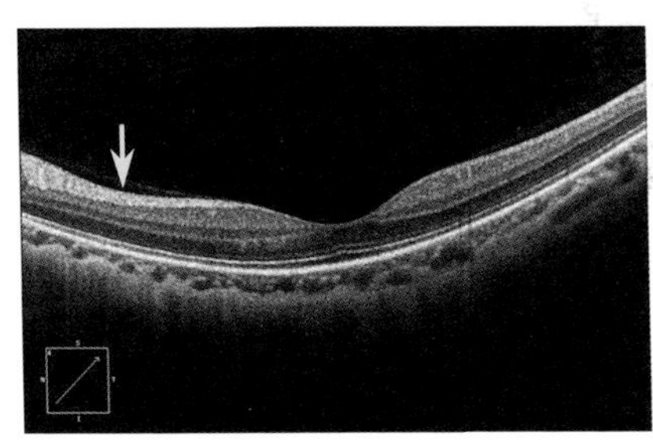

图 2-1-3 视网膜前间隙

OCT 图像:显示玻璃体后皮质与视网膜内界膜之间的间隙(黄箭)。

内界膜(inner limiting membrane,ILM),主要由 Müller 细胞基底膜和胶质细胞组成。在 2014 年统一共识中未将内界膜单独命名列出,OCT 呈纤细带状高反射,生理状态下与神经纤维层无法分辨(图 2-1-4)。病理状态下,可以观察到内界膜与神经纤维层的分离(图 2-1-5)。

3. 神经纤维层(retinal nerve fiber layer,RNFL) 主要由视网膜神经节细胞轴突即神经纤维组成,此外还包括传出纤维、Müller 纤维、神经胶质细胞和视网膜血管。神经纤维走行水平,与光源垂直,结构致密,液体成分少,呈高反射(图 2-1-6)。

黄斑区神经纤维层鼻侧厚于颞侧,而上方和下方无明

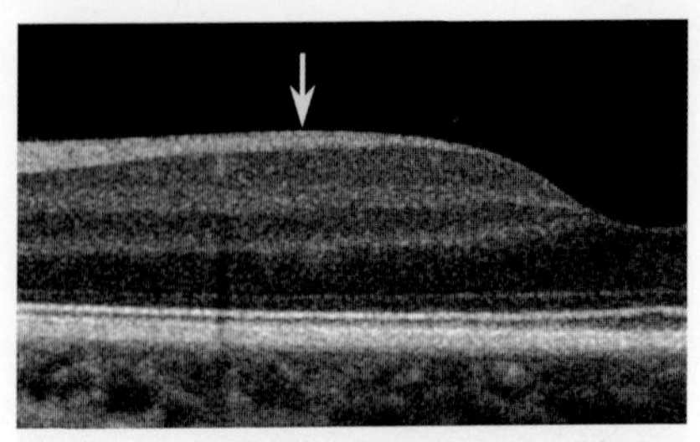

图 2-1-4　内界膜

OCT 图像：正常生理状态下内界膜（黄箭）无法与神经纤维层区分。

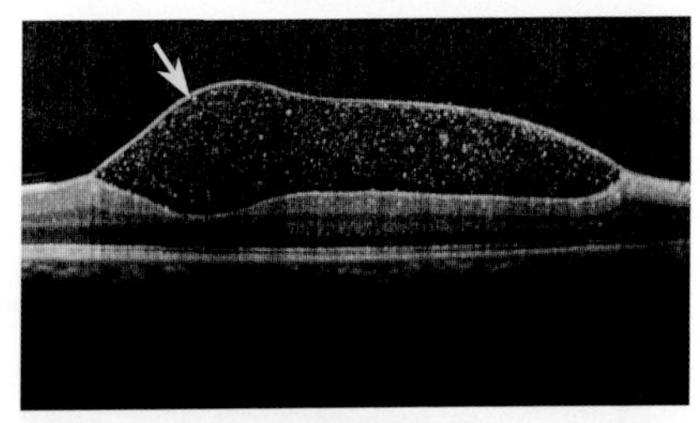

图 2-1-5　内界膜下积血

OCT 图像：可见呈高反射内界膜（黄箭）及其下呈点状高反射积血。

显差异（图 2-1-7）。

4. 神经节细胞层（ganglion cell layer，GCL）　主要由神经节细胞的胞体组成，还包括 Müller 细胞、神经胶质细胞及视网膜血管。神经节细胞在视网膜大部分区域为 1 层，视盘颞侧为 2 层，黄斑区为 8~10 层。细胞体内液体成分较多，呈低反射（图 2-1-8）。

5. 内丛状层（inner plexiform layer，IPL）　第一神经元与第二神经元连接处，是双极细胞、无长突细胞、神经节细胞相突触部位，黄斑中心凹无内丛状层。结构致密，以纤维结构为主，细胞体少，液体含量少，且纤维排列方向纵横交织有序性较差，呈高反射（图 2-1-9）。

6. 内核层（inner nuclear layer，INL）　主要由水平细胞、

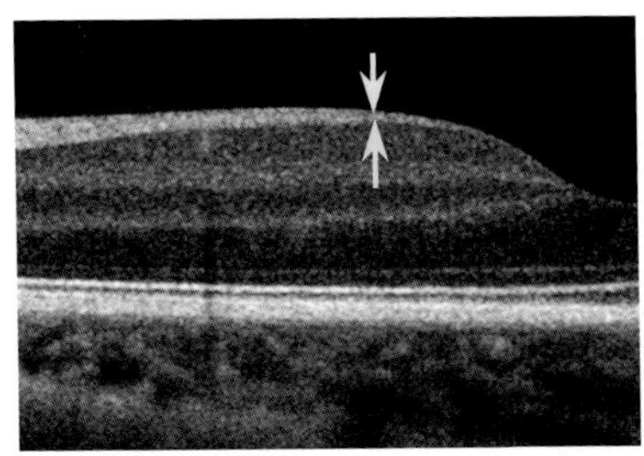

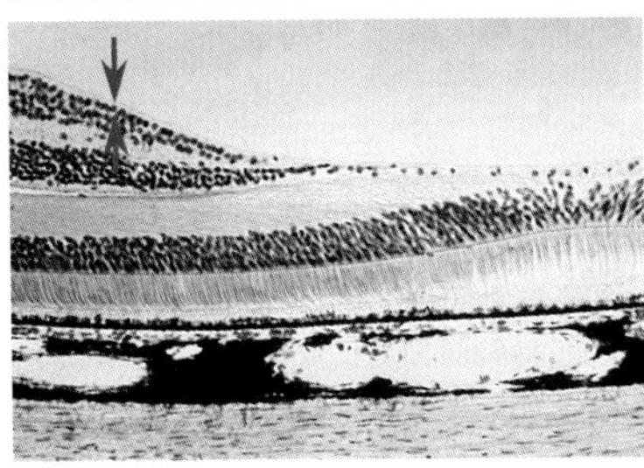

图 2-1-6 神经纤维层

OCT 图像:神经纤维层(黄箭)呈高反射,对应病理图像神经纤维层(红箭)。

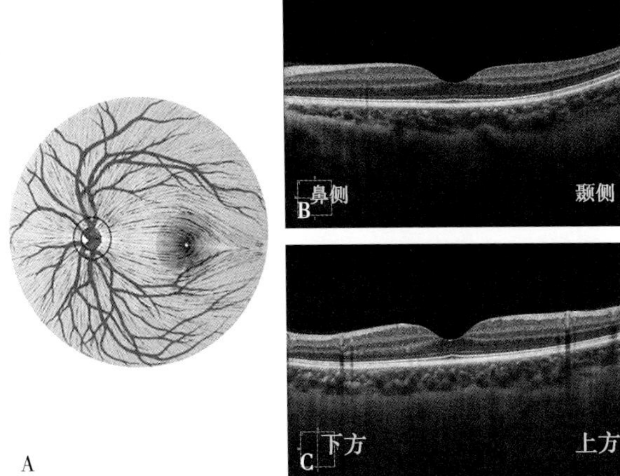

图 2-1-7 黄斑区不同方向神经纤维层形态

A. 示意图:神经纤维走行;B. OCT 图像:鼻侧神经纤维层明显厚于颞侧神经纤维层;C. OCT 图像:上方与下方神经纤维层厚度差异不明显。

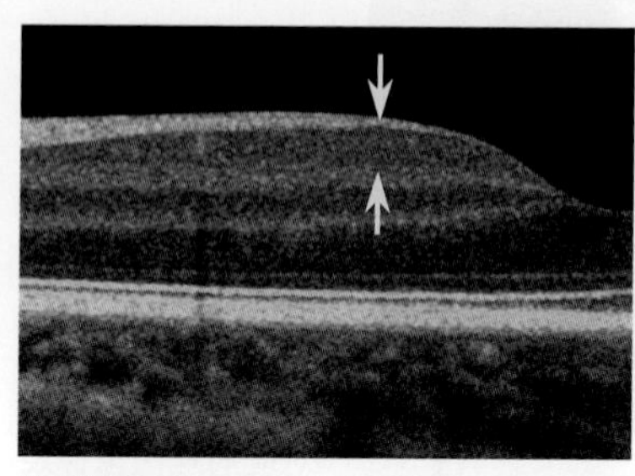

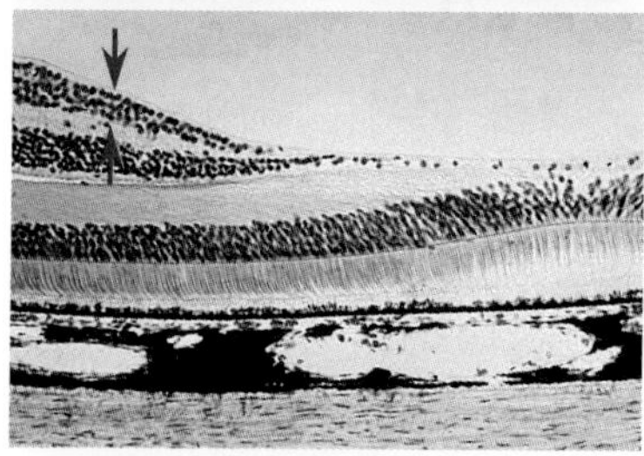

图 2-1-8　神经节细胞层

OCT 图像：神经节细胞层（黄箭）呈低反射，对应病理图像神经节细胞层（红箭）。

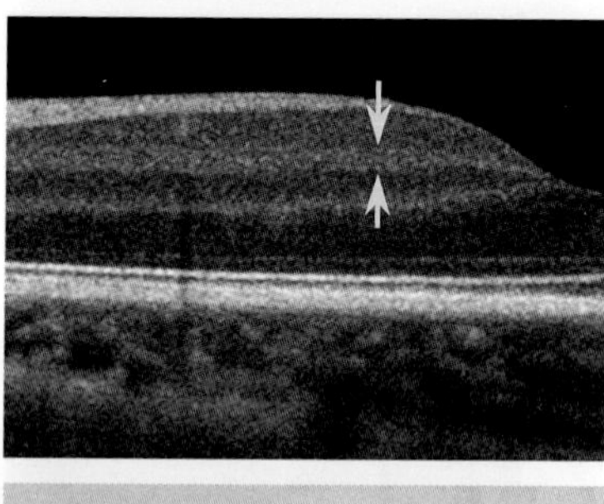

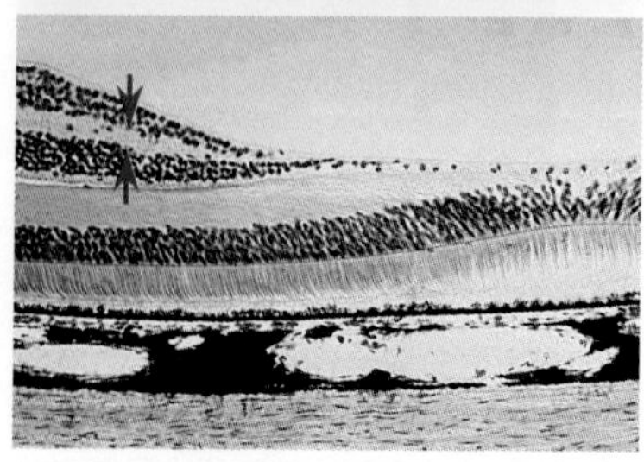

图 2-1-9　内丛状层

OCT 图像：内丛状层（黄箭）呈高反射，对应病理图像内丛状层（红箭）。

双极细胞、Müller 细胞、无长突细胞体等组成。分布上，最外层为水平细胞，中外层为双极细胞，中内层为 Müller 细胞，最内层为无长突细胞。细胞体的成分较多，纤维成分较少，呈低反射(图 2-1-10)。

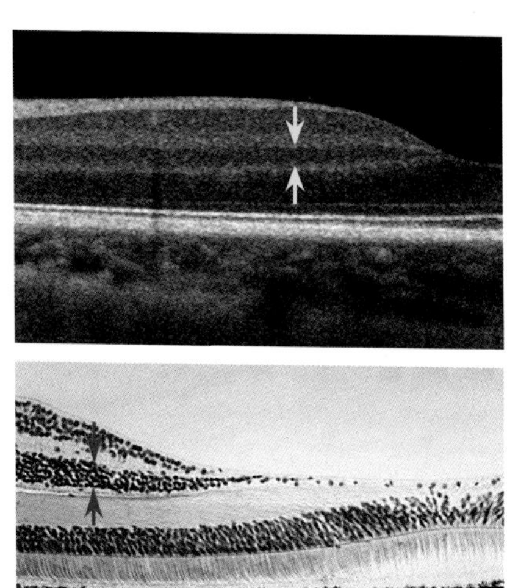

图 2-1-10 内核层

OCT 图像：内核层(黄箭)呈低反射，对应病理图像内核层(红箭)。

7. 外丛状层(outer plexiform layer, OPL) 视杆、视锥细胞的轴突与双极细胞的树突及水平细胞突起相连接的部位，还包括 Müller 细胞的突起，呈高反射(图 2-1-11)。黄斑部外丛状层最厚，走行倾斜，中心凹处几乎与外界膜平行。

组织学上，外丛状层分为三部分(图 2-1-12)：①外区，包括视杆细胞和视锥细胞的轴突，即 Henle 纤维，以及 Müller 细胞的突起；②中区，包括视杆细胞和视锥细胞轴突的末端，分别称为视杆细胞小球(rod spherule)和视锥细胞小足(cone pedicle)；③内区，为双极细胞树突、水平细胞突起及 Müller 突起。OCT 图像中，外区单独列为 Henle

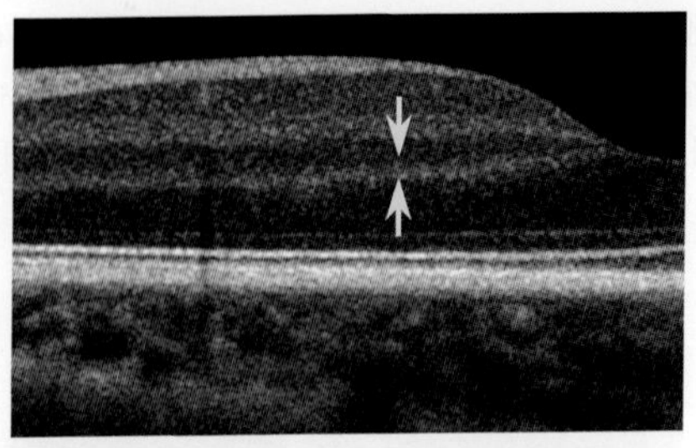

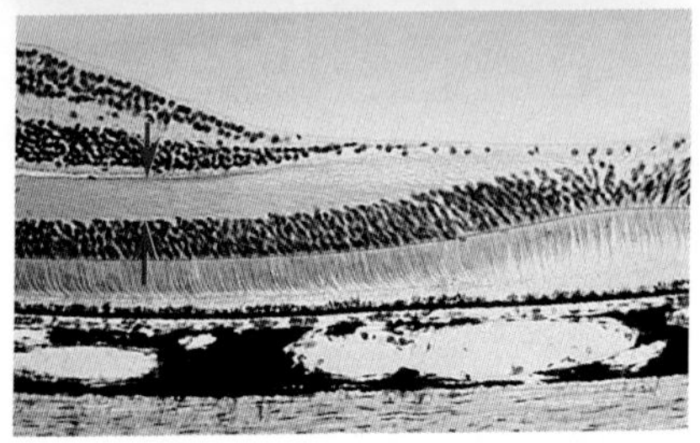

图 2-1-11　外丛状层

OCT 图像：外丛状层（黄箭）呈高反射，对应病理图像外丛状层（红箭）。

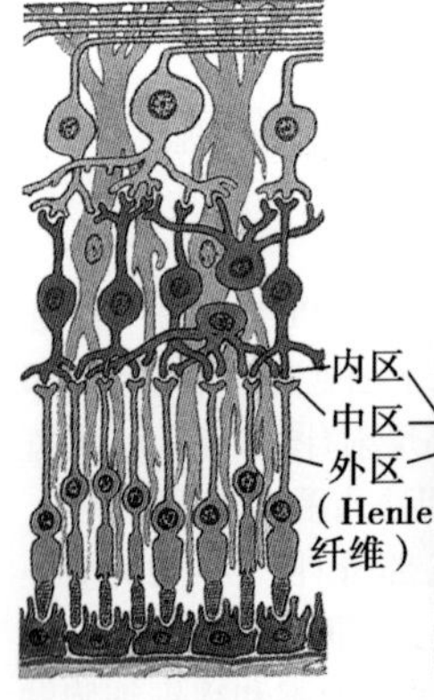

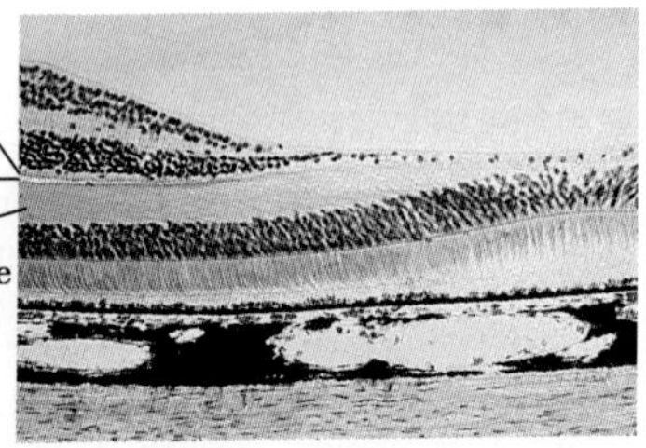

图 2-1-12　外丛状层

外丛状层模式图，对应病理图像位置。

纤维层，在一定角度下与外核层同为低反射，或呈高反射。而中区和内区两部分较难加以区分。

8. 外核层（outer nuclear layer，ONL） 包括视杆细胞与视锥细胞的细胞体，细胞体包含细胞核及细胞质，液体含量较高，呈低反射（图 2-1-13）。正常人黄斑中心凹 ONL 厚度最厚，距中心凹越远，ONL 越薄；随年龄增长，旁中心凹及中心凹周围区 ONL 厚度逐渐变薄。

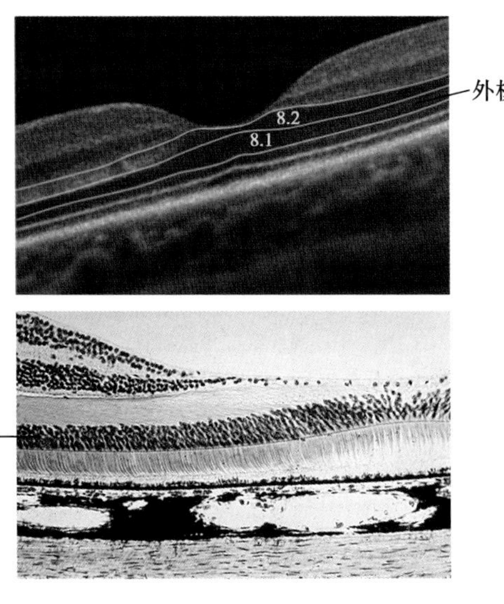

图 2-1-13 外核层

OCT 图像：外核层呈低反射，对应相应病理图像位置。

组织学上外核层和外丛状层厚度差近似，但在 OCT 图像上，既往识别的外核层厚度可达外丛状层的 4 倍。这是由于 Henle 纤维在某些角度下呈低反射，被错误归入同样呈低反射的外核层所致。适当改变扫描角度，使 Henle 纤维与入射光源尽可能垂直，则能较好地分辨两层组织。

Henle 纤维层（Henle's fiber layer，HFL）：Henle 纤维是视杆细胞和视锥细胞的轴突。组织学上属于外丛状层部分（图 2-1-14）。

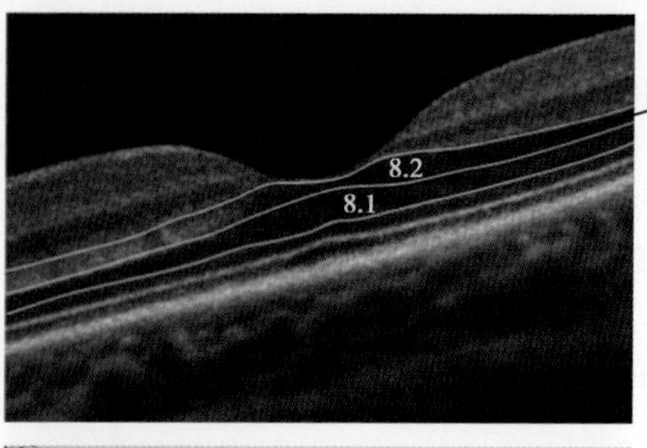

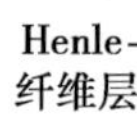

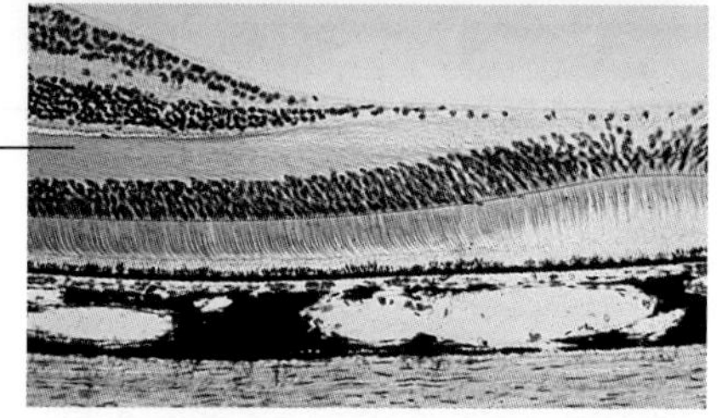

图 2-1-14　Henle 纤维层

OCT 图像：Henle 纤维层依据扫描方向不同呈现不同性质反射，对应相应病理图像位置。

基于方向 OCT（directional optical coherence tomography，D-OCT）研究显示 HFL 可以呈现多种不同的形态，在临床中需注意识别，不要误认为是病理状态（图 2-1-15）。

视网膜外层组织 OCT 图像，主要以四条带状高反射为特征，由内至外分别为：外界膜、椭圆体区、嵌合体区及视网膜色素上皮-Bruch 膜复合体。外层主要为光感受器所在层面，具有重要的生理及病理意义。其中嵌合体区和视网膜色素上皮-Bruch 膜复合体两条带状高反射在健康人群中亦可能难以分辨（图 2-1-16）。

9. 外界膜（external limiting membrane，ELM）　外界膜并非实质膜状组织，而是光感受器（视杆细胞与视锥细胞内节）和 Müller 细胞、Müller 细胞与 Müller 细胞及光感受器与光感受器之间的连接结构粘连小带所构成。平行于视网膜表面，与入射光垂直，呈纤细带状高反射（图 2-1-17）。

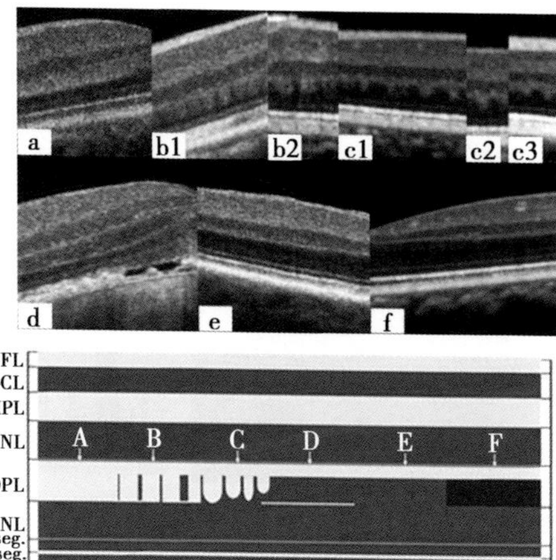

图 2-1-15　D-OCT 显示 HFL 不同形态及反射性质

A. 完全高反射型：HFL 较 ONL 反射高，且均匀一致；B. 柱状型：HFL 较 ONL 呈现柱状高反射，在高反射中夹杂柱状低反射区，b1 低反射间隔较 b2 窄；C. 锯齿型：HFL 呈齿形高反射，高、低反射基本均匀分布，从 c1 到 c3，齿形高反射逐渐减小；D. 边界型：HFL 与 ONL 反射相似，但有高反射外界；E. 模糊型：HFL 与 ONL 反射近似，但无高反射外边界；F. 低反射型：HFL 较 ONL 反射低。

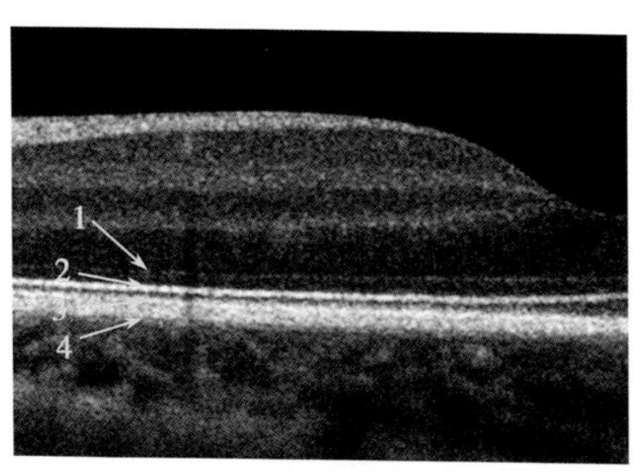

图 2-1-16　视网膜外层高反射

OCT 图像：视网膜外层四条高反射，分别为 1. 外界膜；2. 椭圆体区；3. 嵌合体区；4. 视网膜色素上皮-Bruch 膜复合体。

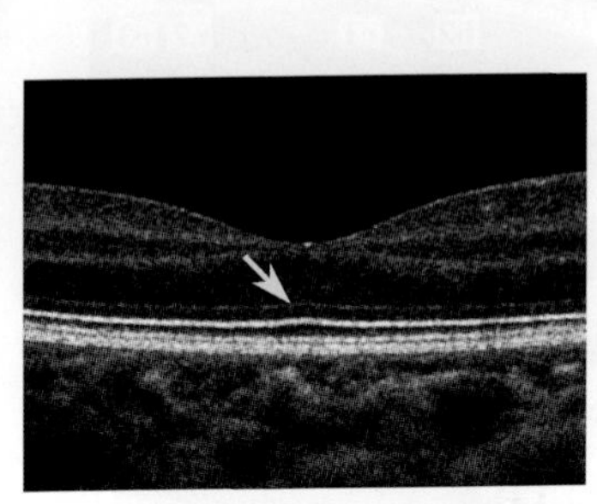

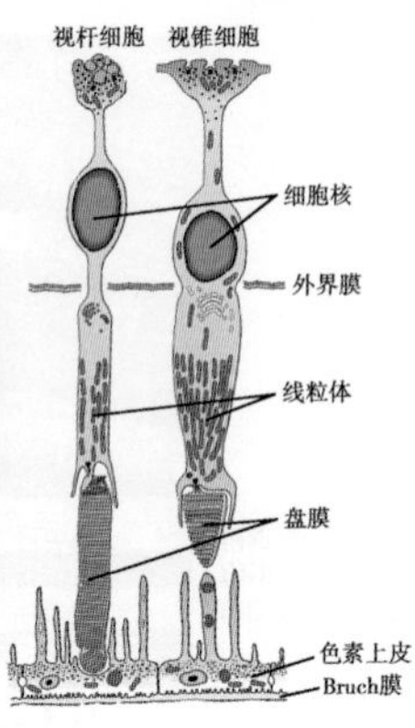

图 2-1-17　外界膜

OCT 图像：外界膜呈纤细高反射，对应相应模式图位置。

10. 肌样体区（myoid zone）　光感受器内节的肌样体（myoid）部位。肌样体的细胞质有许多排列不规则的滑面内质网，还有粗面内质网、高尔基体、核糖体、少量线粒体、神经小管等。肌样体区的线粒体密度明显低于椭圆体区，且主要结构走行与视网膜表面垂直，呈低反射（图 2-1-18）。

11. 椭圆体区（ellipsoid zone）　椭圆体（ellipsoid）内含有大量线粒体，以及糖原、滑面内质网、神经小管等，呈

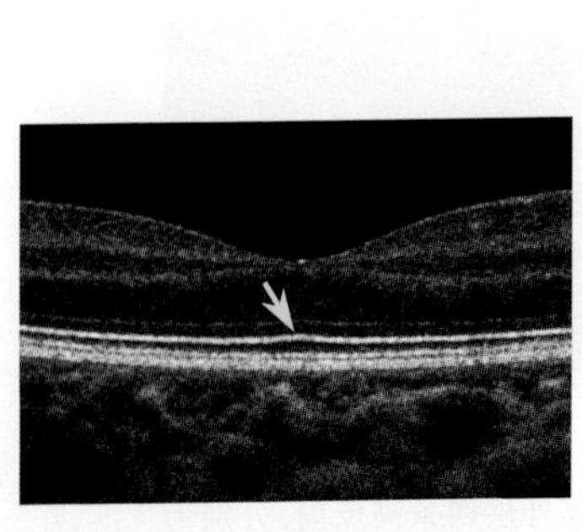

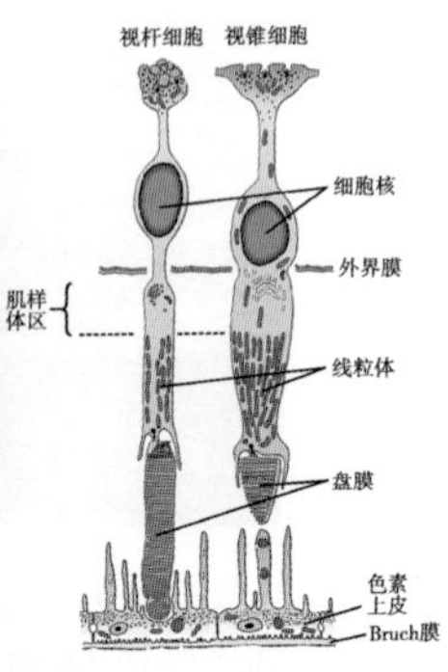

图 2-1-18　肌样体区

OCT 图像：肌样体区呈低反射，对应相应模式图位置。

高反射(图 2-1-19)。既往曾将此层高反射界定为光感受器内节(inner segment,IS)和外节(outer segment,OS)的交界处,将其称为 IS/OS 层。

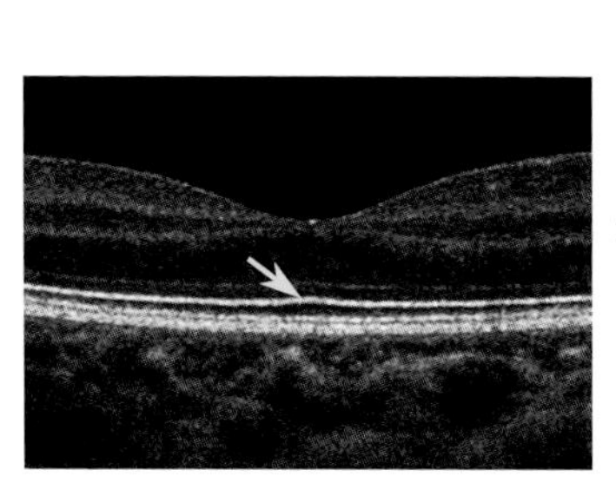
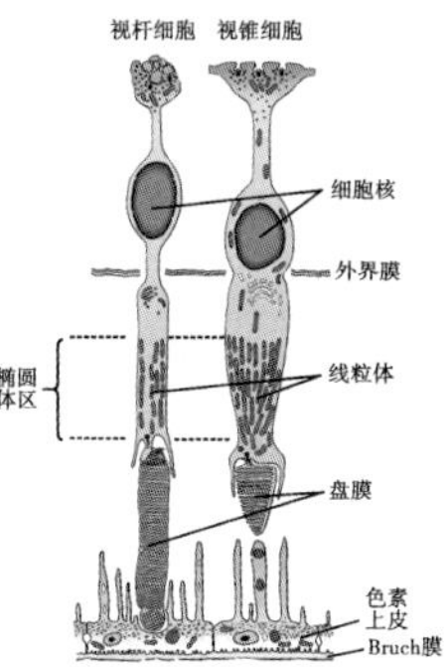

图 2-1-19 椭圆体区

OCT 图像:椭圆体区呈高反射,对应相应模式图位置。

12. 光感受器外节(outer segments of the photoreceptors)为排列整齐的外节盘膜,呈低反射(图 2-1-20)。

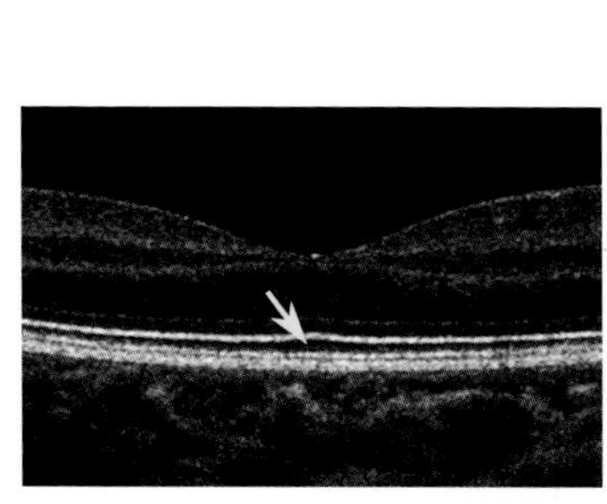
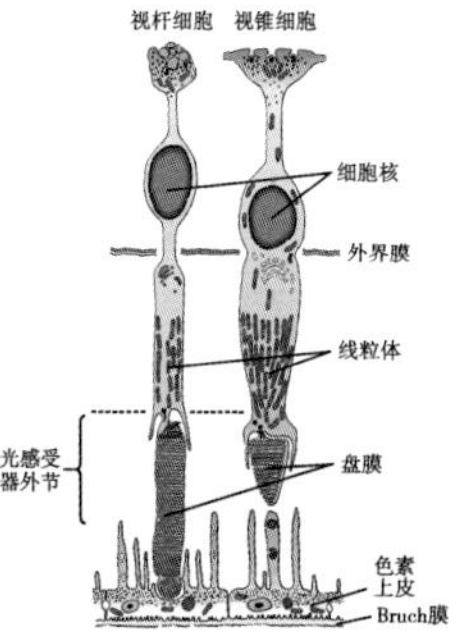

图 2-1-20 光感受器外节

OCT 图像:光感受器外节呈低反射,对应相应模式图位置。

13. 嵌合体区(interdigitation zone) 为光感受器细胞外节与 RPE 细胞微绒毛突起嵌合区域,结构交叉排列,呈高反射(图 2-1-21)。

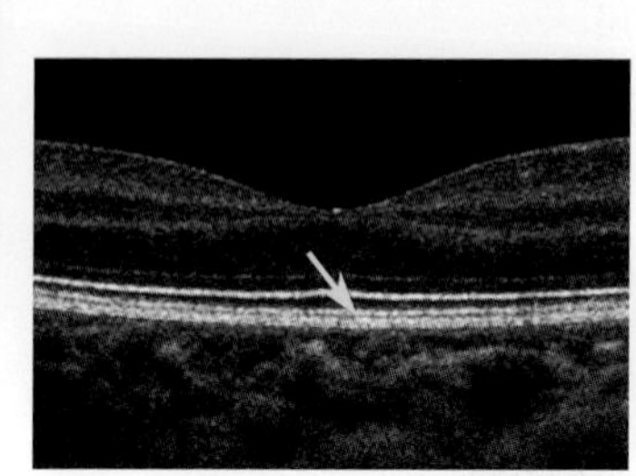

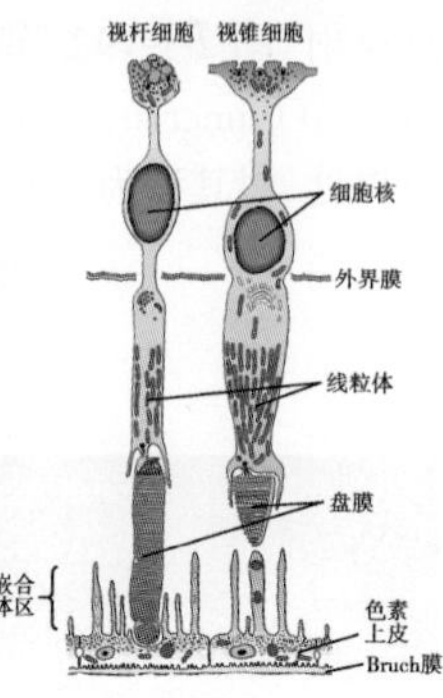

图 2-1-21 嵌合体区

OCT 图像：嵌合体区呈高反射，对应相应模式图位置。

14. 视网膜色素上皮-Bruch 膜复合体（RPE/Bruch's membrane） 视网膜色素上皮由单层色素上皮细胞构成，排列规则。Bruch 膜由视网膜色素上皮基底膜、内胶原层、弹力层、外胶原层和脉络膜毛细血管基底膜构成。富含色素的 RPE 及 Bruch 膜均为高反射。正常生理状态下，两层无法准确分辨（图 2-1-22）。

病理状态下如 PED，可以清晰分辨两层高反射（图 2-1-23）。

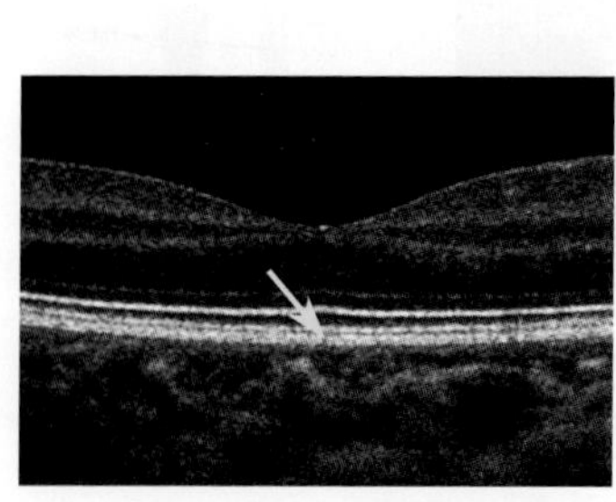

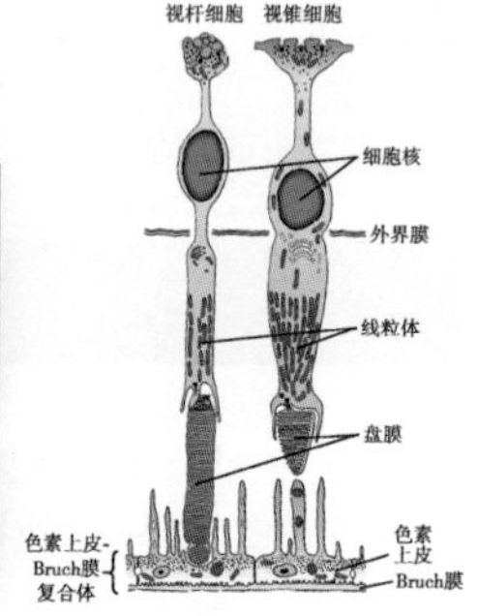

图 2-1-22 视网膜色素上皮-Bruch 膜复合体

OCT 图像：视网膜色素上皮-Bruch 膜复合体呈高反射，对应相应模式图位置，生理状态下视网膜色素上皮与 Bruch 膜无法分辨。

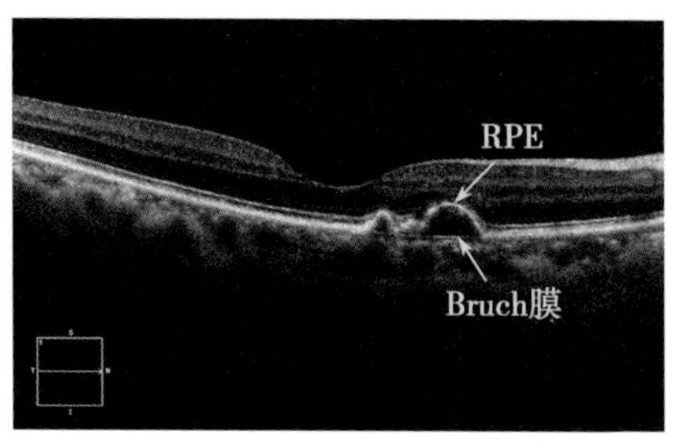

图 2-1-23　色素上皮脱离

OCT 图像：色素上皮脱离，视网膜色素上皮弧形隆起，与纤细 Bruch 膜反射之间为低反射区。

15. 脉络膜毛细血管（choriocapillaris）　单层毛细血管结构，紧邻 Bruch 膜，呈薄层中反射（图 2-1-24），与脉络膜 Sattler 层难以清晰分界。

16. 脉络膜 Sattler 层（Sattler's layer）　位于脉络膜基质内层，呈圆形或卵圆形高反射（图 2-1-25），与脉络膜

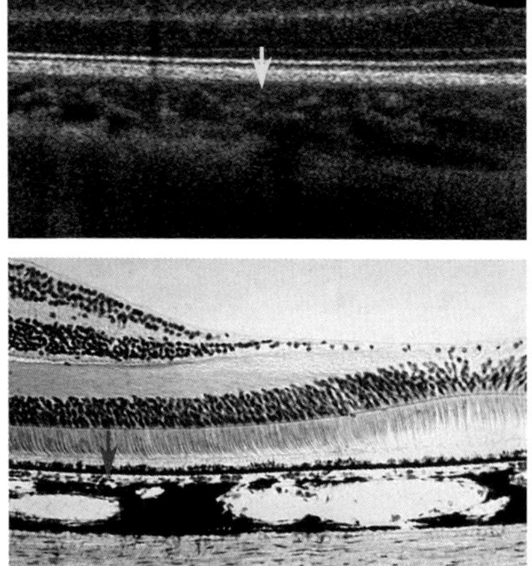

图 2-1-24　脉络膜毛细血管层

OCT 图像：脉络膜毛细血管（黄箭）呈中反射，对应相应病理图像位置（红箭）。

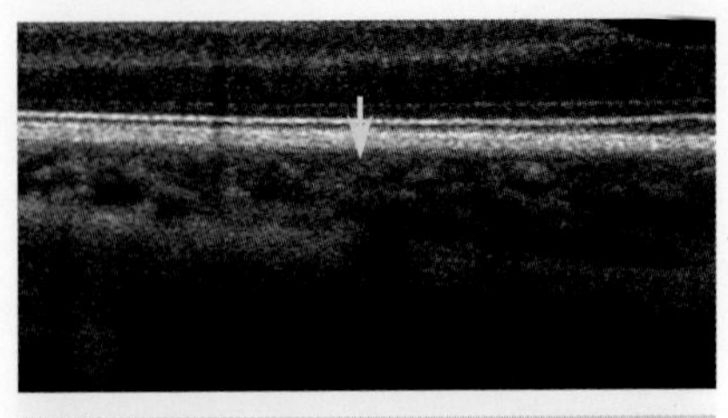

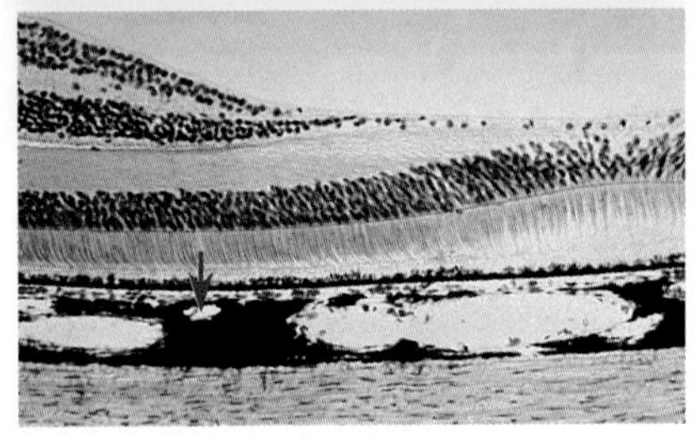

图 2-1-25　脉络膜 Sattler 层
OCT 图像：脉络膜 Sattler 层（黄箭）呈高反射，对应相应病理图像位置（红箭）。

Haller 层难以清晰分界。

17. 脉络膜 Haller 层（Haller's layer）　位于脉络膜基质外层，呈卵圆形高反射（图 2-1-26）。

18. 脉络膜巩膜连接（choroid sclera junction）　位于脉络膜大血管层呈圆形或卵圆形的轮廓，毗邻的巩膜层反射均一，交界区结构的显著改变使其呈多样反射（图 2-1-27）。

脉络膜上腔（suprachoroidea）为潜在腔隙，主要由来自脉络膜和巩膜的胶原纤维组成，有睫状后短动脉、睫状后长动脉及睫状神经穿行。一般正常人的脉络膜上腔在 SD-OCT 上较难观察到，而 SS-OCT 具有一定优势，特别是对病理状态下的脉络膜上腔，能较为明显地观察到（图 2-1-28）。

二、视盘及盘周组织形态结构

视盘及盘周主要组织结构由内至外如下（图 2-1-29）：

1. 神经纤维层　位于视盘最内层，表面覆盖内界膜，

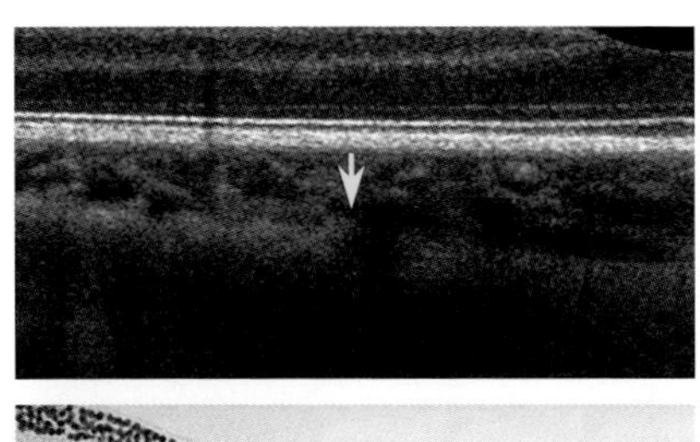

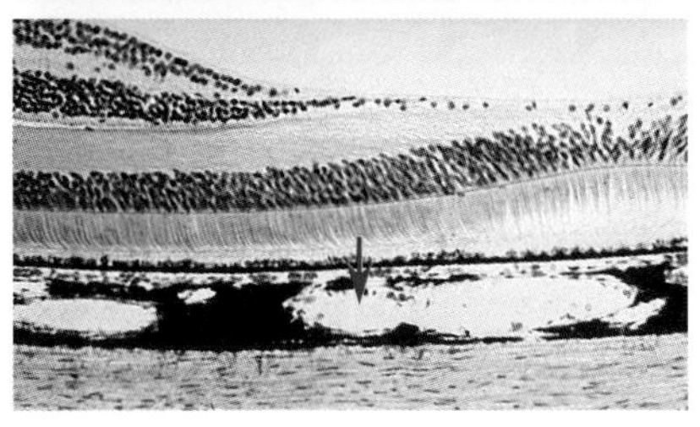

图 2-1-26 脉络膜 Haller 层

OCT 图像:脉络膜 Haller 层(黄箭)呈高反射,对应相应病理图像位置(红箭)。

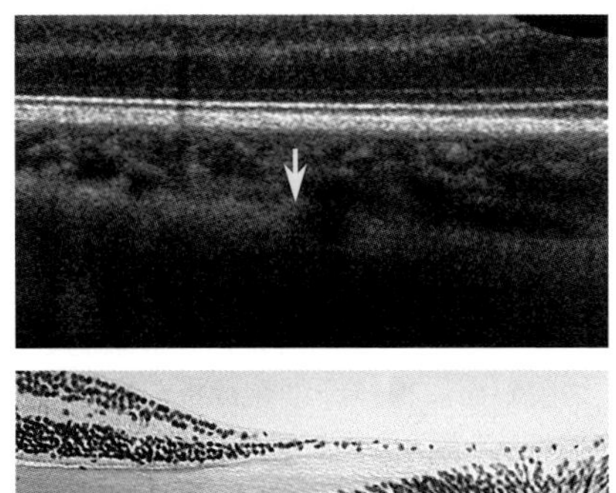

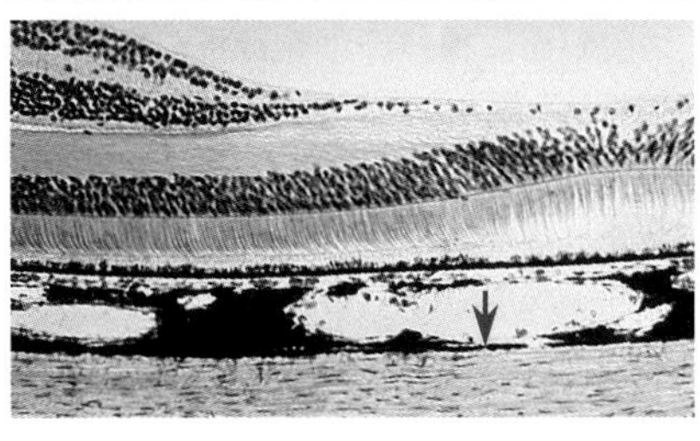

图 2-1-27 脉络膜巩膜连接

OCT 图像:脉络膜巩膜连接(黄箭)呈高反射,对应相应病理图像位置(红箭)。

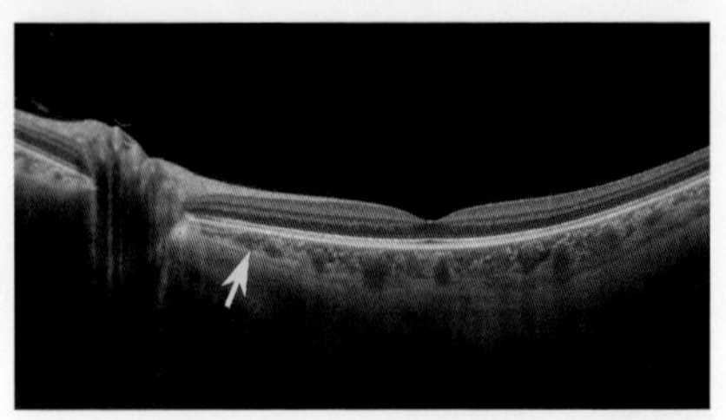

图 2-1-28　脉络膜上腔

SS-OCT 显示脉络膜上腔(黄箭)。

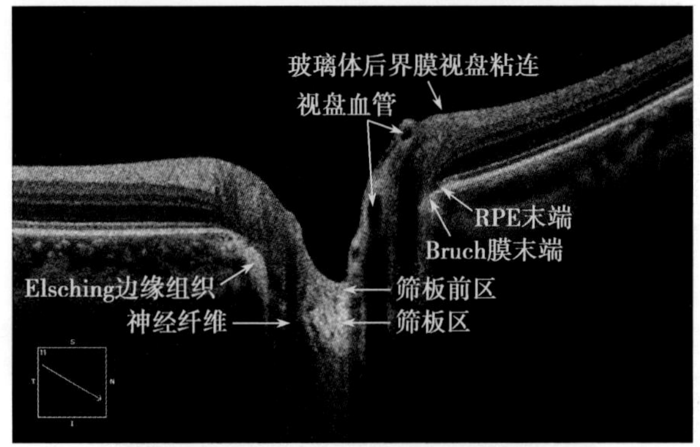

图 2-1-29　视盘及盘周组织形态

仅存在于盘沿区,呈高反射。

2. 筛板前区　相当于视网膜神经节细胞层以外的视网膜及脉络膜平面。神经纤维在筛板前区弯曲向球后走行,被星形细胞组成的胶质管道分成束状,间以疏松神经胶质,其内有毛细血管,呈中反射。

3. 筛板区　位于巩膜后孔内 1/3 处,由致密结缔组织和部分弹力纤维组成,形成有很多小孔的筛状层板,神经纤维分束穿过筛板,呈高反射。

4. 筛板后区　视盘直径在筛板后突然增大,神经纤维此处包裹髓鞘,OCT 难以分辨。

5. Elschnig 边缘组织及其前界　视盘边缘为巩膜环,称为 Elschnig 巩膜环,即 Elschnig 边缘组织(border tissue

of Elschnig）前界。Elschnig 边缘组织是起自巩膜与 Bruch 膜相连的致密结缔组织，还包括一些神经胶质、弹力纤维和少许色素。从筛板区向前与脉络膜平面相连，围绕视盘，使神经纤维与巩膜及脉络膜分隔。

6. 玻璃体视盘粘连　视盘处玻璃体视网膜粘连紧密，即玻璃体后界膜和视网膜内界膜之间的粘连，位于视盘边缘和盘周部位。玻璃体后界膜与视杯表面的关系尚不明确。

7. 神经纤维　在筛板区表现为穿过筛板的条带状低反射。

8. 视盘血管　呈低或无反射腔，其后组织多有明显遮蔽。

（赵　琦）

第二节　眼底异常 OCT 表现

一、玻璃体黄斑牵引

为玻璃体视网膜交界面的异常，表现为玻璃体后皮质与视网膜内界膜之间部分分离，而黄斑中心部仍存在粘连，形成 V 字形的"鸥翼征"，可伴有视网膜层间水肿及黄斑前膜。部分患者玻璃体后脱离自发形成，玻璃体黄斑牵引则自行解除（图 2-2-1）。

二、视网膜前膜

表现为视网膜前线状高反射，视网膜内各带状反射受牵拉发生变形，呈波浪状隆起（图 2-2-2）。

三、出血

根据出血与视网膜的关系，一般可将眼底出血分成七个层次：玻璃体腔积血、视网膜前出血、视网膜内界膜下出血、视网膜浅层出血、视网膜深层出血、视网膜下出血、视网膜色素上皮下出血。以视网膜内界膜下出血和视网膜前出血为例，OCT 在辨别出血层次方面具有很大优势（图 2-2-3）。

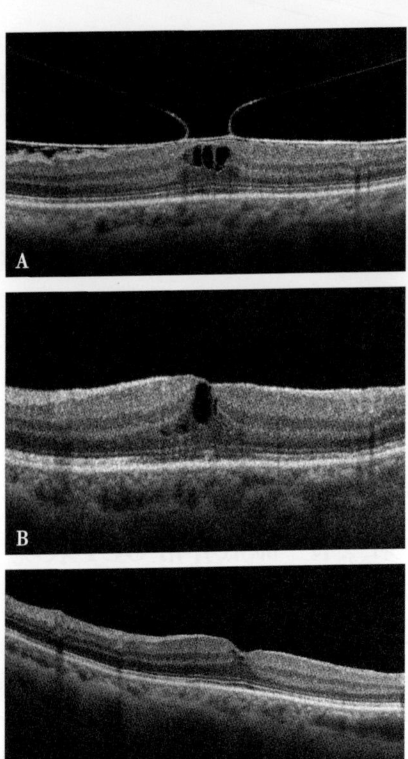

图 2-2-1 玻璃体黄斑牵引

A. OCT 图像:玻璃体黄斑牵引手术前,可见玻璃体部分后脱离,两条玻璃体后皮质细条带呈"V"字形与大部分视网膜内界膜分离,但在黄斑中心部分仍存在粘连,伴有黄斑水肿及黄斑前膜;B. OCT 图像:玻璃体视网膜手术后 1 周,玻璃体对视网膜的牵拉已经解除,黄斑中心仍可见囊腔;C. OCT 图像:玻璃体视网膜手术后 1 个月,黄斑水肿基本消退。

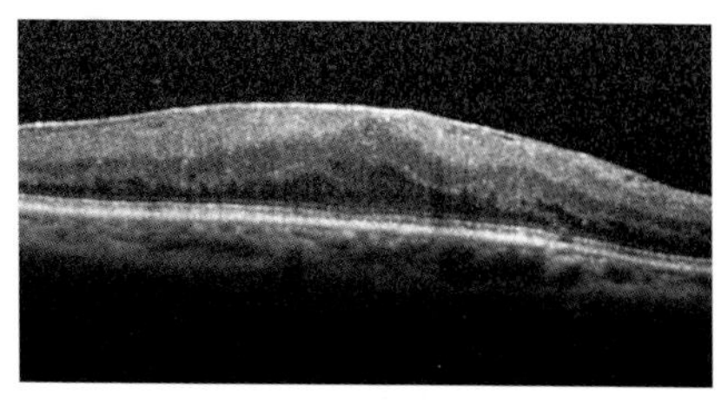

图 2-2-2 黄斑部视网膜前膜

OCT 图像:黄斑区视网膜前可见一层连续的线状高反射(黄斑前膜),导致视网膜整体结构增厚,多层带状反射受牵拉影响,发生波浪状扭曲变形。

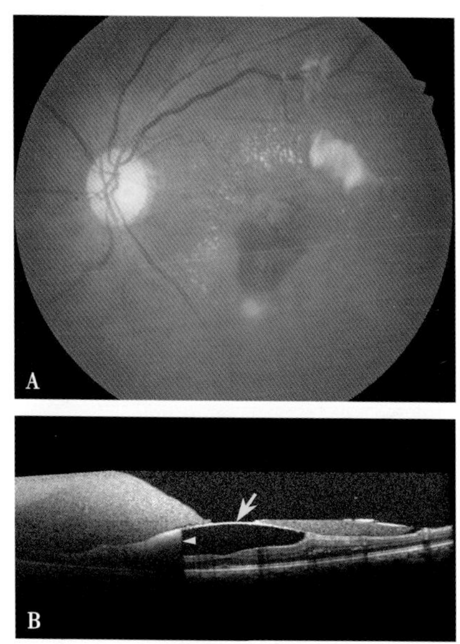

图 2-2-3 黄斑出血

A. 彩色眼底像:视网膜大动脉瘤,可见黄斑区多层次出血;B. OCT 图像:视网膜前可见 2 处较为均匀的片状高反射,位于玻璃体后皮质与视网膜内界膜之间,为视网膜前出血;在黄斑中心凹前可见一条带状高反射,两端与视网膜结构相连续,此为视网膜内界膜(黄箭);其内上部为浆液性低反射,下部为血性高反射,形成液平(黄箭头),为视网膜内界膜下出血。

四、缺血

根据缺血的部位、来源、性质等可做多种分类。根据缺血的部位，包括视盘缺血、视网膜缺血、脉络膜缺血等。根据缺血来源，包括动脉缺血、静脉缺血、毛细血管缺血、混合缺血等。根据缺血性质，包括急性缺血、慢性缺血等。以视网膜中央动脉阻塞为例，急性缺血表现为组织水肿，而慢性缺血则表现为组织萎缩（图 2-2-4，图 2-2-5）。

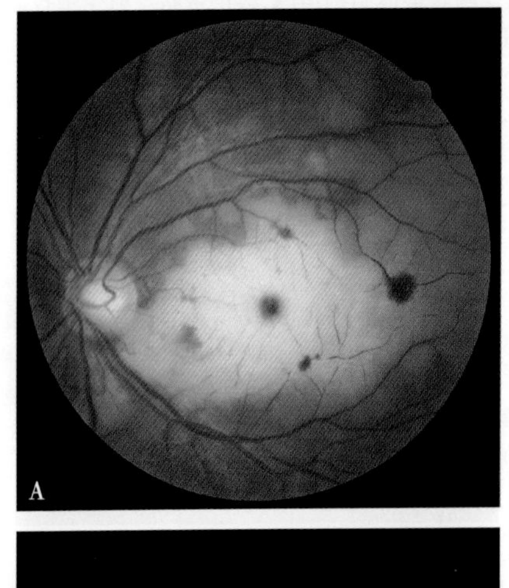

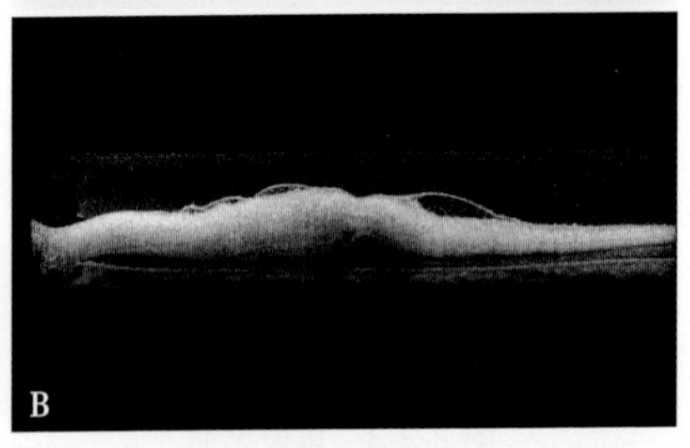

图 2-2-4　视网膜中央动脉阻塞

A. 彩色眼底像：视网膜中央动脉阻塞；B. OCT 图像：黄斑区视网膜组织弥漫缺血水肿，视网膜增厚，呈均匀的高反射，除外核层以外，余各层结构无法分辨。

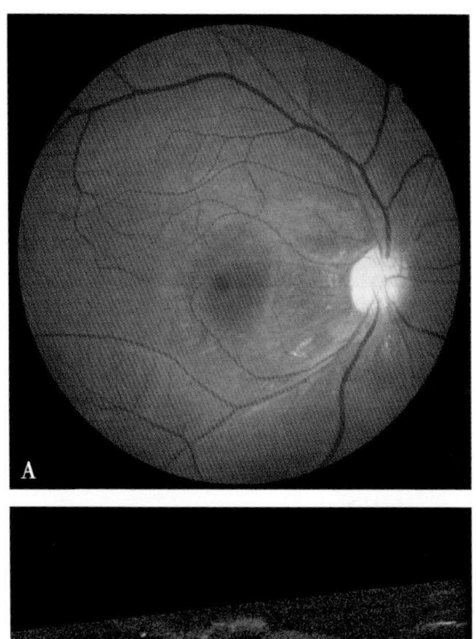

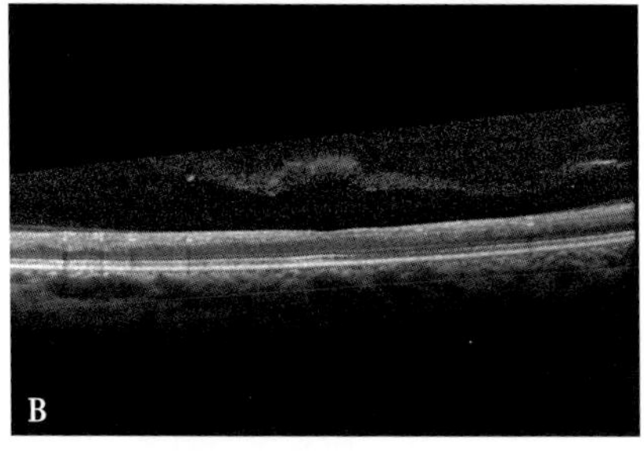

图 2-2-5 陈旧视网膜中央动脉阻塞
A. 彩色眼底像：陈旧视网膜中央动脉阻塞，可见视神经萎缩；B. OCT 图像：视网膜结构发生萎缩，中心凹消失，内层结构紊乱不易分辨。

五、硬性渗出

硬性渗出是视网膜血管性疾病，如糖尿病视网膜病变、视网膜静脉阻塞的常见体征，表现为视网膜层间的多发点状高反射（图 2-2-6）。

六、水肿

黄斑区水肿，是视网膜血管性疾病的常见并发症，表现为黄斑中心凹正常曲线消失，视网膜厚度增加，视网膜

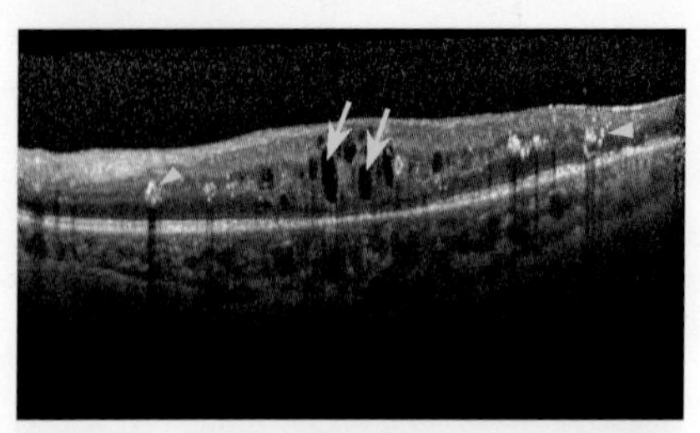

图 2-2-6　糖尿病视网膜病变，黄斑水肿
OCT 图像：黄斑区视网膜整体结构增厚，可见视网膜内多发低反射水肿囊腔（黄箭）及多发点状高反射硬性渗出（黄箭头）。

层间出现低反射的囊腔样结构，可以表现为多种形态，如囊样水肿、浆液性视网膜神经上皮层脱离、海绵样弥漫视网膜增厚等（图 2-2-7）。

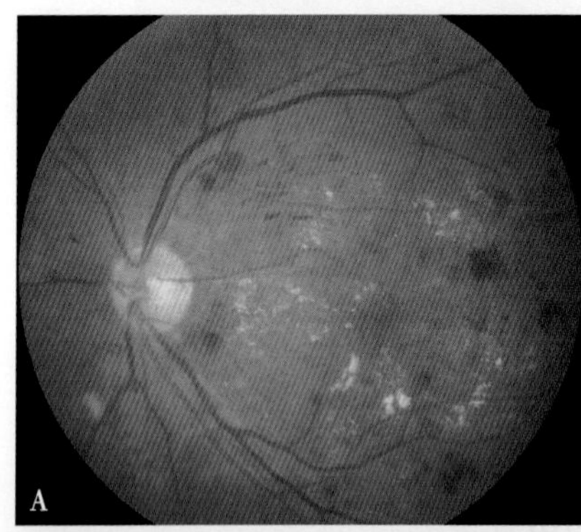

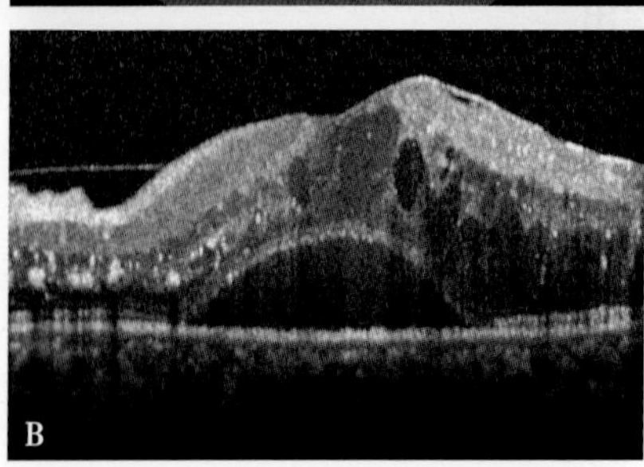

图 2-2-7　糖尿病性黄斑水肿
A. 彩色眼底像：糖尿病性黄斑水肿；B. OCT 图像：黄斑区可见神经上皮脱离，视网膜水肿增厚，层间可见囊腔，伴有视网膜层间高反射（硬性渗出）。

七、视网膜劈裂

视网膜劈裂包括先天性和后天性，可发生内层、外层结构劈裂，表现为视网膜层间结构分离，残存柱状连接（图 2-2-8，图 2-2-9）

八、神经上皮脱离

视网膜神经上皮脱离，为视网膜神经上皮与色素上

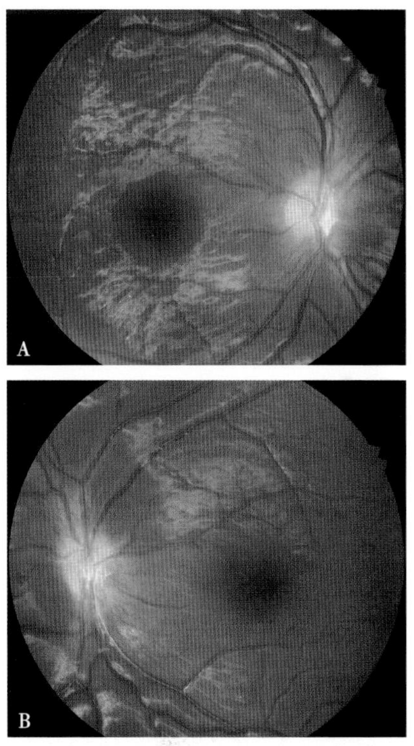

图 2-2-8　先天性黄斑视网膜劈裂

A、C. 彩色眼底像：双眼先天性黄斑视网膜劈裂；B、D. OCT 图像：双眼黄斑区可见视网膜层间结构发生分离，以内核层为主，层间可见纤细的柱状结构，和黄斑水肿相似，但缺乏视网膜层间的渗出、出血等表现。

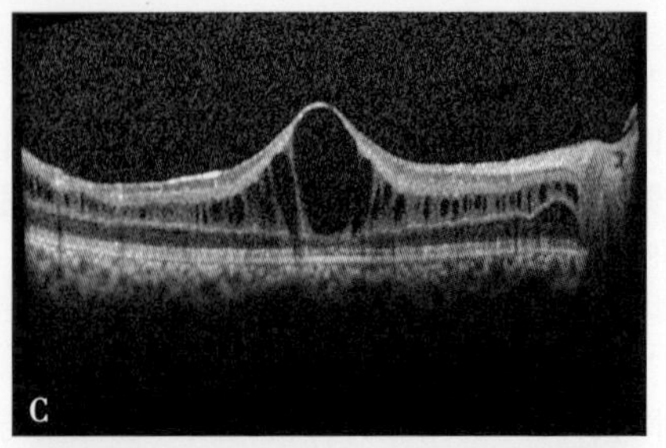

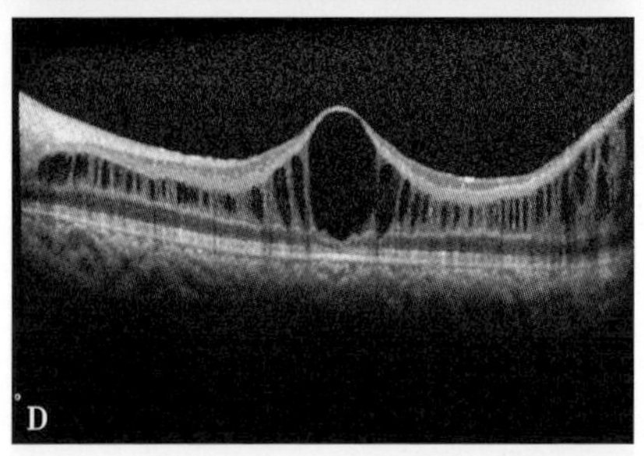

图 2-2-8(续)

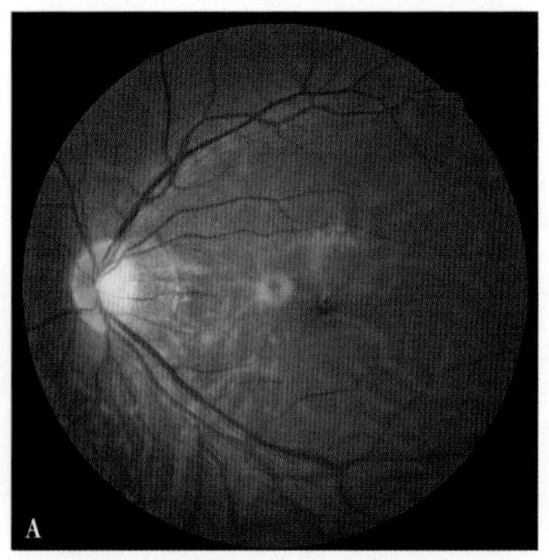

图 2-2-9　黄斑劈裂

A. 彩色眼底像:病理性近视,继发黄斑劈裂。

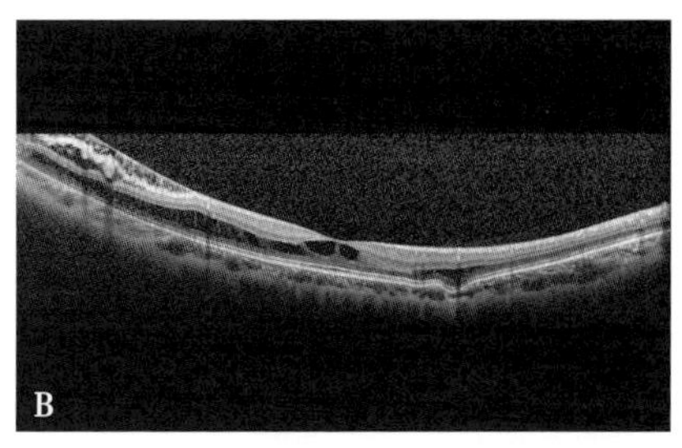

图 2-2-9(续)
B. OCT 图像:可见视网膜多处发生劈裂,黄斑中心以视网膜内核层劈裂为主,黄斑鼻侧以视网膜神经纤维层劈裂为主,黄斑颞侧以外核层劈裂为主。

皮分离,两侧起始端较为平缓,顶端圆钝。临床上分为浆液性、渗出性、出血性神经上皮脱离。浆液性脱离的神经上皮下呈液性暗区,下方的 RPE 带状高反射清晰可见(图 2-2-10)。渗出性神经上皮脱离下的空腔内,可见散在点状或团片状中等反射(图 2-2-11)。出血性神经上皮下反射增高,逐渐衰减,遮蔽深层组织反射(图 2-2-12)。

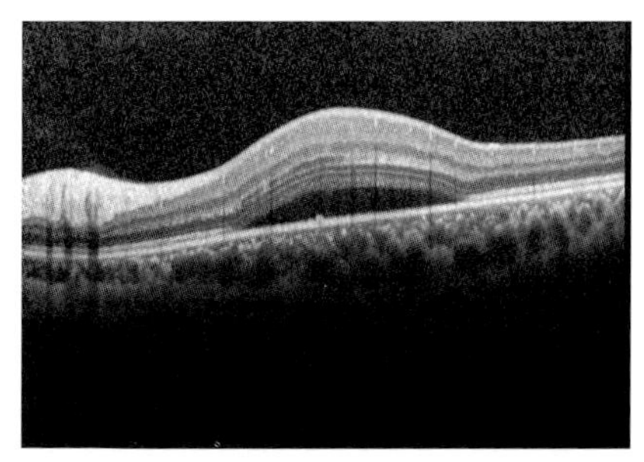

图 2-2-10 浆液性神经上皮脱离
OCT 图像:浆液性脱离的神经上皮下呈液性暗区,下方的 RPE 带状高反射清晰可见。

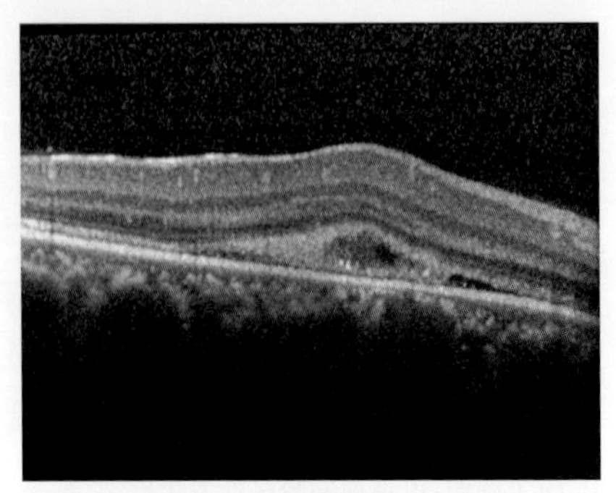

图 2-2-11　渗出性神经上皮脱离
OCT 图像:渗出性神经上皮脱离下的空腔内,可见散在点状或团片状中等反射。

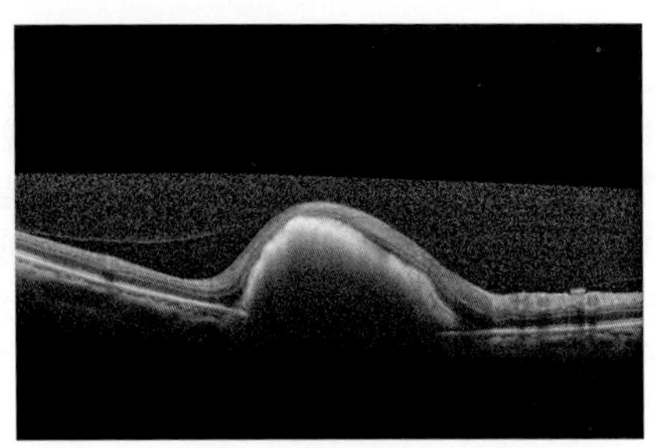

图 2-2-12　出血性神经上皮脱离
OCT 图像:出血性神经上皮下反射增高,其下逐渐衰减,遮蔽下方组织反射,注意其起始端下方可见 RPE 层仍连续。

九、色素上皮脱离

视网膜色素上皮脱离(pigment epithelium detachment, PED),包括浆液性、出血性、疣性和纤维血管性 PED,两侧起始端较为陡峭,形成"穹顶样"外观。浆液性 PED 表现为 RPE 隆起,脱离的 RPE 比正常的 RPE 反射更高,其下为浆液性空间,来自脉络膜的带状反射仍清晰可见(图 2-2-13)。出血性 PED 表现为 RPE 隆起,其下可见中

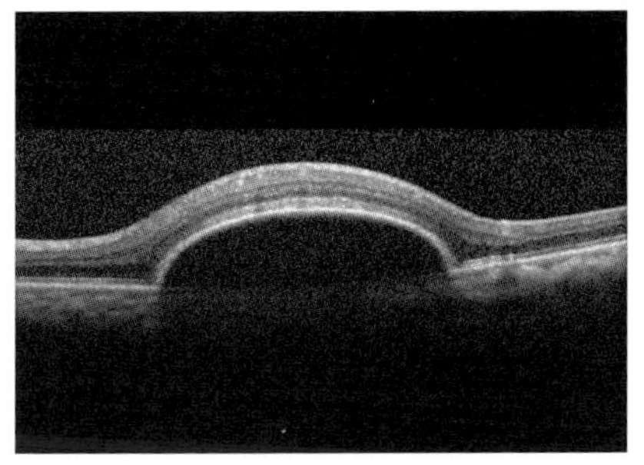

图 2-2-13 浆液性 PED
OCT 图像:RPE 隆起,脱离的 RPE 比正常的 RPE 反射更高,其下为浆液性空间,来自脉络膜带状反射仍可见。

等反射,并迅速衰减,出血可完全遮蔽来自脉络膜的带状反射(图 2-2-14)。疣性 PED 表现为 RPE 半球形隆起,其上神经上皮层可变薄,RPE 下方可见中等反射,常与脉络膜反射无区别,从隆起的 RPE 延伸到脉络膜,而脉络膜带状反射仍可见(图 2-2-15)。纤维血管性 PED 表现为 RPE 隆起,其下方为中、高反射,反射常不均匀(图 2-2-16)。

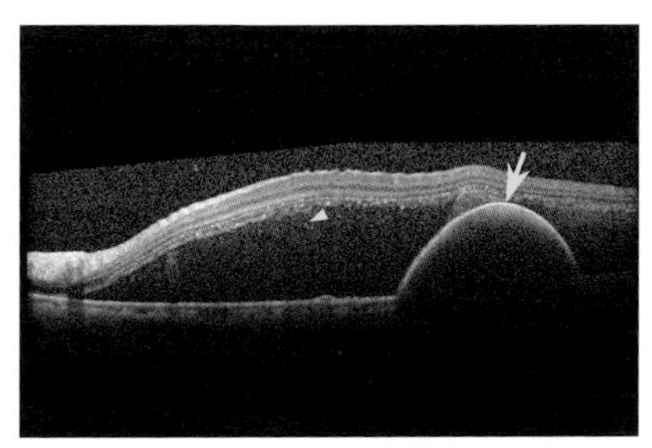

图 2-2-14 出血性 PED
OCT 图像:可见 RPE 局部隆起(黄箭),其下可见高反射,并迅速衰减,出血可完全遮蔽来自脉络膜的带状反射,该病例同时合并神经上皮脱离(黄箭头)。

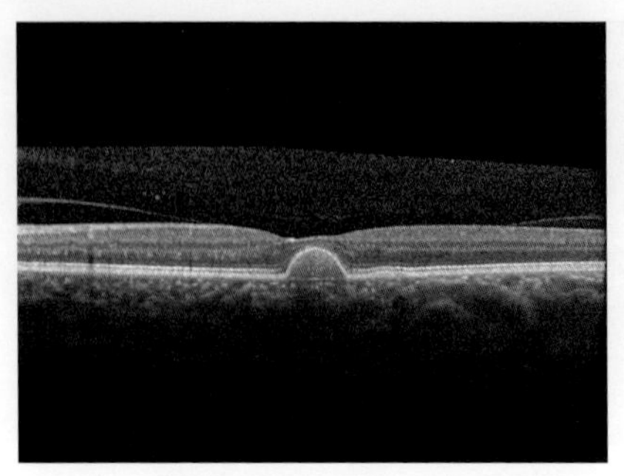

图 2-2-15　疣性 PED

OCT 图像：黄斑区可见 RPE 半球形隆起，其上神经上皮层变薄，RPE 下方可见中等反射，常与脉络膜反射无区别，而脉络膜带状反射仍可见。

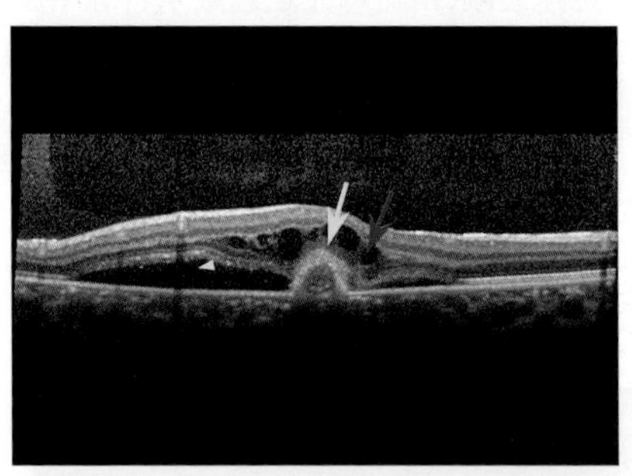

图 2-2-16　右眼纤维血管性 PED

OCT 图像：RPE 隆起（黄箭），其下方为不均匀中、高反射，该病例同时合并神经上皮脱离（黄箭头）及黄斑层间水肿（红箭）。

十、色素上皮撕裂

RPE 撕裂多位于黄斑附近，边界清晰锐利。RPE 卷曲侧颜色褐暗，RPE 撕裂侧颜色青灰，呈新月形、半月形或不规则形（图 2-2-17A）。OCT 是 RPE 撕裂最直观的检查方法，RPE 撕裂侧表现为 RPE 层高反射条带缺失，而 RPE

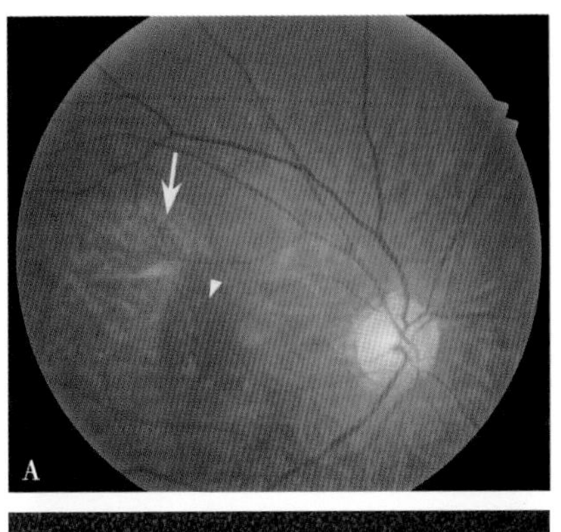

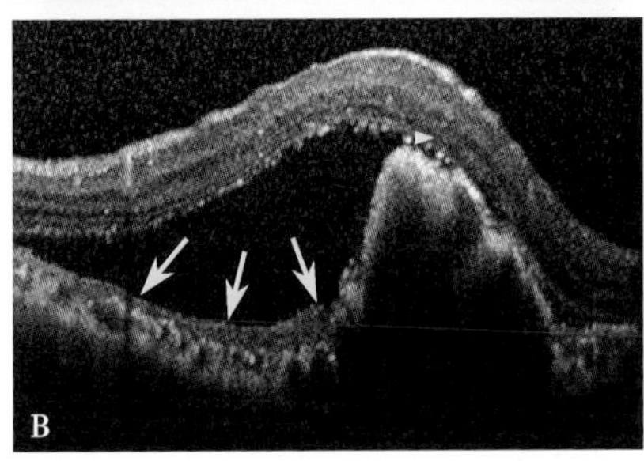

图 2-2-17 黄斑区 RPE 撕裂

A. 彩色眼底像：黄斑区 RPE 撕裂，黄斑颞侧呈青灰色，为 RPE 撕裂侧（黄箭），脉络膜大血管裸露，黄斑区颜色灰暗，为 RPE 卷曲侧（黄箭头）；B. OCT 图像：黄斑颞侧为 RPE 撕裂侧，RPE 层高反射条带缺失（黄箭），黄斑鼻侧为 RPE 卷曲侧，RPE 层扭曲呈波浪状高反射（黄箭头）。

卷曲侧表现为 RPE 层扭曲，呈波浪状高反射，在撕裂交接处可以发现 RPE 的断端（图 2-2-17B）。

十一、玻璃疣

临床上，玻璃疣表现为位于 RPE 水平的小的圆形黄色病灶，通常位于后极部视网膜，包括硬性、软性、假性玻璃疣等。OCT 图像上这些沉积物多沿 RPE 排列，可以导致 RPE 与 Bruch 膜分离，形成大小不一的色素上皮脱离（图 2-2-18）。

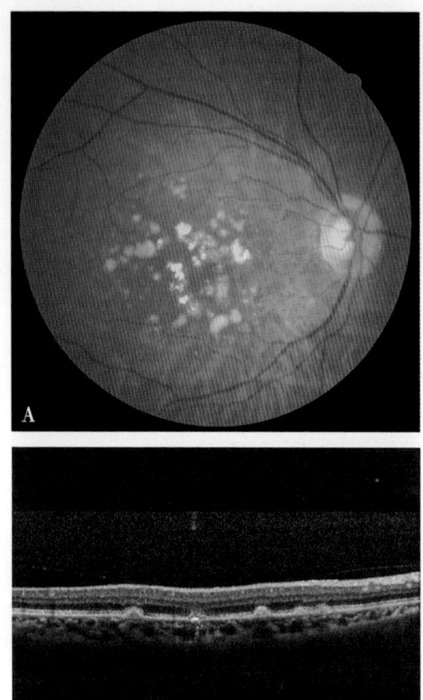

图 2-2-18　黄斑区玻璃疣

A. 彩色眼底像：黄斑区玻璃疣；B. OCT 图像：黄斑区可见多处小的疣性 PED。

十二、缺损

眼底组织缺损，包括先天性和后天性，表现为相应部位的正常结构缺失或缺损，前者如脉络膜缺损等（图 2-2-19），后者如黄斑裂孔（见第四章）。

十三、退行性改变

退行性改变是先天性遗传变性类疾病的主要特征，表现为受累结构的萎缩性改变，如视网膜色素变性、Stargardt 病等（图 2-2-20）。

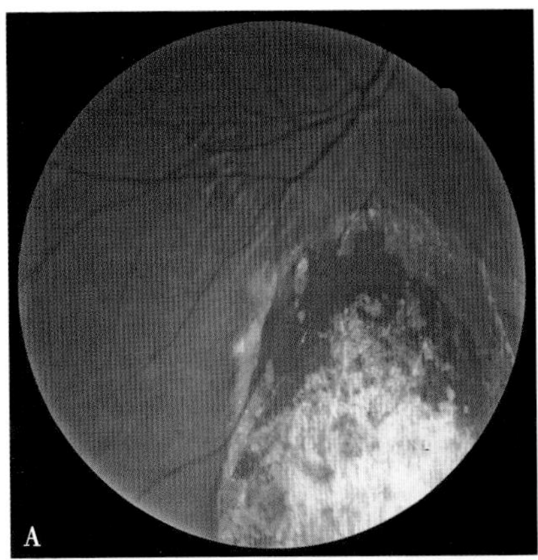

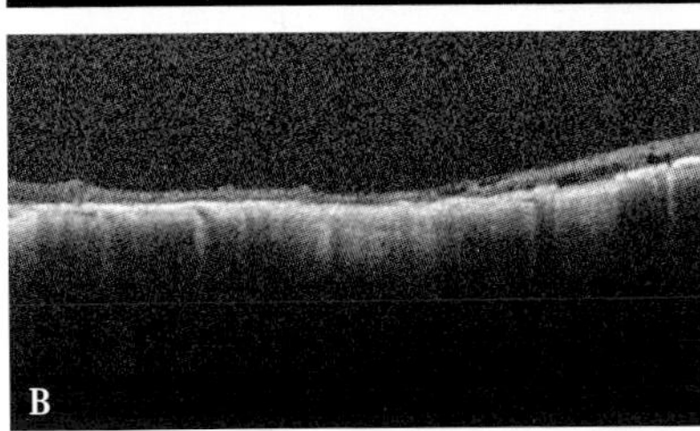

图 2-2-19 脉络膜缺损
A.彩色眼底像:先天性脉络膜缺损;B.OCT 图像:病变区视网膜明显薄变,各层结构无法分辨,脉络膜结构消失,各层脉络膜血管结构均不可见,巩膜反射增高。

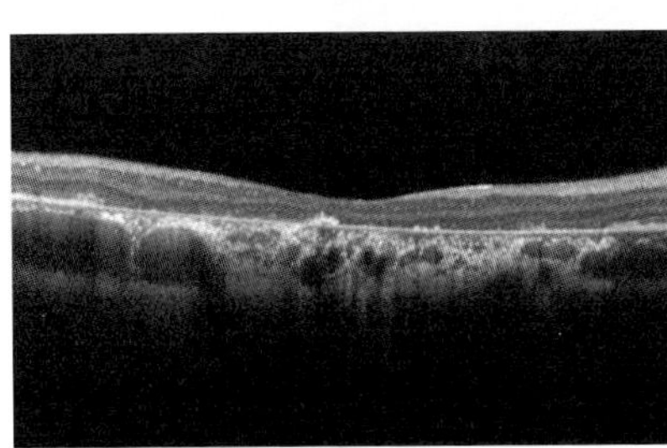

图 2-2-20 Stargardt 病
OCT 图像:黄斑区视网膜外层结构、RPE 层及脉络膜毛细血管层明显萎缩。

十四、新生血管

新生血管根据来源不同,包括视盘新生血管、视网膜内新生血管、视网膜新生血管、脉络膜新生血管等。OCT 在判断新生血管与内界膜、RPE 关系方面非常直观(图 2-2-21)。此外,OCTA 可以清晰显示新生血管的形态(见第四章第四节)。

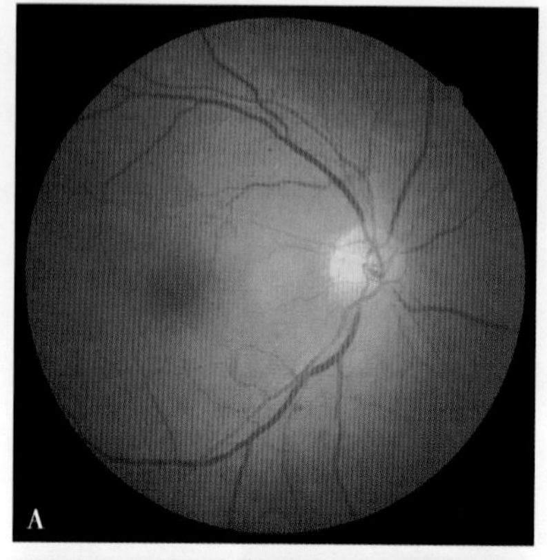

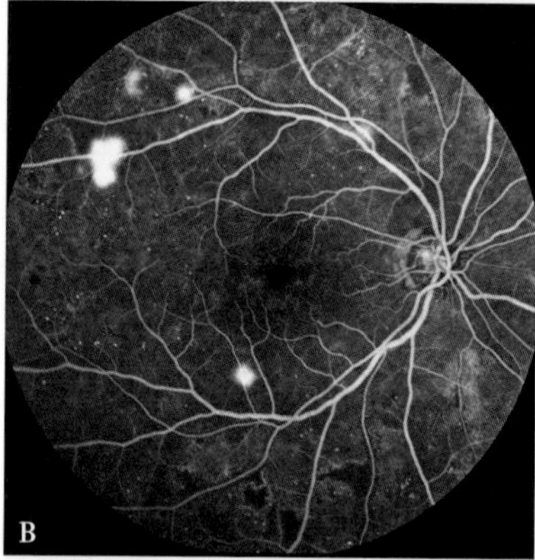

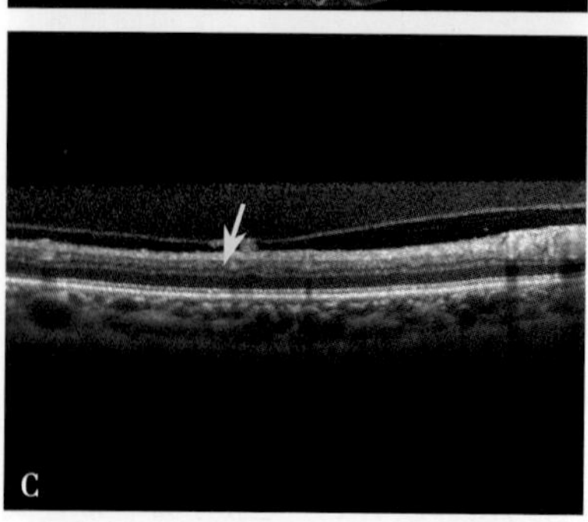

图 2-2-21　视网膜新生血管

A. 彩色眼底像：糖尿病视网膜病变，眼底像不易发现视网膜新生血管；B. FFA 图像：FFA 显示黄斑颞上、颞下均可见新生血管，呈团状强荧光；C. OCT 图像：可见视网膜表面局部高反射，突破视网膜内界膜，沿玻璃体后界膜生长(黄箭)。

（张永鹏）

第三章

玻璃体视网膜交界面疾病

第一节 玻璃体后脱离

玻璃体后脱离(posterior vitreous detachment,PVD)是指玻璃体后皮质和视网膜内界膜的分离,常与年龄相关,65岁以上人群中PVD的发生率可达2/3以上。随着年龄的增长,玻璃体凝胶逐渐发生液化和浓缩,周围的胶原纤维支架发生变形,收缩牵拉,使玻璃体后皮质向基底部移动;此外,玻璃体与视网膜内界膜的粘连(包括在视盘、黄斑和视网膜血管处的粘连)随着年龄的增长逐渐松解分离。上述两种因素共同作用导致PVD的发生。

PVD常首先在局部发生,当玻璃体液化浓缩与玻璃体视网膜交界面粘连松解同步发生时,PVD可在数年内逐渐发展,无明显症状。由于玻璃体是透明的,浅的PVD在间接检眼镜下往往较难发现,而OCT则有助于PVD的观察。通过OCT检查,有研究发现PVD常常首先在黄斑周围局部范围内发生(图3-1-1),然后逐渐扩大到其他部位(图3-1-2,图3-1-3)。

在PVD发生的过程中,当玻璃体视网膜的粘连松解落后于玻璃体凝胶的液化浓缩时,液化的玻璃体会对视网膜及其血管、视盘、黄斑等造成牵拉,引发玻璃体积血(图3-1-4)、视网膜裂孔、玻璃体黄斑牵引综合征等一系列改变;也可因玻璃体劈裂、玻璃体后皮质残存而形成视网膜前膜(详见第三章第二节及第三节)。上述改变称为异常PVD(anomalous posterior vitreous detachment,APVD)。

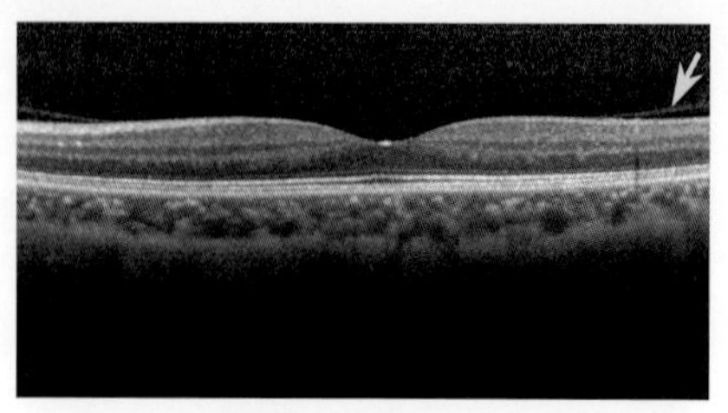

图 3-1-1　黄斑区局部浅玻璃体后脱离

OCT 图像：可见黄斑中心凹周围玻璃体腔内带状中高反射（黄箭），与视网膜内界膜之间形成浅间隙。

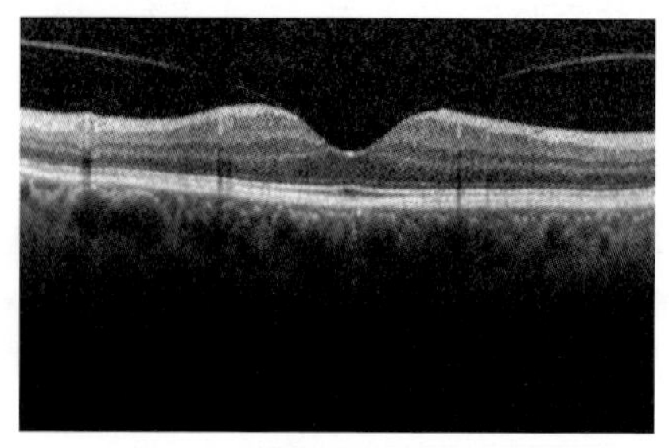

图 3-1-2　黄斑区不完全玻璃体后脱离

OCT 图像：可见黄斑中心凹周围玻璃体腔内带状中高反射，与视网膜内界膜之间形成明显间隙，玻璃体后皮质与中心凹处尚存在粘连。

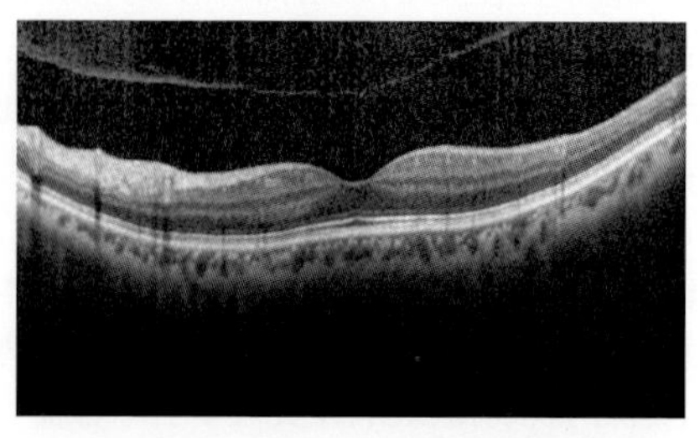

图 3-1-3　黄斑区完全玻璃体后脱离

OCT 图像：可见黄斑区玻璃体腔内带状中高反射，与视网膜内界膜之间完全分离。

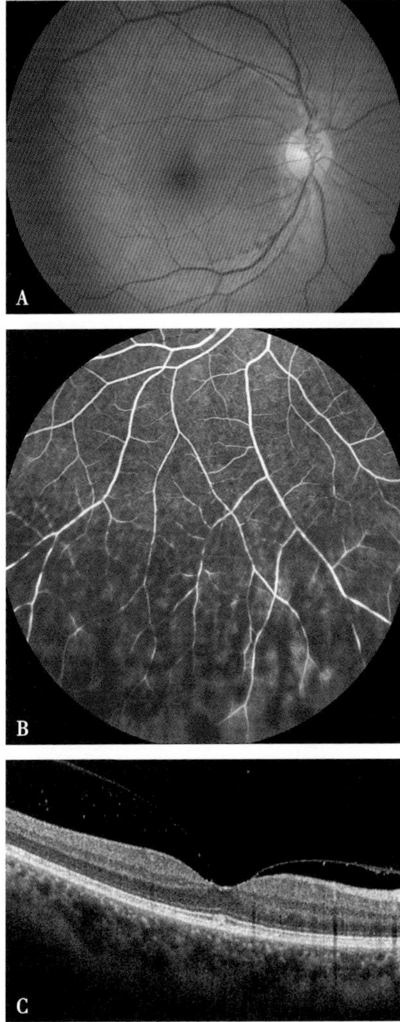

图 3-1-4　玻璃体后脱离继发玻璃体积血
A. 彩色眼底像：视盘颞下视网膜前出血；B. FFA 图像：下方周边玻璃体积血性遮蔽荧光；C. OCT 图像：玻璃体后脱离伴玻璃体腔内高反射（出血）。

APVD 除了与年龄相关外，也可发生在某些病理状态下，如糖尿病玻璃体病变、近视性玻璃体病变等。血糖的升高使玻璃体胶原在非酶糖基化作用下发生变性，玻璃体皮质液化浓缩，对玻璃体视网膜交界面产生牵拉而发生 PVD，但此时玻璃体视网膜粘连可能尚无松解，故常发生部分 PVD 或玻璃体劈裂，残存的玻璃体后皮质在视网膜内界膜表面附着，成为视网膜新生血管生长的支架，促进增殖性糖尿病视网膜病变的发展（图 3-1-5）。近视，尤其是高

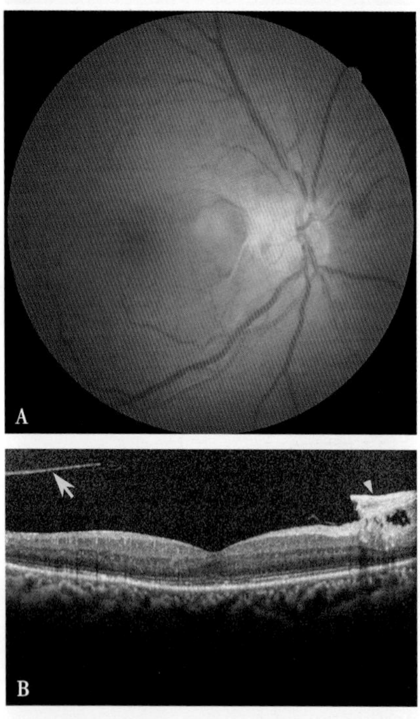

图 3-1-5　玻璃体后脱离伴增殖性糖尿病视网膜病变

A. 彩色眼底像：视网膜出血及视盘颞侧增殖膜；B. OCT 图像：颞侧脱离并增厚的玻璃体后皮质（黄箭），鼻侧新生血管增殖膜以残存的玻璃体后皮质为支架生长（黄箭头）。

度近视患者的玻璃体液化浓缩也常早于玻璃体视网膜粘连的松解，再加上高度近视患者眼轴增长拉伸的作用，也可以发生类似的异常 PVD。某些高度近视的 PVD 可见玻璃体后皮质的明显增厚(图 3-1-6)，在玻璃体视网膜粘连紧密的视网膜血管处，也可见视网膜血管向前抬高，并可见视网膜血管微皱褶和血管旁视网膜囊腔样改变或板层裂孔(图 3-1-7)。此外，也可见多发 PVD 或多层 PVD(即玻璃体劈裂)(图 3-1-8)。

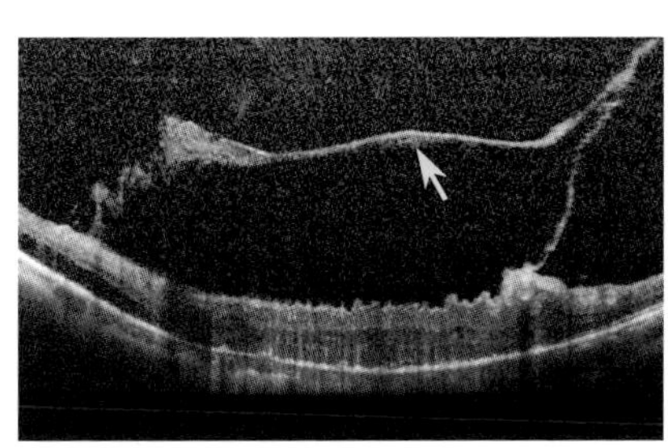

图 3-1-6　高度近视玻璃体后脱离

OCT 图像：可见玻璃体后皮质明显增厚(黄箭)。

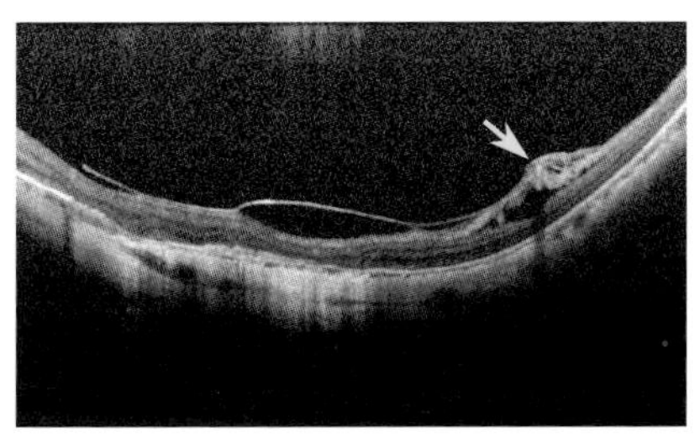

图 3-1-7　高度近视玻璃体后脱离

OCT 图像：可见血管被牵拉向前隆起，伴周围视网膜囊腔样改变(黄箭)。

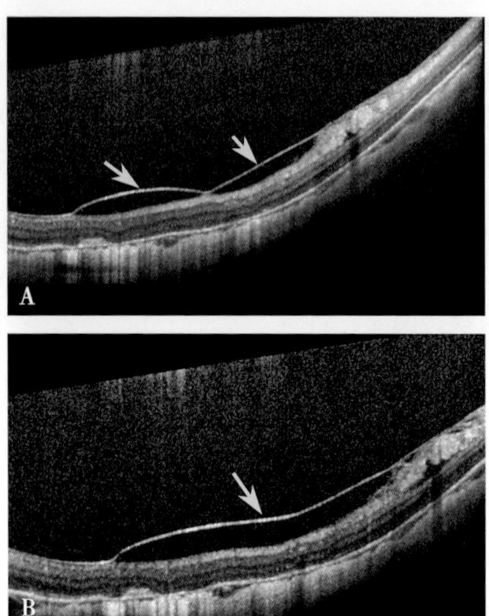

图 3-1-8　高度近视玻璃体后脱离

A. OCT 图像:高度近视玻璃体多发后脱离(黄箭);B. OCT 图像:与图 A 同一条扫描线,3 个月后,中间的玻璃体视网膜粘连分离(黄箭)。

第二节　玻璃体黄斑牵引综合征

在玻璃体后脱离的过程中,玻璃体后皮质与黄斑区尤其是中心凹的粘连没有解除,造成玻璃体对黄斑的牵引,出现黄斑中心凹结构异常、黄斑囊样水肿、黄斑裂孔、黄斑前膜等一系列改变,称之为玻璃体黄斑牵引综合征(vitreomacular traction syndrome,VMT),导致视力下降、视物变形等临床症状。

2013 年,国际玻璃体黄斑牵引研究组提出玻璃体视网膜交界面(vitreomacular interface,VMI)疾病的概念,包括玻璃体黄斑粘连(vitreomacular adhesion,VMA)、玻璃体黄斑牵引(vitreomacular traction,VMT)及黄斑裂孔(macular hole,MH)。其中以 OCT 为基础的 VMT 定义为:至少一个

B 扫描中出现黄斑周围玻璃体后皮质与视网膜表面的分离，且在中心凹 3mm 范围内存在玻璃体皮质与黄斑的粘连，导致黄斑中心凹变形、抬高、视网膜结构异常等改变，但无视网膜全层结构的反射中断。

VMT 的分类目前尚无共识，根据 OCT 形态学的改变，可分为 V 型和 J 型 VMT。与黄斑粘连处鼻侧及颞侧的玻璃体均发生后脱离时，呈 "V" 形外观；仅颞侧或鼻侧发生后脱离时呈 "J" 形外观。根据玻璃体黄斑黏附的直径分为广泛型和局限型两种，广泛型玻璃体黄斑黏附的直径 >1 500μm，常出现黄斑区视网膜弥漫性增厚、黄斑劈裂或黄斑囊样水肿；局限型玻璃体黄斑黏附的直径 ≤1 500μm，由于玻璃体皮质对黄斑表面的牵拉力较大，常导致中心凹变形、抬高（图 3-2-1）及假性黄斑囊样水肿（图 3-2-2）。慢性长期的玻璃体黄斑牵引导致的持续黄斑

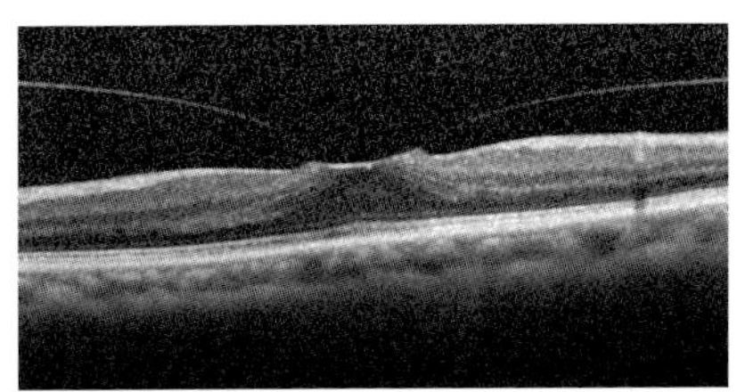

图 3-2-1　玻璃体黄斑牵引导致中心凹结构消失

OCT 图像：可见黄斑区玻璃体腔内中高反射条带，牵拉中心凹抬高。

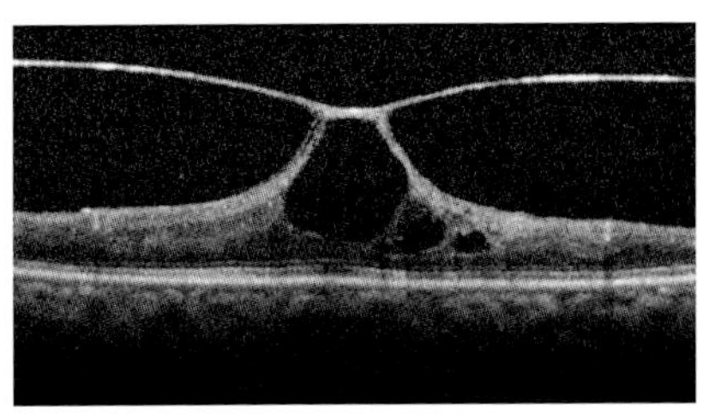

图 3-2-2　玻璃体黄斑牵引导致假性黄斑囊样水肿

OCT 图像：可见黄斑区玻璃体腔内中高反射条带牵拉中心凹伴假性黄斑囊样水肿形成。

囊样水肿会对患者的视力造成较为严重的损伤。约 20% 的病例可出现玻璃体黄斑粘连自行解除，但合并视网膜前膜或粘连范围较大时自行解除的可能性很小，常需玻璃体视网膜手术解除牵拉。玻璃体黄斑牵引进一步发展可能导致黄斑板层或全层裂孔（图 3-2-3~图 3-2-6）。此外，由于玻璃体后脱离发生时，残存在视网膜内表面的玻璃体后皮质增殖，VMT 也可合并视网膜前膜（图 3-2-7）。

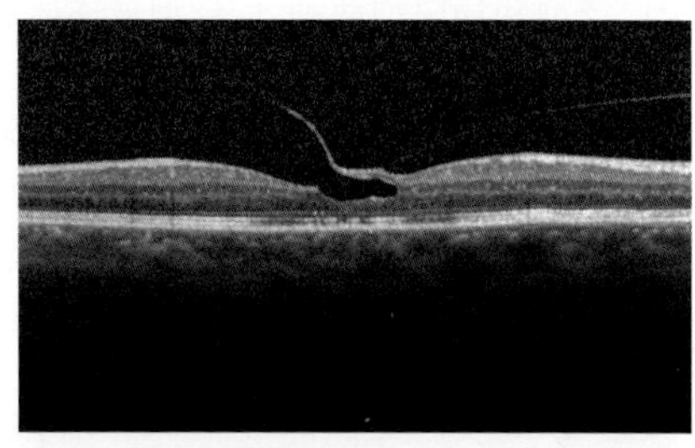

图 3-2-3　玻璃体黄斑牵引导致黄斑内板层裂孔

OCT 图像：可见黄斑区玻璃体腔内带状中高反射牵拉中心凹形成内板层裂孔。

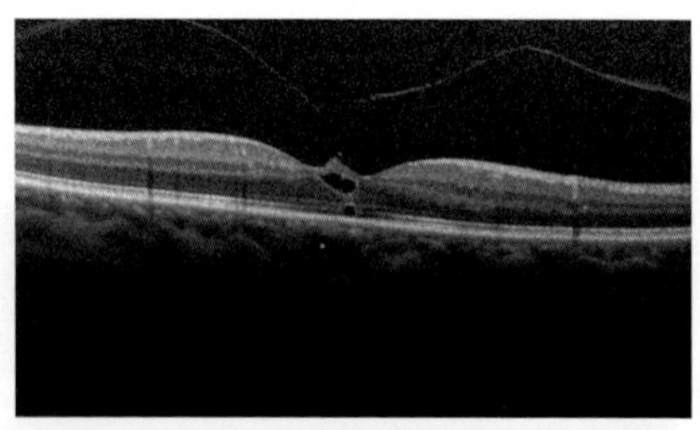

图 3-2-4　玻璃体黄斑牵引导致黄斑轻度囊腔样改变及外板层裂孔

OCT 图像：可见黄斑区玻璃体腔内带状中高反射牵拉中心凹形成小的囊腔样改变伴中心凹神经上皮层外层部分结构中断（外板层裂孔）。

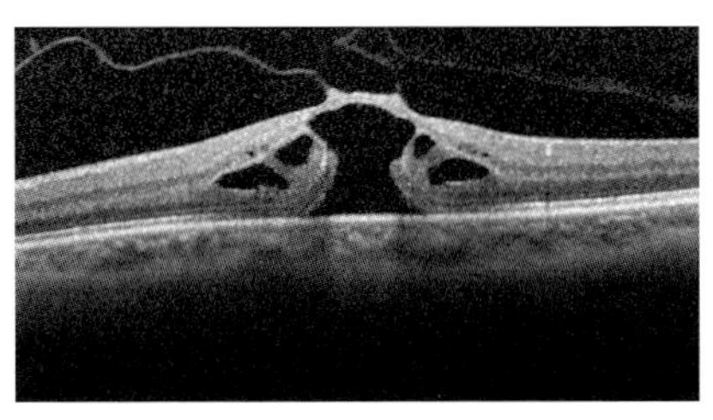

图 3-2-5　玻璃体黄斑牵引导致黄斑外板层裂孔及囊样水肿
OCT 图像:可见黄斑区玻璃体腔内带状中高反射牵拉中心凹形成黄斑囊样水肿及外板层裂孔。

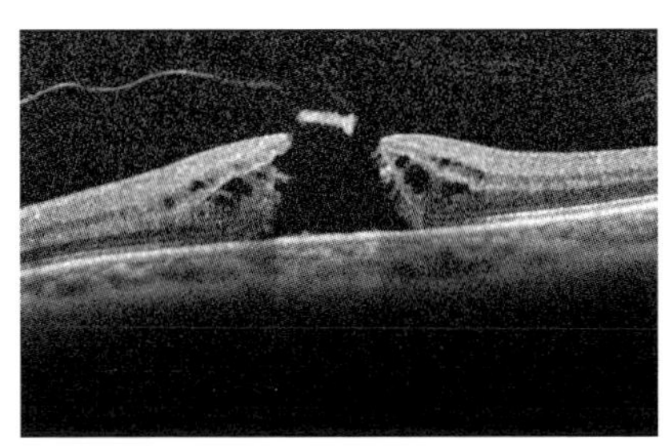

图 3-2-6　玻璃体黄斑牵引导致黄斑全层裂孔及囊样水肿
OCT 图像:图 3-2-5 患者 3 个月后,可见黄斑区玻璃体腔内带状中高反射伴黄斑囊样水肿及黄斑中心凹全层裂孔,裂孔表面条状高反射为断裂的神经上皮层部分组织(孔盖)。

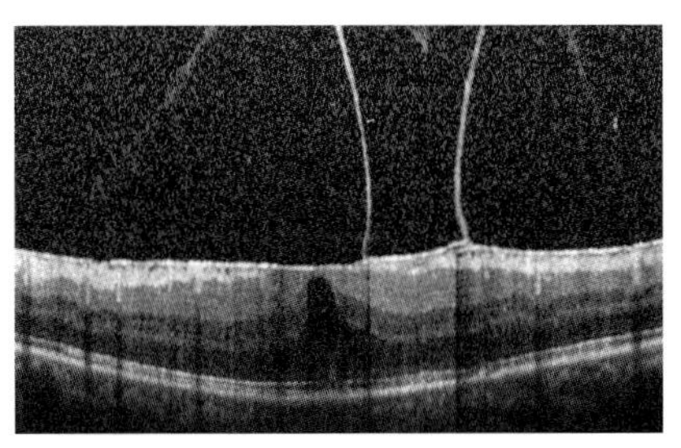

图 3-2-7　玻璃体黄斑牵引伴黄斑前膜
OCT 图像:可见黄斑区玻璃体腔内带状中高反射牵拉中心凹变形伴内界膜表面带状中高反射(视网膜前膜)。

第三节　视网膜前膜

视网膜前膜(epiretinal membrane,ERM)是覆盖在视网膜内界膜表面的一层透明的无血管膜,由胶质细胞(星形胶质细胞或 Müller 细胞)、视网膜色素上皮(RPE)细胞或玻璃体细胞在玻璃体视网膜交界面增殖产生。

依据视网膜前膜形成的原因,临床上通常分为 3 种类型:特发性视网膜前膜、继发性视网膜前膜、儿童视网膜前膜。其中特发性视网膜前膜多发生于50岁以上的老年人,与玻璃体后脱离密切相关,PVD 导致的玻璃体劈裂会使部分玻璃体后皮质残留在黄斑区,视网膜来源的胶质细胞沿内界膜表面增殖,而玻璃体细胞在残存的后皮质表面增殖,从而形成视网膜前膜。继发性视网膜前膜在任何年龄均可发生,与视网膜血管性疾病、眼内炎症、变性类疾病、视网膜脱离、视网膜出血等疾病相关。儿童视网膜前膜比较少见,发病原因尚不清楚,可能与先天发育有关。

视网膜前膜大多数位于黄斑区,可覆盖黄斑中心表面,或环绕黄斑中心生长。早期视网膜前膜较薄,仅表现为视网膜前表面反射增高,随时间延长可逐渐扩大增厚,程度因人而异。视网膜前膜也可以变得不透明,遮挡其下的视网膜结构。OCT 上,视网膜前膜表现为视网膜内界膜表面的一层高反射条带,因程度不同可引发不同的表现。轻度的视网膜前膜可出现视网膜内层皱褶,内表面呈波浪样改变(图 3-3-1),较为严重的可导致视网膜全

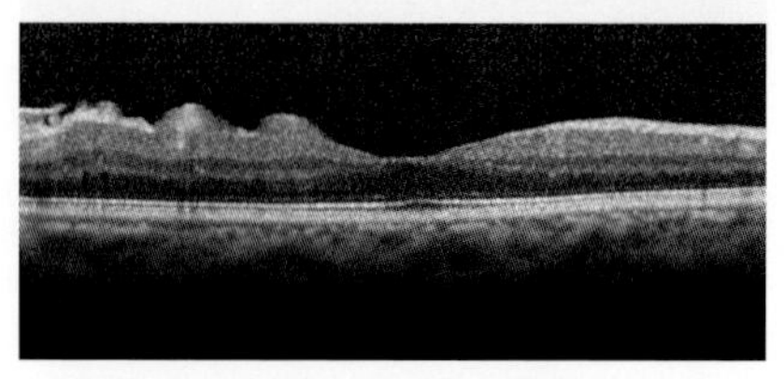

图 3-3-1　视网膜前膜

OCT 图像:视网膜前膜伴视网膜内层皱褶,中心凹结构尚无明显受累。

层皱褶（图 3-3-2），也可出现视网膜增厚、中心凹变平或隆起（图 3-3-3，图 3-3-4）、视网膜劈裂（图 3-3-5），甚至出现黄

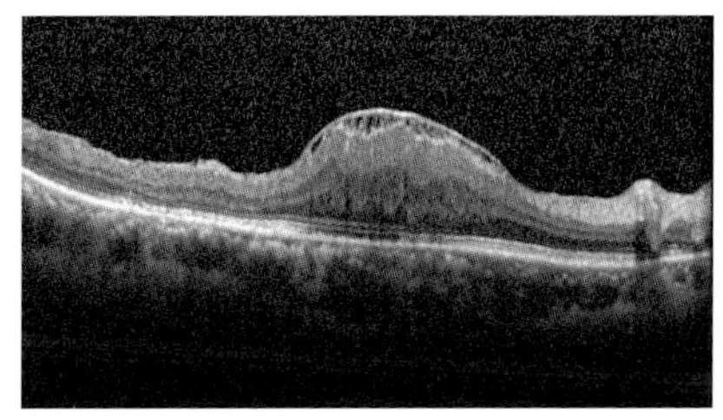

图 3-3-2 视网膜前膜

OCT 图像：视网膜前膜伴视网膜神经上皮层近全层皱褶，中心凹结构消失。

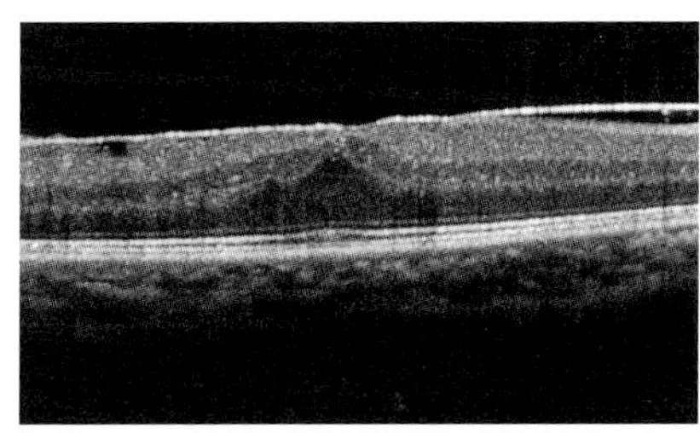

图 3-3-3 视网膜前膜

OCT 图像：视网膜前膜伴中心凹结构消失，外核层增厚。

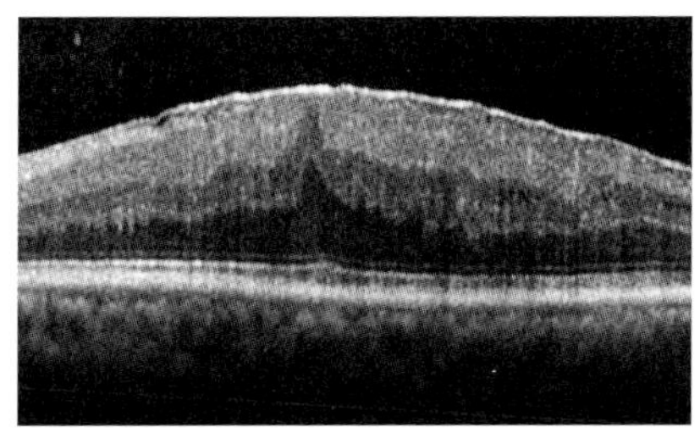

图 3-3-4 视网膜前膜

OCT 图像：视网膜前膜伴视网膜神经上皮层明显增厚，中心凹隆起。

斑水肿、囊腔样改变、视网膜结构扭曲(图 3-3-5,图 3-3-6)、假性黄斑裂孔(图 3-3-7)等。继发性视网膜前膜在 OCT 上常存在原发疾病的表现(图 3-3-8,图 3-3-9)。儿童视网膜前膜在眼底表现为一层致密的灰白色膜,大小不一,牵拉视网膜形成皱褶,OCT 上可见视网膜内表面一层不规则的高反射条带,可见视网膜皱褶及视网膜结构紊乱(图 3-3-10)。

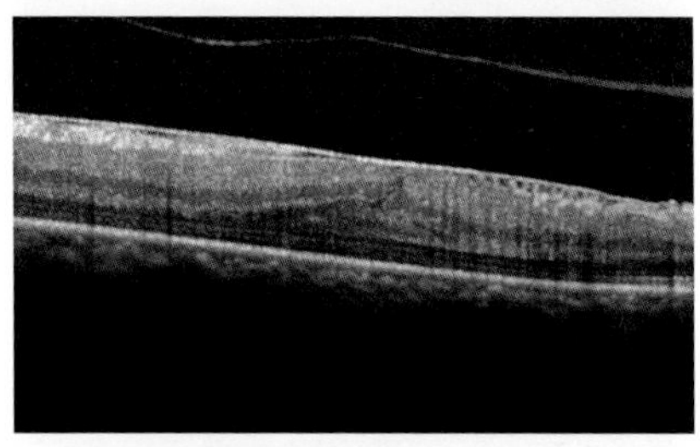

图 3-3-5　视网膜前膜

OCT 图像:视网膜前膜伴中心凹消失、神经上皮层结构扭曲变形及神经纤维层劈裂,并可见玻璃体后脱离。

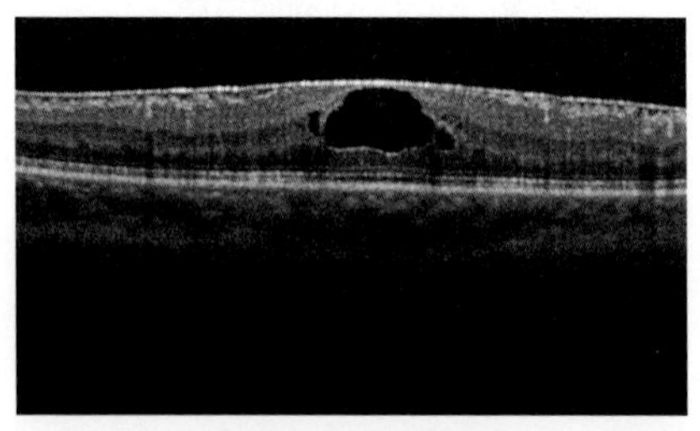

图 3-3-6　视网膜前膜

OCT 图像:视网膜前膜伴中心凹囊腔样改变。

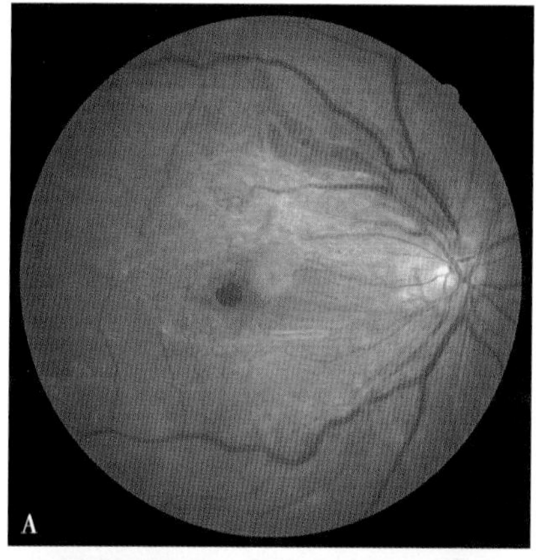

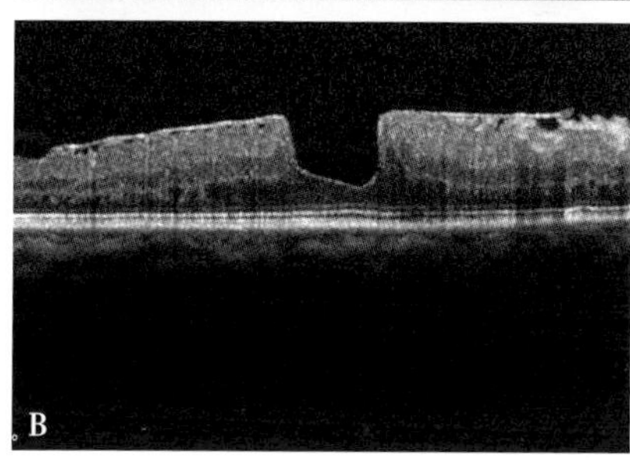

图 3-3-7　视网膜前膜伴假性黄斑裂孔

A. 彩色眼底像：可见黄斑区灰白色视网膜前膜围绕黄斑中心生长，周围视网膜血管扭曲变形，颞上分支动脉周围视网膜劈裂形成，在视网膜前膜的衬托下，黄斑中心可见类似黄斑裂孔的外观（假性黄斑裂孔）；B. OCT 图像：可见视网膜前膜伴视网膜内层轻度皱褶及局部神经上皮层增厚，中心凹并无明显视网膜组织缺损。

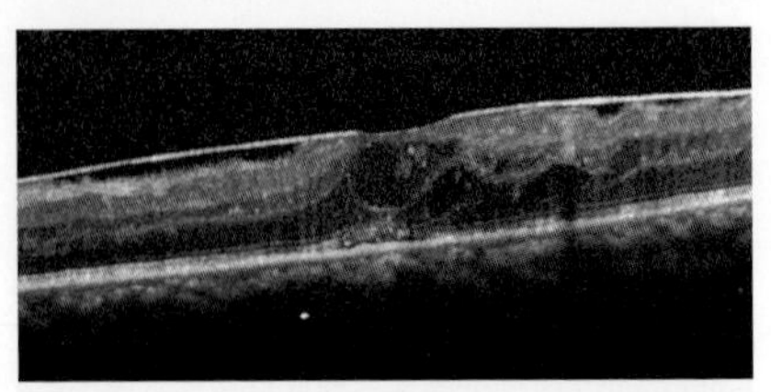

图 3-3-8　糖尿病视网膜病变继发视网膜前膜
OCT 图像：可见糖尿病引发的黄斑水肿及少量视网膜下液。

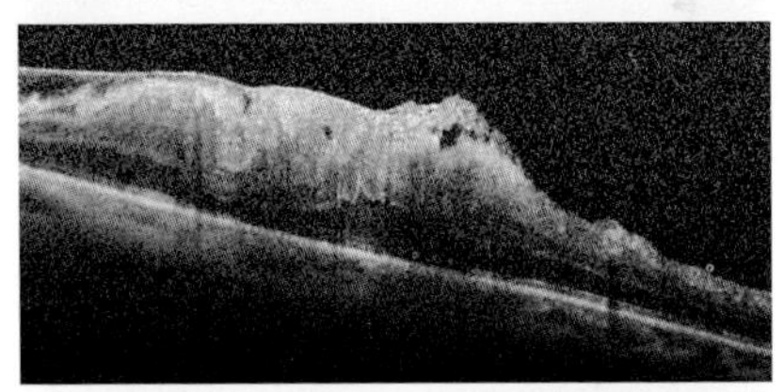

图 3-3-9　葡萄膜炎继发视网膜前膜
OCT 图像：视网膜结构紊乱、中心凹消失伴视网膜劈裂，同时可见玻璃体腔高反射(玻璃体混浊)。

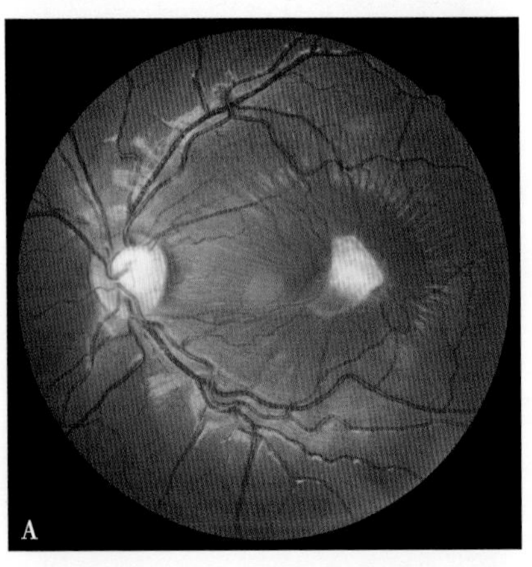

图 3-3-10　儿童视网膜前膜
A. 彩色眼底像：可见黄斑区致密灰白色膜伴周围放射状视网膜皱褶

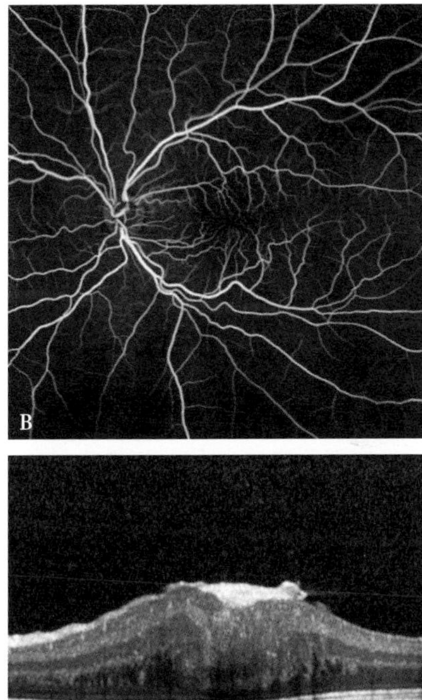

图 3-3-10（续）

B. FFA 图像：可见拱环周围血管轻度扭曲；C. OCT 图像：可见中心凹表面条片状高反射伴中心凹结构消失、视网膜组织增厚及皱褶形成。

（纪海霞）

第四章

黄斑部疾病

第一节　中心性浆液性脉络膜视网膜病变

中心性浆液性脉络膜视网膜病变(central serous chorioretinopathy,CSC),通常发生于25~55岁健康男性,以黄斑区视网膜发生边界清楚的浆液性脱离为特征(图4-1-1)。病因仍有争议,过去认为主要是屏障功能的破坏,视网膜色素上皮层“泵功能”发生缺陷。目前认为该病主要是脉络膜毛细血管功能异常、脉络膜血管高通透性和脉络膜厚度异常。有些病例可以合并浆液性色素上皮脱离(PED),位于神经上皮脱离下方(图4-1-2)。有时可以见到视网膜下小的白色沉积物或者灰白色视网膜下条带状物质,如同钟乳石外观,其代表光感受器外节成分(图4-1-3),或者纤维素渗出(图4-1-4)。偶尔也可以见到单纯

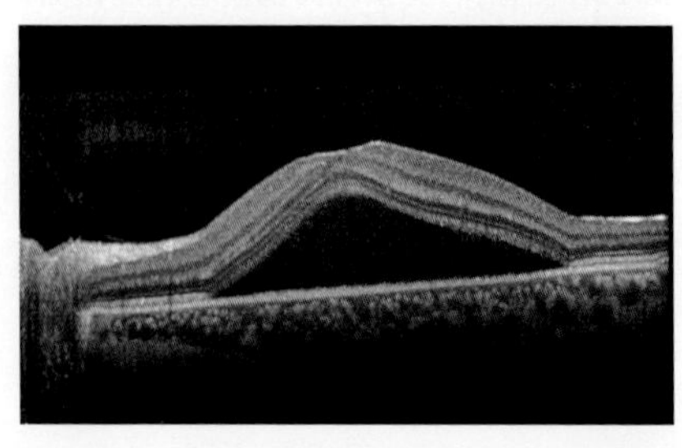

图4-1-1　中心性浆液性脉络膜视网膜病变
OCT图像:黄斑区神经上皮脱离,其内低反射,RPE层连续性完好。

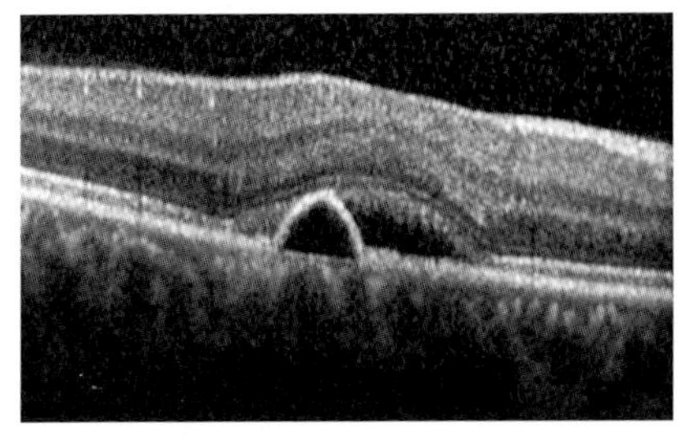

图 4-1-2 中心性浆液性脉络膜视网膜病变 OCT 图像：黄斑区神经上皮脱离，其下方可见局部 PED。

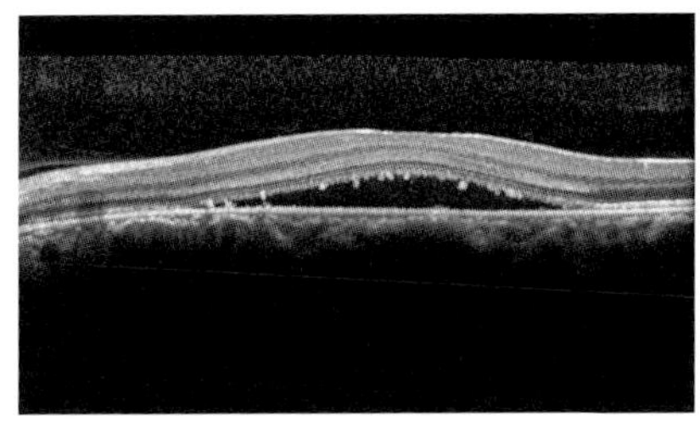

图 4-1-3 中心性浆液性脉络膜视网膜病变 OCT 图像：黄斑区神经上皮脱离，脱离区上方可见附着的“钟乳石”样高反射颗粒，为光感受器外节成分。

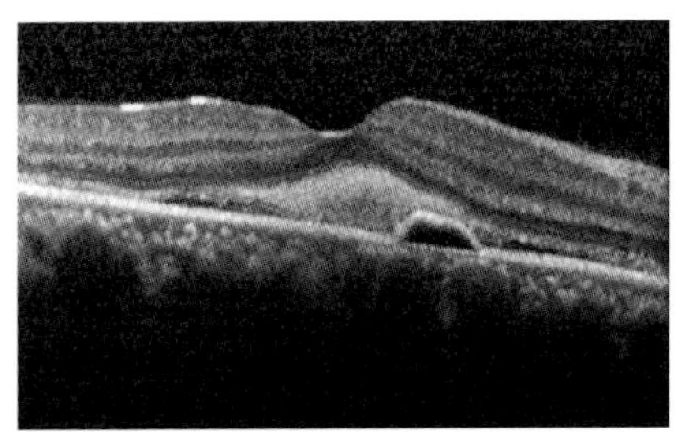

图 4-1-4 中心性浆液性脉络膜视网膜病变 OCT 图像：黄斑区神经上皮脱离，脱离区内可见较为均质高反射(纤维素性渗出)，其下方可见 PED。

PED，而没有其上方的神经上皮脱离。可见脉络膜厚度增加，表现为脉络膜毛细血管层变薄，脉络膜大血管层管径明显扩张（图 4-1-5）。

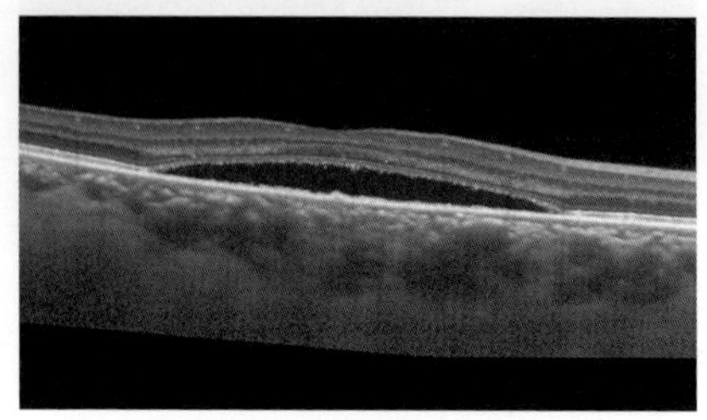

图 4-1-5　中心性浆液性脉络膜视网膜病变 OCT 图像：可见脉络膜厚度增加，表现为脉络膜毛细血管层变薄，而脉络膜大血管层管径明显扩张。

近年有学者提出肥厚性脉络膜谱系疾病（pachychoroid spectrum diseases）的概念，以局灶性或弥散性脉络膜增厚、脉络膜血管扩张及通透性增加、Haller 层血管扩张及通透性增加，脉络膜毛细血管层和 Sattler 层变薄，以及表浅的 PED 为特征，主要包括厚脉络膜性视网膜色素上皮病变（pachychoriod pigment epitheliopathy，PPE）、CSC、厚脉络膜性新生血管病变（pachychoroid neovasculopathy，PNV）、息肉样脉络膜血管病变（polypoidal choroidal vasculopathy，PCV）。

OCT 可以发现 CSC 脉络膜厚度增加（图 4-1-6）。不只 PCV，CSC 在 OCT 检查中有时也可见双层征（double-layer sign，DLS），亦称双线征、双轨征，即 RPE 不规则低平隆起，与下方 Bruch 膜分离，两层之间可见中等反射（图 4-1-6）。PNV 是指 PPE 或慢性 CSC 患者中出现的 1 型脉络膜新生血管，即 RPE 下新生血管，常出现在增厚的脉络膜和扩张的脉络膜血管上方，缺乏典型的软性玻璃疣。PNV 有可能发展为 PCV，OCTA 可以比较清晰地显示脉络膜新生血管形态（图 4-1-7）。

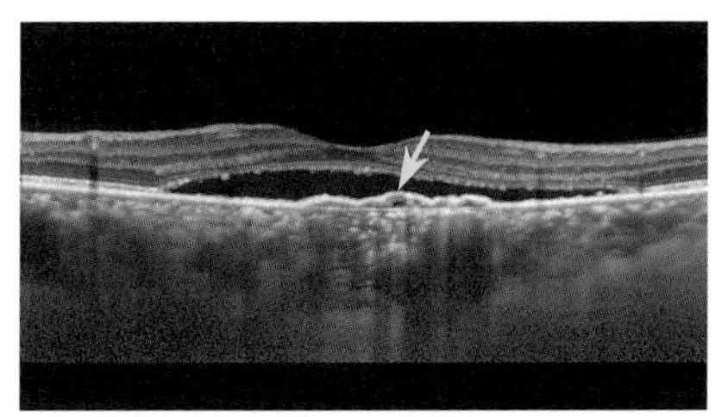

图 4-1-6 中心性浆液性脉络膜视网膜病变

OCT 图像:可见双层征(黄箭),即 RPE 不规则低平隆起,与下方 Bruch 膜分离,两层之间可见中低反射,其上方可见视网膜神经上皮脱离,脉络膜厚度增加,大血管层管径明显扩张。

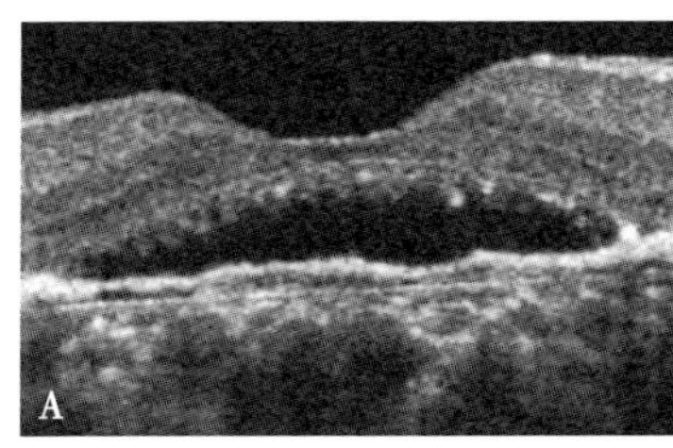

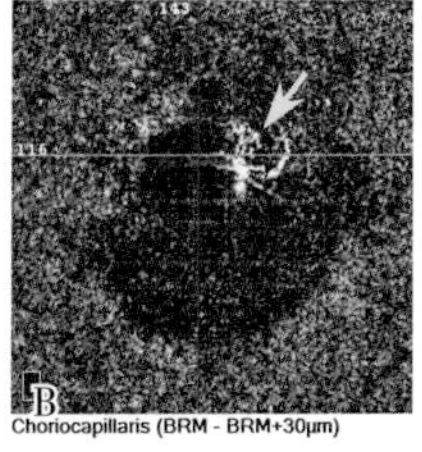

图 4-1-7 厚脉络膜性新生血管病变

A. OCT 图像:可见黄斑区神经上皮脱离,伴扁平的 PED,其下可见中低反射;B. OCTA 图像:可见脉络膜毛细血管层的脉络膜新生血管形态(黄箭)。

偶尔在 CSC 的 OCT 图像中出现黄斑囊样水肿改变(图 4-1-8),如 CSC 病变陈旧,可见病灶下方的萎缩性病灶("水道"),OCT 可见视网膜外层结构不同程度萎缩(图 4-1-9)。

CSC 可以自限,但有些病例也可以非常严重,呈多灶性病变,并延伸至周边部,伴有球形的浆液性视网膜脱离,甚至发生 RPE 撕裂(图 4-1-10)。

OCT 中发现黄斑区神经上皮脱离并非局限,而是范围较大,并向周边部延伸,要警惕孔源性视网膜脱离累及

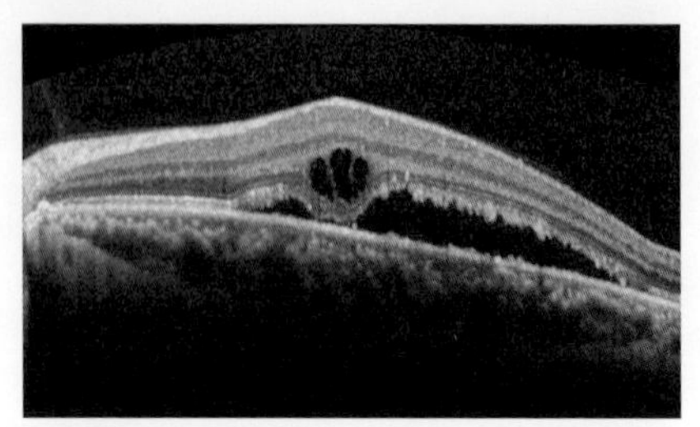

图 4-1-8　中心性浆液性脉络膜视网膜病变伴黄斑水肿

OCT 图像：可见黄斑区神经上皮脱离，其上方可见视网膜层间水肿。

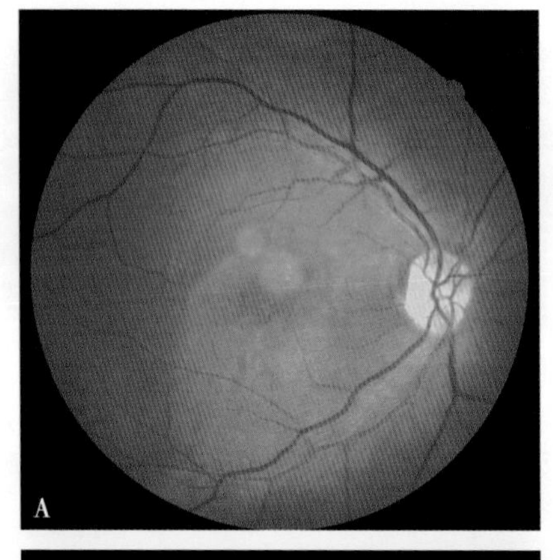

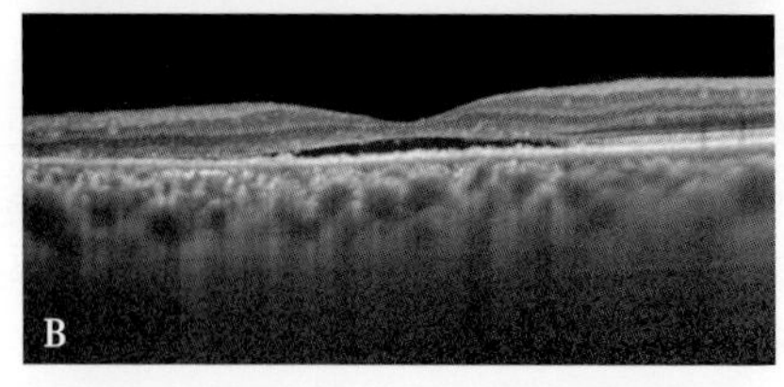

图 4-1-9　陈旧性中心性浆液性脉络膜视网膜病变

A. 彩色眼底像：陈旧 CSC；B. OCT 图像：可见黄斑区神经上皮浅脱离，下方视网膜外层结构萎缩。

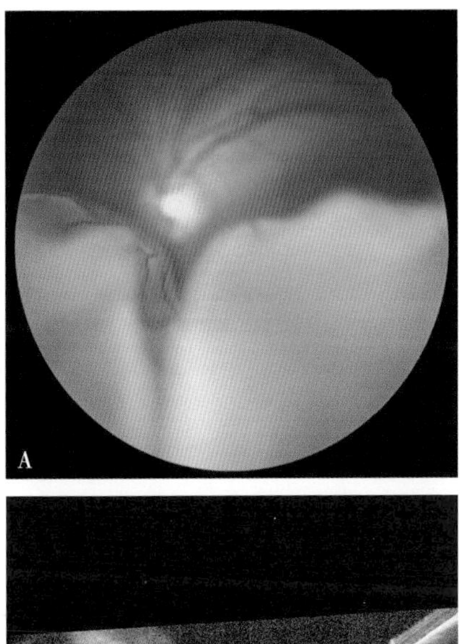

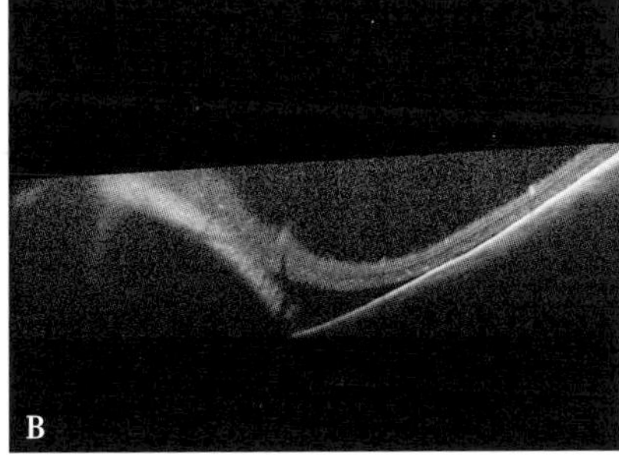

图 4-1-10　中心性浆液性脉络膜视网膜病变

A. 彩色眼底像：下方渗出性视网膜脱离；B. OCT 图像：可见黄斑区神经上皮脱离，伴 RPE 撕裂（彭晓燕教授供图）。

黄斑的情况，为避免误诊，需要散瞳仔细检查周边部，除外视网膜裂孔的存在（图 4-1-11）。

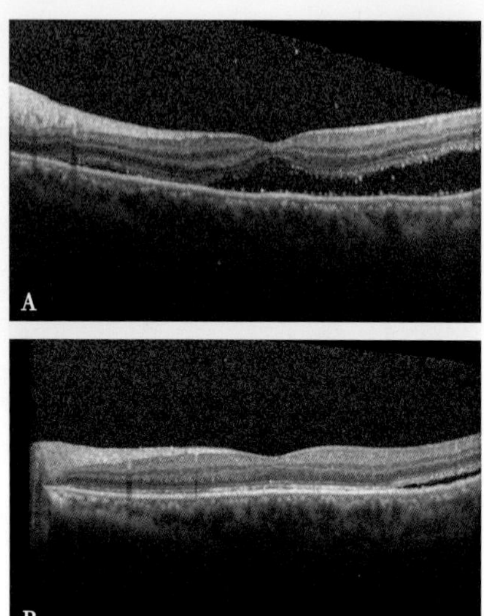

图 4-1-11　孔源性视网膜脱离手术前后
A. OCT 图像:孔源性视网膜脱离手术前,可见黄斑区神经上皮脱离,并非局限于黄斑区,而向颞侧周边部延伸;B. OCT 图像:巩膜扣带手术后 1 个月,黄斑区中心视网膜下液体已经吸收,其颞侧残留视网膜浅脱离。

(张永鹏)

第二节　年龄相关性黄斑变性

年龄相关性黄斑变性(age-related macular degeneration,AMD)是西方发达国家 50 岁以上人群的首位致盲因素。老化可以导致黄斑区的一系列改变,可以累及视网膜外层结构、RPE 层、Bruch 膜以及脉络膜毛细血管等。AMD 一般分为干性 AMD(或称非渗出性、萎缩性)和湿性 AMD(wAMD,或称渗出性、新生血管性)两种。

干性 AMD 的主要特征是玻璃疣(drusen),其他一些改变包括 RPE 增殖及萎缩,晚期形成地图样萎缩(geography atrophy,GA)。在临床上,玻璃疣表现为位于 RPE 水平的小的圆形黄色病灶,通常位于后极部视网膜(图 4-2-1A)。组织学上,这些物质代表脂褐质等在 Bruch 膜上方的沉积,这些沉积物沿 RPE 排列,可以导致 RPE 和 Bruch 膜分离,形成 PED(图 4-2-1B)。玻璃疣可以融合扩大,形成大的玻璃疣样 PED。当玻璃疣增大、增多或融合后,发生 GA(图 4-2-2)或脉络膜新生血管(choroidal neovascularization,CNV)的风险增加。

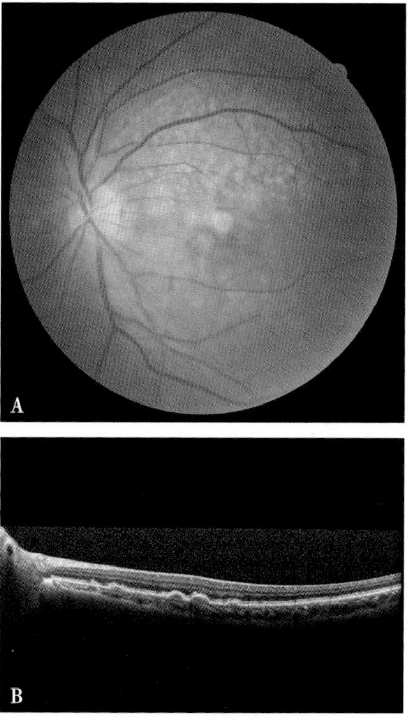

图 4-2-1 玻璃疣

A. 彩色眼底像:黄斑区玻璃疣,大小不一,多发类圆形黄白色病灶;B. OCT 图像:可见多个小的 PED,上方为隆起的 RPE,下方可见线状 Bruch 膜,其内可见均匀中低反射。

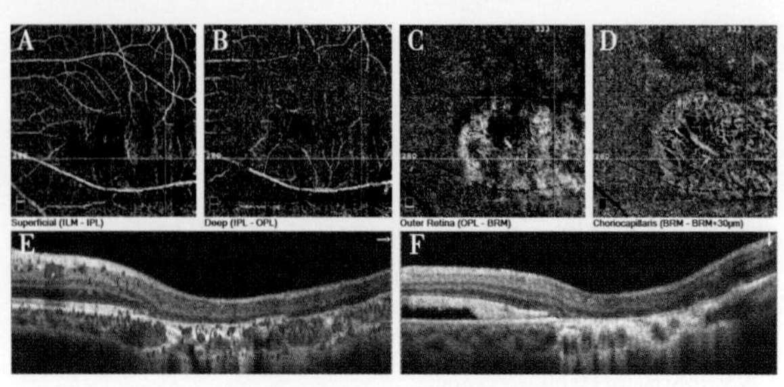

图 4-2-2　地图样萎缩

A~D. OCTA 图像：视网膜外层结构、RPE 及脉络膜毛细血管萎缩，裸露脉络膜大血管形态；E、F. OCT 图像：视网膜外层结构、RPE 及脉络膜毛细血管萎缩。

按照大小分类，玻璃疣可以分为小（通常直径 <63μm）、中（通常直径 63~124μm）、大（直径≥125μm）（图 4-2-3）。玻璃疣样 PED 直径则 >350μm。按照形态，玻璃疣包括硬性（图 4-2-4）、软性（图 4-2-5）等。还有一种特殊类型的网状假性玻璃疣（reticular pseudodrusen，或称 subretinal drusenoid deposits），这些病变通常比软玻璃疣小，位于 RPE 上方（图 4-2-6）。同软玻璃疣一样，网状假性玻璃疣可以导致光感受器层进行性萎缩，是发生 GA 和 CNV 的危险因素。

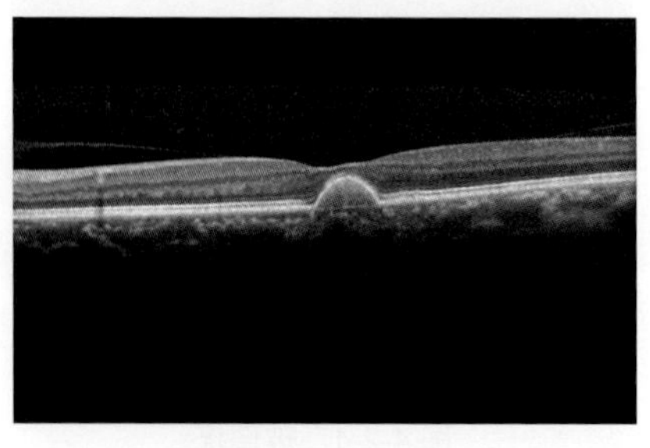

图 4-2-3　大玻璃疣

OCT 图像：黄斑中心可见单一大的玻璃疣，上方隆起为 RPE，下方可见线状 Bruch 膜，其内为中等反射。

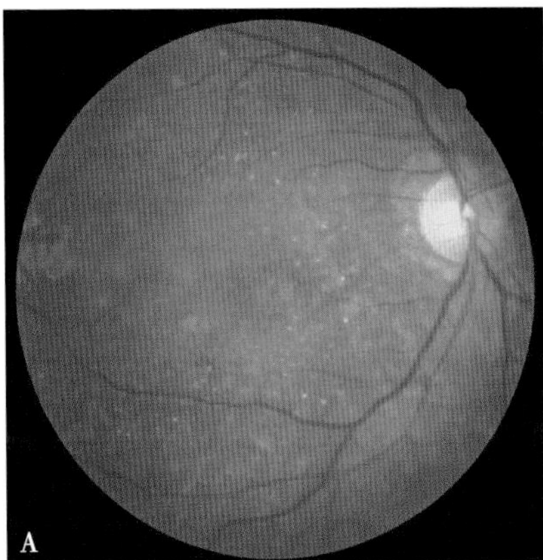

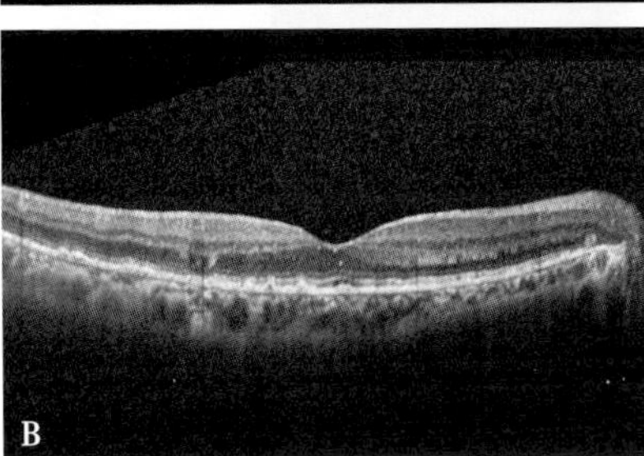

图 4-2-4　硬性玻璃疣

A. 彩色眼底像：后极部可见多发细小黄白色病灶，边界清楚，反射强；B. OCT 图像：黄斑区可见多发细小 PED，同软性玻璃疣不同，其顶端更加尖锐，呈钉突状。

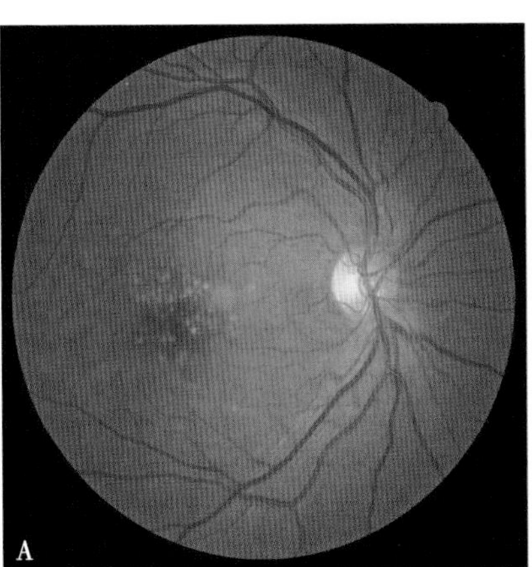

图 4-2-5　软性玻璃疣

A. 彩色眼底像：黄斑区可见多个类圆形，边界不清的黄白色病灶。

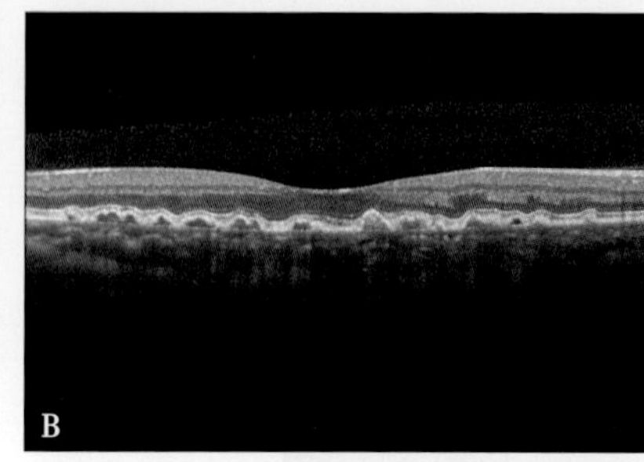

图 4-2-5(续)
B. OCT 图像:黄斑区可见多个 PED,顶端圆钝,呈波浪状外观。

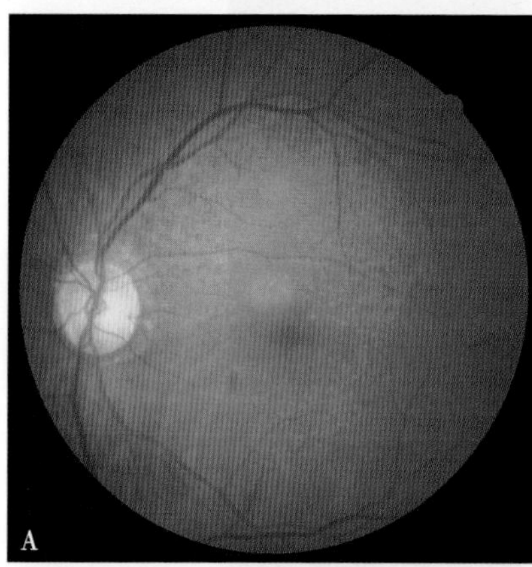

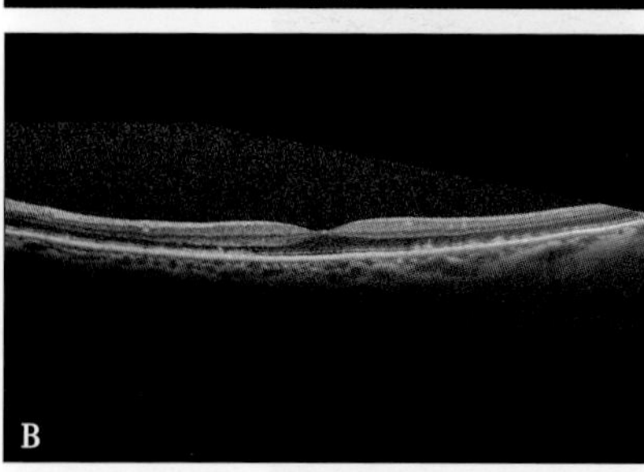

图 4-2-6 网状假性玻璃疣
A. 彩色眼底像:黄斑可见多发黄白色病灶,边界欠清晰;B. OCT 图像:RPE 上方可见多个点状高放射,均位于 RPE 上方,同一般的玻璃疣位于 RPE 下方和 Bruch 膜之间不同。

wAMD 的主要特征是形成 CNV（图 4-2-7）。典型的 CNV 起源于脉络膜毛细血管，可以突破 Bruch 膜进入视网膜，这些 CNV 伴有成纤维细胞成分，形成纤维血管复合物，导致出血渗出，破坏 RPE 光感受器复合体结构，最终导致纤维瘢痕形成（图 4-2-8）及外层管状结构（图 4-2-9）。

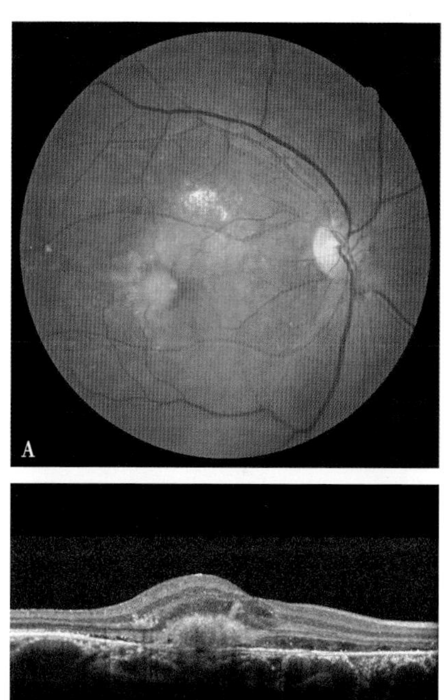

图 4-2-7　脉络膜新生血管

A. 彩色眼底像：黄斑区可见类圆形黄白色病灶，边界清楚，其周围可见出血及渗出；B. OCT 图像：黄斑区视网膜下可见边界不规则的团状高反射（CNV），其下方 RPE 有不同程度的破坏，在视网膜层间可见点状高反射（渗出）及小囊腔，伴有视网膜神经上皮浅脱离。

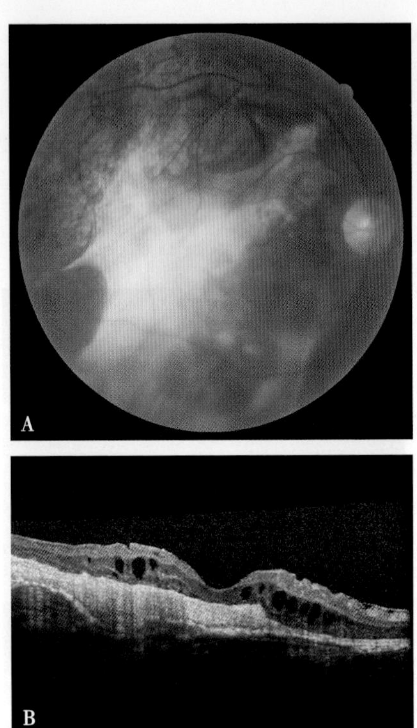

图 4-2-8　脉络膜新生血管瘢痕

A. 彩色眼底像：可见后极部大片视网膜下机化瘢痕组织，呈黄白色，外观僵硬；B. OCT 图像：黄斑区可见视网膜下致密机化瘢痕组织，呈高反射，内部均质，无法分辨内部层次结构，可见视网膜多发层间水肿，呈多囊样改变。

CNV 包括 3 种类型。1 型 CNV 起源于脉络膜毛细血管，通过 Bruch 膜缺损进入 RPE 下间隙，渗出和出血可以导致浆液性或纤维血管性 PED。2 型 CNV 突破 RPE 生长，进入视网膜神经上皮，位于 RPE 和视网膜神经上皮外层结构之间。3 型 CNV 来源于视网膜深层毛细血管网，向 RPE 方向生长，因其视网膜内生长的特点，命名为视网膜血管瘤样增生（retinal angiomatous proliferations，RAP）。

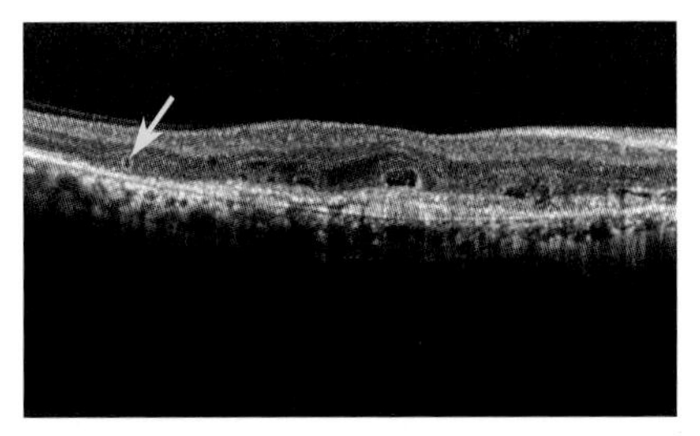

图 4-2-9 外层管状结构
OCT 图像:wAMD 晚期,在视网膜外层,可见管状结构(黄箭)。

在 OCT 表现上,1 型 CNV 表现为 PED。浆液性 PED 表现为边缘锐利隆起的穹顶状 PED,内部呈低反射,通常不伴有视网膜内或视网膜下液。纤维血管性 PED 表现为 RPE 下高反射病灶,可伴有收缩征象(图 4-2-10)。慢性纤维血管性 PED 有多层的外观,PED 下方可见复杂的纤维血管瘢痕,伴或不伴视网膜内/视网膜下液体(图 4-2-11)。2 型 CNV 表现为视网膜神经上皮下间隙的带状高反射,伴视网膜内/视网膜下液体(图 4-2-12)。3 型 CNV 表现为从视网膜深层毛细血管网来源的局部高反射,伴/不伴有

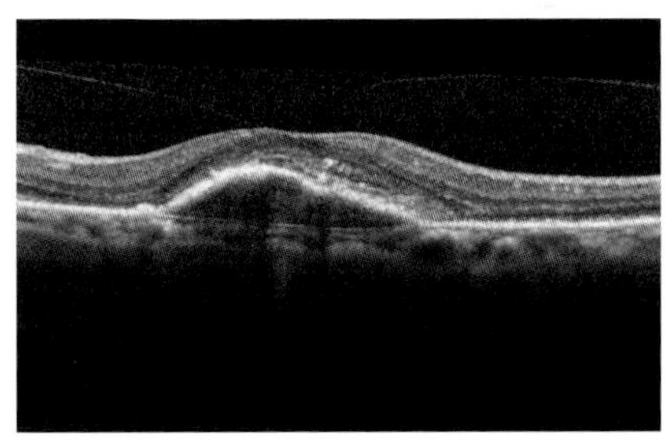

图 4-2-10 1 型脉络膜新生血管
OCT 图像:黄斑区可见扁平的纤维血管性 PED,隆起的 RPE 呈高反射,其下方腔隙内可见不规则高反射,并可见线状的 Bruch 膜,病变主要位于 RPE 下方,RPE 连续性相对完整。

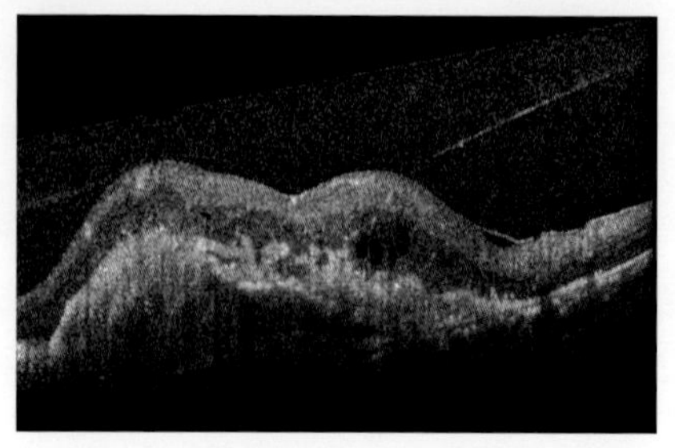

图 4-2-11　慢性纤维血管性色素上皮脱离

OCT 图像:慢性纤维血管性 PED 有多层的外观,PED 下方可见复杂的纤维血管瘢痕,信号致密且不均匀,伴有视网膜内积液。

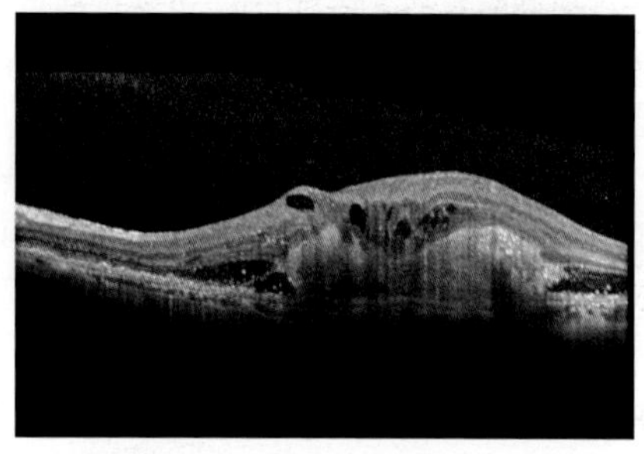

图 4-2-12　2 型脉络膜新生血管

OCT 图像:RPE 连续性不完整,其上方可见团状高反射,伴有视网膜神经上皮脱离及视网膜层间水肿。

黄斑囊样水肿及 PED(见本章第四节)。在 OCT 表现上,有时 CNV 和卵黄样黄斑营养不良(Best 病)相似,需要仔细鉴别(图 4-2-13)。

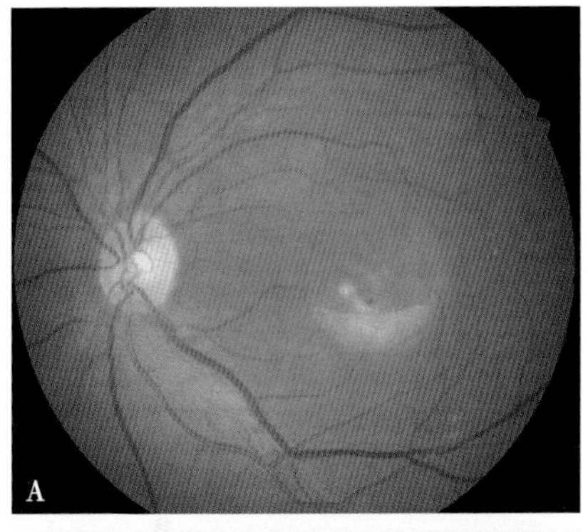

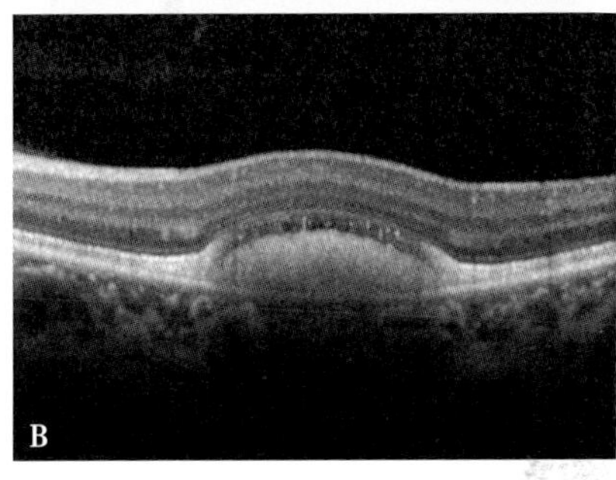

图 4-2-13 Best 病

A. 彩色眼底像:Best 病;B. OCT 图像:黄斑区外层可见均质的高反射,注意病变位于 RPE 上方和视网膜神经上皮层之间,并非位于 RPE 下方,结合彩色眼底像、自发荧光、EOG 等检查容易和 CNV 鉴别。

OCT 不但对 CNV 的分型非常重要,同时可以监测 CNV 对治疗的反应效果,如 PED 的缩小、CNV 的萎缩,以及视网膜内/视网膜下液体的吸收情况(图 4-2-14)。

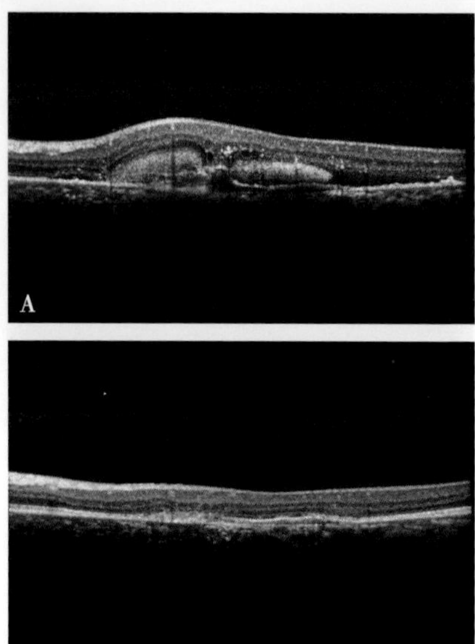

图 4-2-14　脉络膜新生血管抗 VEGF 治疗前后

A. OCT 图像：2 型 CNV 抗 VEGF 治疗前，可见 RPE 连续性中断，其上方可见团状高放射信号，伴视网膜神经上皮浅脱离，及视网膜层间多发小囊腔，及点状高反射(视网膜层间渗出)；B. OCT 图像：抗 VEGF 治疗后，A 图中 CNV 基本退行，视网膜层间团状高反射消失，视网膜层间水肿及渗出消退，RPE 结构连续性欠佳，局部信号不均匀。

第三节　息肉样脉络膜血管病变

息肉样脉络膜血管病变(polypoidal choroidal vasculopathy，PCV)是一种特殊类型的脉络膜新生血管(1 型)。1982 年，Yannuzzi 等首次对该类病变进行系统描述，由于病因不明，将其命名为特发性息肉样脉络膜血管病变。

Yannuzzi 等描述的 PCV 特征包括内层脉络膜毛细血管网末端出现囊样膨出，临床可见橘红色、结节状或息肉样结构，伴有渗出 PED。

PCV 是一种慢性进展性疾病，总体预后变异较大，但脉络膜上腔或玻璃体大量出血引起全盲的风险显著高于 wAMD。高度隆起的大面积 PED 预示病变预后欠佳。较多息肉状病灶呈葡萄串珠样改变，提示患者有反复出血渗出风险，预后差。

PCV 分为静止型、渗出型及出血型三型。1 型静止型，仅有息肉状病变，没有视网膜下或视网膜内渗液和出血。2 型渗出型，没有出血，包括视网膜感光细胞层增厚，神经上皮脱离，色素上皮脱离以及视网膜下脂性渗出。3 型出血型，任何伴或不伴渗出的视网膜下或 RPE 下出血。

ICGA 仍是诊断 PCV 的金标准，但 OCT 具有重要诊断价值，作为无创检查手段，可随访 PCV 的进展及治疗效果，提供更多更高分辨率的形态学信息，容积扫描能够显示放射状扫描容易遗漏的微小息肉病灶，OCT 可显示 PCV 的典型表现：包括息肉（polyps）、“双层征”（DLS）、PED 等，并可作为 PCV 和 wAMD 的鉴别诊断手段。

OCT 显示 PCV 特征性结构之一是 polyps，表现为 RPE 层呈陡峭的穹窿状隆起，其下见中等反射或结节状改变，被形容为指状突起（thumb-like polyps，TLPs）（图 4-3-1），有时可见多个囊腔（图 4-3-2）。polyps 一般存在 PED 的边缘，形成一个切迹（notch）（图 4-3-3）。另一个特征性结构是分支血管网（branching vascular network，BVN）。BVN 来源于内层脉络膜血管，穿透 Bruch 膜，伸向视网膜色素上皮层，形成了异常的分支血管网，OCT 上表现为 DLS，内层为扁平或波浪状隆起的 RPE 构成的高反射，外层为薄而直的 Bruch 膜高反射，中间为均质性或异质性的中等或低反射，polyps 通常位于 BVN 终止的位置（图 4-3-4）。

PCV 可以发生玻璃体积血或大范围的视网膜下出血（图 4-3-5），较大的 PED 可以发生 RPE 撕裂。

PCV 需要和大动脉瘤等疾病相鉴别（图 4-3-6），OCT 是一种非常好的辅助诊断手段。

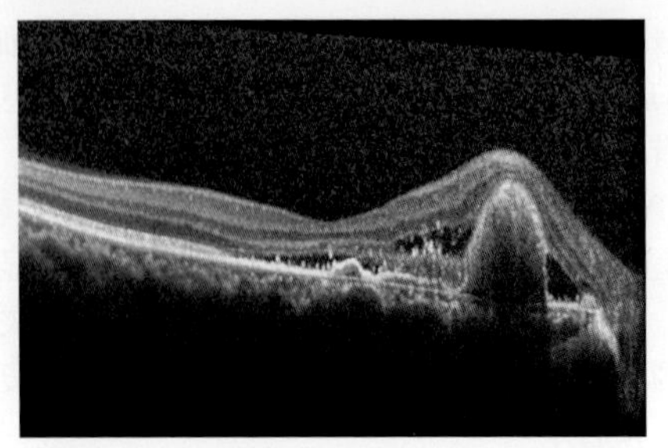

图 4-3-1　息肉样脉络膜血管病变:双层征及指状突起

OCT 图像:黄斑区可见双层征,表现为 RPE 呈波浪状隆起,下方可见线状 Bruch 膜,其内部可见中低反射,该影像特征为 BVN,BVN 的一端可见陡峭隆起的 PED,呈指状突起,其内可见中高反射,该影像特征为 polyp,视网膜层间可见团状及点状高信号,伴有视网膜下积液。

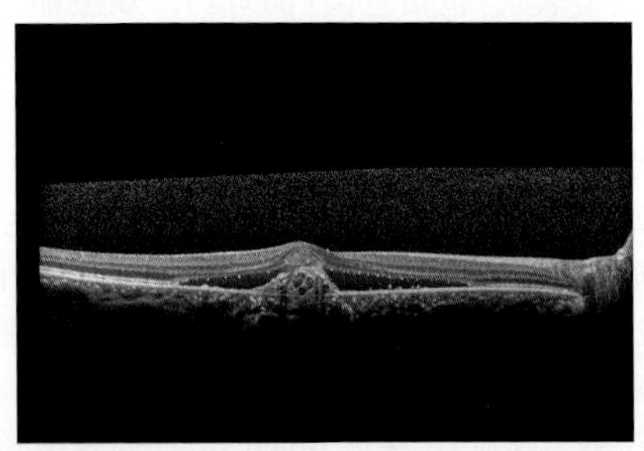

图 4-3-2　息肉样脉络膜血管病变多个囊腔

OCT 图像:可见 PED 内多发囊腔样改变,为息肉样病变的血管囊壁。

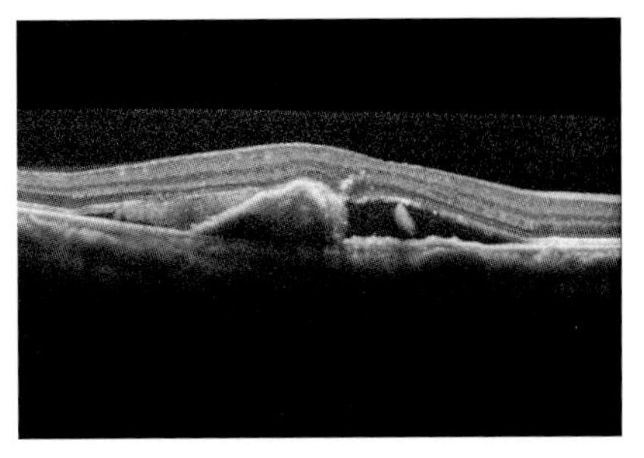

图 4-3-3　息肉样脉络膜血管病变色素上皮脱离伴有切迹

OCT 图像：可见 PED 及其内部的切迹，伴有视网膜神经上皮下积液。

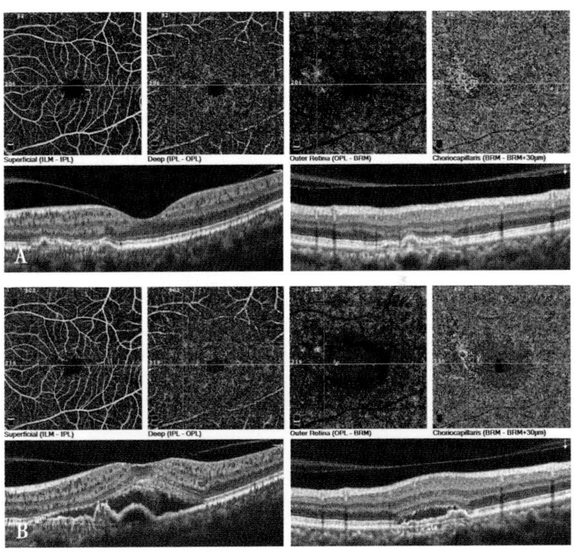

图 4-3-4　息肉样脉络膜血管病变发生发展过程(同一名患者)

A. OCTA 图像：可见 BVN 形态；OCT 图像：可见黄斑区双层征(DLS)，视网膜层间尚无明显积液；B. OCTA 图像：可见 BVN 及 PED；OCT 图像：可见双层征(DLS)，其一端出现指状突起(息肉)，并出现视网膜下积液。

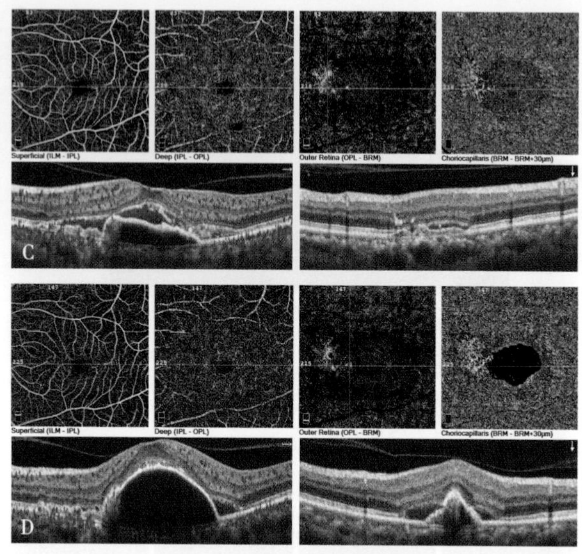

图 4-3-4(续)

C. OCTA 图像:可见 BVN 及 PED,并可见息肉的空腔形态;OCT 图像:病变进一步发展,出现 PED 的扩大和融合;D. OCTA 图像:可见 BVN,PED,息肉的空腔形态,PED 形态更加清晰;OCT 图像:形成巨大的 PED,其内部可见切迹。

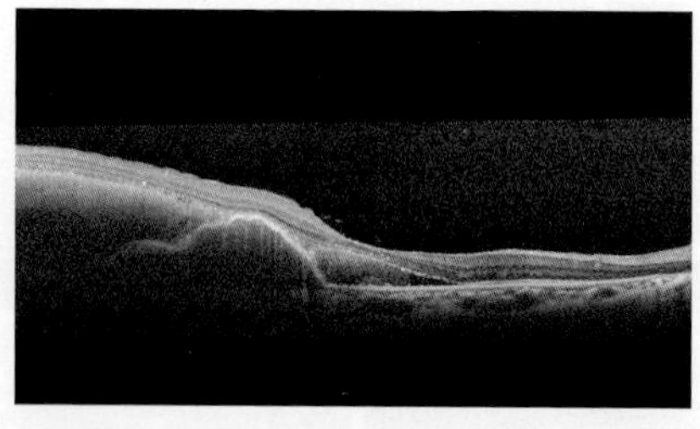

图 4-3-5　息肉样脉络膜血管病变伴大量视网膜下出血

OCT 图像:可见带有切迹的 PED,伴有视网膜神经上皮脱离,其内可见高反射(视网膜下出血)。

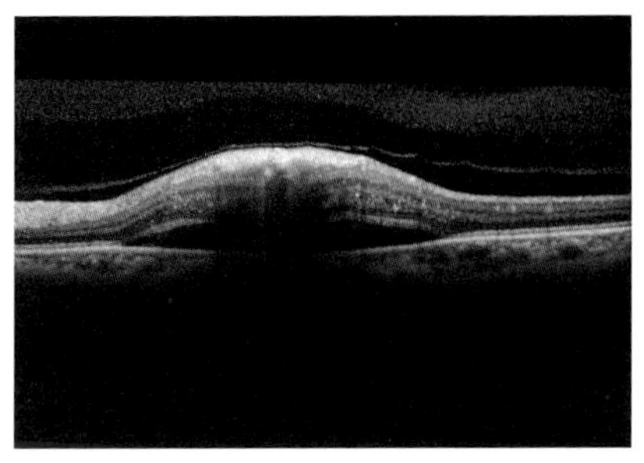

图 4-3-6 视网膜大动脉瘤
OCT 图像：可见视网膜内高反射，及视网膜神经上皮脱离，但 RPE 完好，与 PCV 不同。

OCT 和 OCTA 也是 PCV 治疗随访的重要工具（图 4-3-7）。

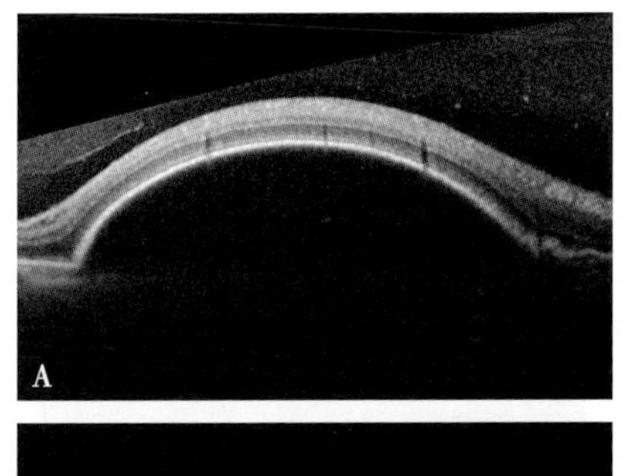

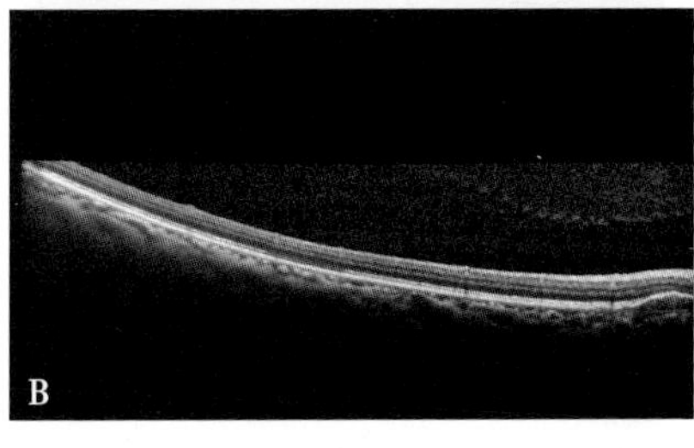

图 4-3-7 息肉样脉络膜血管病变治疗前后
A. OCT 图像：PCV 治疗前，可见巨大 PED，其一端可见 RPE 连续性不完整；B. OCT 图像：经过多次抗 VEGF 及 PDT 治疗后，巨大 PED 消失。

第四节　视网膜血管瘤样增生

视网膜血管瘤样增生（retinal angiomatous proliferation，RAP）是一种特殊类型的 wAMD，由 Yannuzzi 等人提出。最初认为 RAP 是进展期的 AMD，后来通过动态 FFA 和 ICGA 发现，RAP 起源于视网膜血管，通过"热点"和脉络膜新生血管发生吻合。通过 OCT，可以进一步了解 RAP 及其自然病史，通过 OCT 动态观察 RAP 的发展变化，是诊断的重要线索。

RAP 在临床上有不同的分类方法，包括 Gass 的分期和 Yannuzzi 的分期，后者更常被临床采用，具体分期如下。

Ⅰ期为视网膜内新生血管期（intraretinal neovascularization，IRN）（图 4-4-1）。起源于深层毛细血管丛的毛细血管在黄斑旁的视网膜内增殖。临床检查可以发现在视网膜内层和中层有圆形或结节状血管团。IRN 垂直朝向视网膜内层和外层边界生长，在该阶段约 30% 可

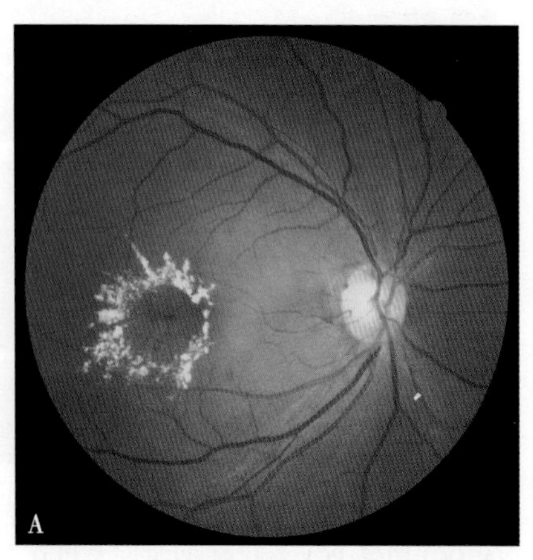

图 4-4-1　视网膜血管瘤样增生Ⅰ期
A. 彩色眼底像：RAP。

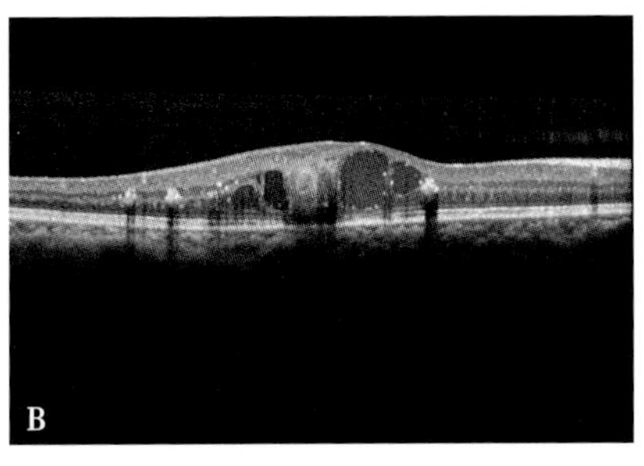

图 4-4-1（续）

B. OCT 图像：可见黄斑圆形血管反射（“热点”），伴有视网膜层间水肿，及散在高反射（渗出），RPE 反射连续。

见视网膜-视网膜吻合血管，同时可见视网膜内出血及水肿。

Ⅱ期为视网膜下新生血管期（图 4-4-2），IRN 延伸入视网膜下间隙越过光感受器层，形成视网膜下新生血管。该阶段的临床特点包括神经视网膜层脱离，视网膜内水肿增加以及出血。有时可见灌注的小动脉和引流的小静脉。当视网膜下新生血管和 RPE 融合时，可发展为浆液性 PED。因此该阶段可进一步分类为不伴有或伴有 PED

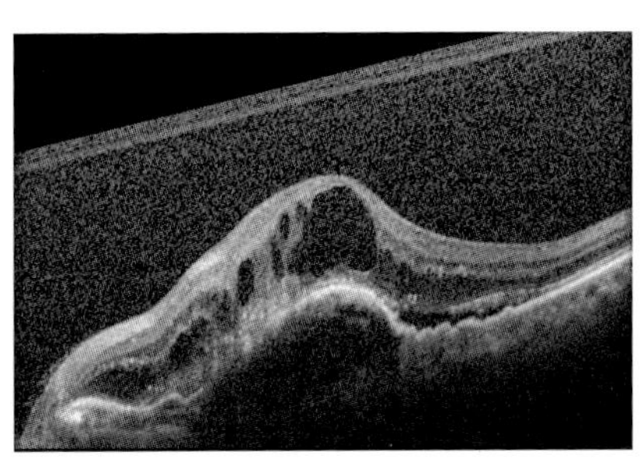

图 4-4-2　视网膜血管瘤样增生Ⅱ期

OCT 图像：可见视网膜层间水肿，伴视网膜神经上皮脱离，可见 PED。

两种类型。

Ⅲ期为脉络膜新生血管期（图 4-4-3），CNV 伴有血管性 PED，及视网膜-脉络膜血管吻合。

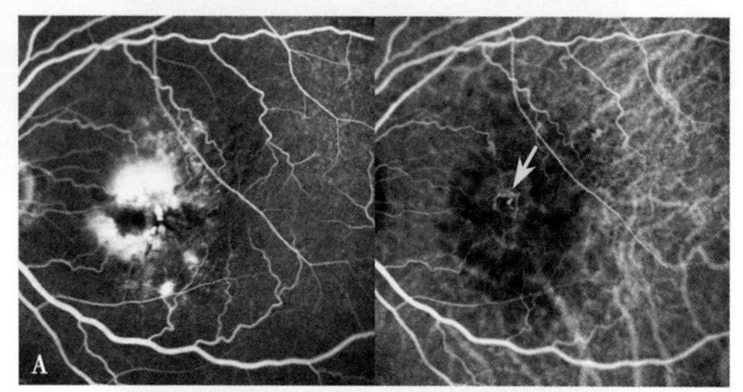

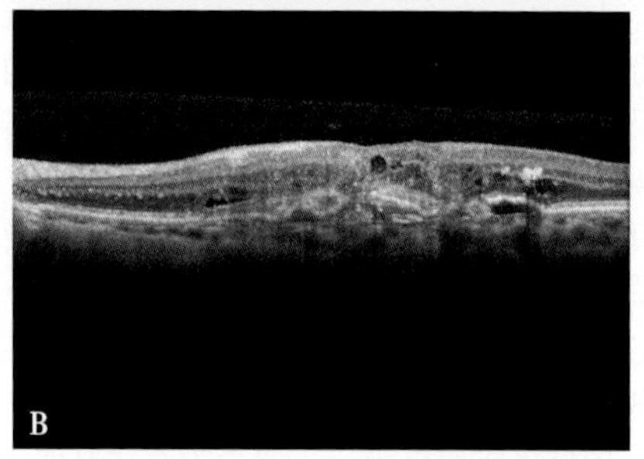

图 4-4-3　视网膜血管瘤样增生Ⅲ期

A. FFA 图像（左）及 ICGA 图像（右）：可见视网膜-脉络膜吻合血管（黄箭）；B. OCT 图像：可见视网膜层间结构紊乱，多发囊肿，伴视网膜层间高反射（渗出），不规则 PED，RPE 连续性明显破坏，可见 RPE 上、下不规则高反射。

OCT 或 OCTA 是 RAP 治疗随访的重要工具（图 4-4-4）。

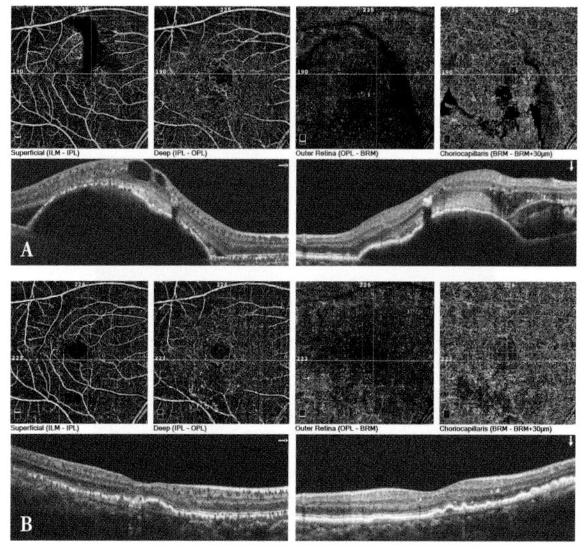

图 4-4-4 视网膜血管瘤样增生治疗前后

A. OCTA 图像:可见视网膜囊肿,视网膜神经上皮脱离伴层间高反射,较高的 PED;B. OCTA 图像:经过 3 次抗 VEGF 治疗后,PED 明显降低,视网膜水肿及视网膜神经上皮脱离已经消失。

第五节 特发性脉络膜新生血管

引起脉络膜新生血管(choroidal neovascularization,CNV)的原因很多,包括变性类疾病(如 AMD、病理性近视、血管样条纹)、遗传变性类疾病(如 Best 病、眼底黄色斑点症)、炎症(如多灶性脉络膜炎、匐行性脉络膜炎、弓形体病等)、肿瘤(如脉络膜血管瘤、脉络膜转移癌等)、创伤(如脉络膜破裂等),如无明确病因,则称为特发性脉络膜新生血管(idiopathic choroidal neovascularization,iCNV),又称中心性渗出性脉络膜视网膜病变,简称中渗。

iCNV多见于年轻人,病因不明。多单眼发病,病变位于黄斑中心凹,早期视力下降明显。如病变位于中心凹以外,则症状可不明显。眼底表现为黄斑区浆液性PED与神经上皮脱离,急性期病灶内或周围可见出血,有时仅见黄白色渗出(图4-5-1)。病程久者可伴有色素增殖及瘢痕形成(图4-5-2)。

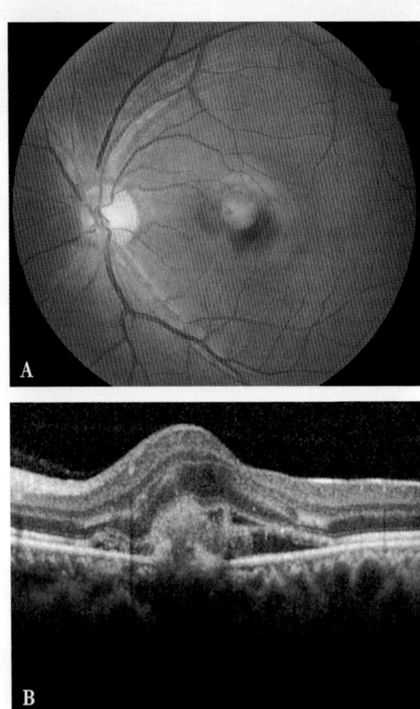

图4-5-1　特发性脉络膜新生血管

A. 彩色眼底像:左眼iCNV,黄斑区可见边界相对清楚的黄白色病灶,其内及下方可见视网膜出血;B. OCT图像:可见视网膜下团状高反射,其下方RPE连续性欠佳,伴有视网膜层间小囊腔及视网膜神经上皮脱离。

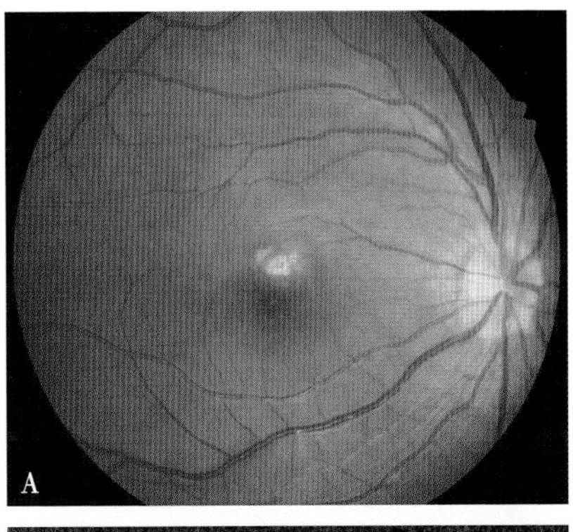

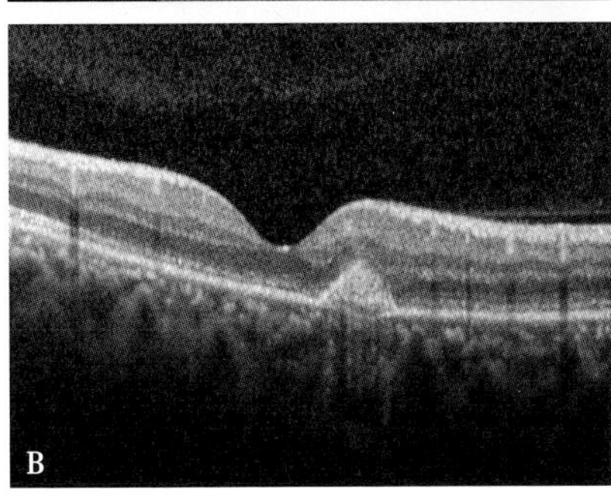

图 4-5-2 陈旧性特发性脉络膜新生血管

A. 彩色眼底像：右眼 iCNV（陈旧性），可见黄斑中心凹上方黄白色病灶，边界清楚，无玻璃疣等改变，未见出血及渗出；B. OCT 图像：可见黄斑中心凹上方高反射，RPE 破坏，无视网膜层间水肿或视网膜神经上皮脱离。

OCT 可以作为 iCNV 治疗的随访工具（图 4-5-3）。OCTA 可以更清晰显示 CNV 的形态（图 4-5-4）。

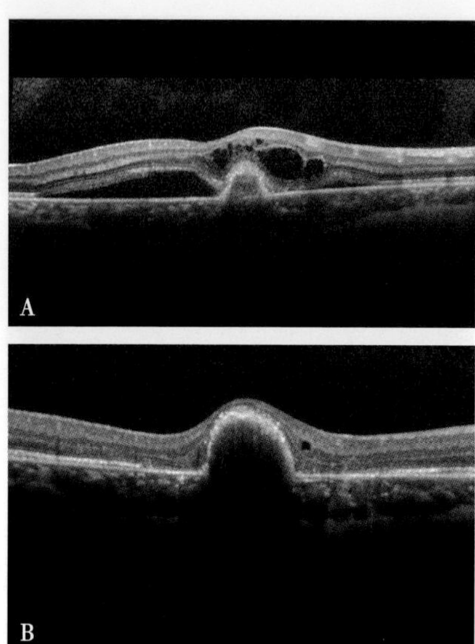

图 4-5-3　脉络膜新生血管治疗前后

A. OCT 图像:iCNV 治疗前,可见黄斑区 PED,其下为中高反射,伴有视网膜层间水肿,及视网膜神经上皮脱离;B. OCT 图像:iCNV 抗 VEGF 治疗后,可见 PED,RPE 反射略强,治疗前视网膜神经上皮脱离已经消失,残留视网膜层间小囊腔。

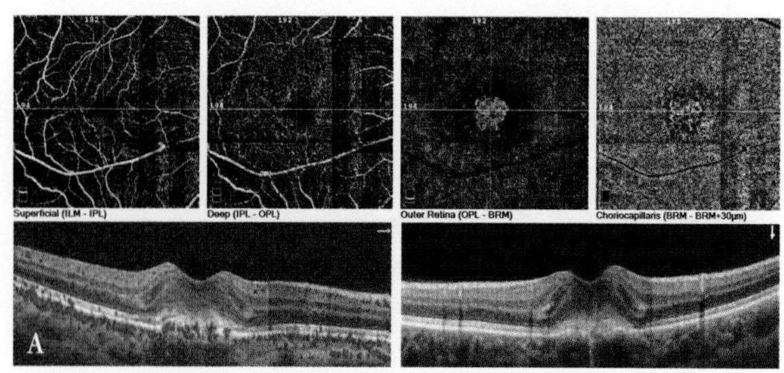

图 4-5-4　特发性脉络膜新生血管治疗前后

A. OCTA 图像:右眼 iCNV 治疗前,可见清晰的 CNV 影像,呈花环状。

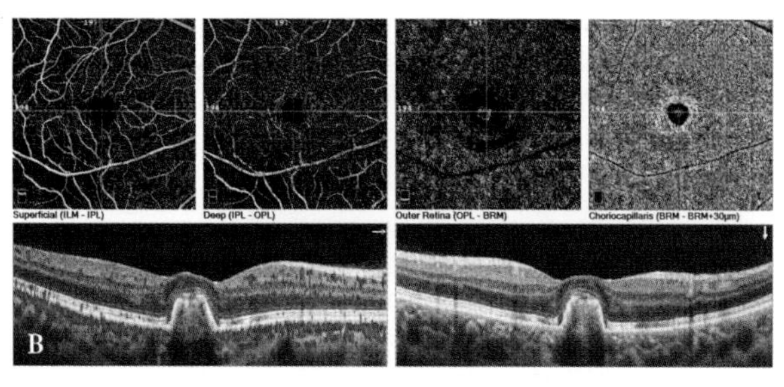

图 4-5-4（续）
B. OCTA 图像：右眼 iCNV 经 3 次抗 VEGF 治疗后，上述 CNV 已经明显缩小；B 扫描可见 PED，无视网膜层间积液及视网膜下液。

第六节 黄斑裂孔

黄斑裂孔（macular hole）为黄斑区神经视网膜全层或部分的组织缺失，多数为特发性，与异常的玻璃体黄斑牵引有关，少数与外伤等有关。黄斑中心凹部分组织缺失称为黄斑板层裂孔，常伴有黄斑前膜。

Gass 将特发性黄斑裂孔分为 4 期。

Ⅰ期：裂孔形成前期，黄斑中心脱离、隆起，无玻璃体后脱离（PVD）。约 60 % 此期患者自发出现玻璃体黄斑分离，从而解除了视网膜牵拉，病变不再进展（图 4-6-1）。

Ⅱ期：全层裂孔，直径 <300μm。黄斑前膜不常见，无 PVD（图 4-6-2）。

Ⅲ期：全层裂孔，直径 300~400μm。后玻璃体已经完全从黄斑分离，但仍然附着于视盘或更周边部。孔前方的后玻璃体上仍有一孔盖或瓣（operculum or flap）。孔缘视网膜下液，视网膜内水肿、囊腔。孔底可有玻璃疣样沉积物。可伴有黄斑前膜（图 4-6-3）。

Ⅳ期：全层裂孔，孔径一般在 500μm 左右，完全 PVD。孔缘视网膜下液，视网膜内水肿、囊腔（图 4-6-4）。

黄斑裂孔术后，OCT 图像可见相关改变，如视网膜反射变薄，部分组织反射缺失等（图 4-6-5）。

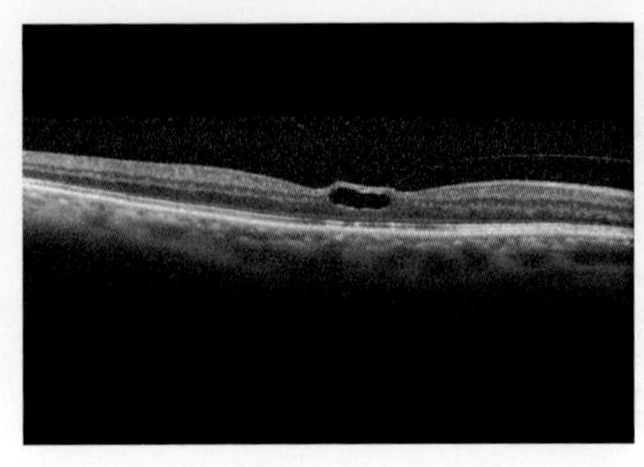

图 4-6-1　黄斑裂孔Ⅰ期

OCT图像：黄斑中心凹处玻璃体内可见较光滑膜状反射(玻璃体后皮质)，与视网膜表面相连并牵拉隆起，中心凹处视网膜反射增厚，可见囊样无反射区。

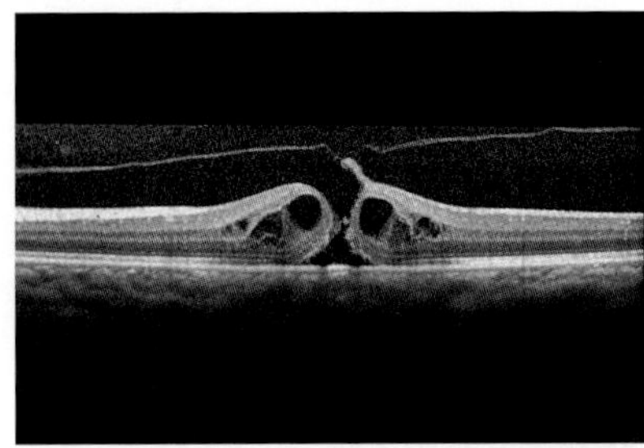

图 4-6-2　黄斑裂孔Ⅱ期

OCT图像：全层裂孔，伴有视网膜层间囊腔，没有形成完全PVD。

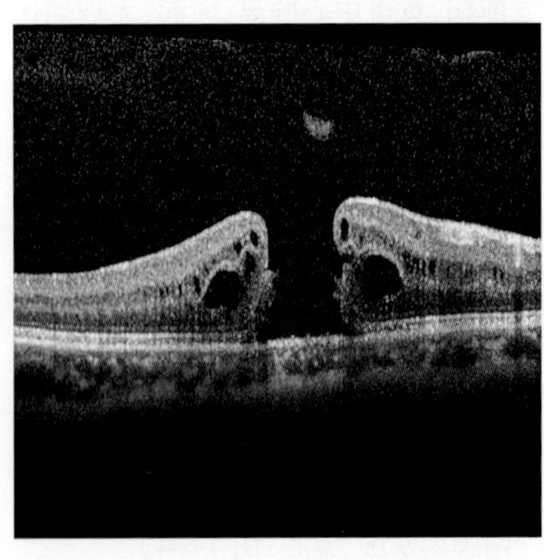

图 4-6-3　黄斑裂孔Ⅲ期

OCT图像：玻璃体后皮质与视网膜反射分离，其上可见团片状反射(孔盖)，黄斑中心凹处视网膜反射全层缺失，缺失区两侧视网膜反射增厚，可见囊样低反射区。

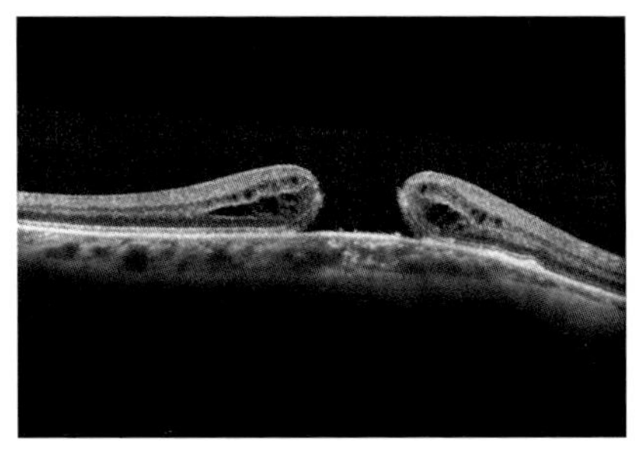

图 4-6-4 黄斑裂孔Ⅳ期

OCT图像:完全PVD,黄斑中心全层组织缺失,伴视网膜内水肿、囊腔。

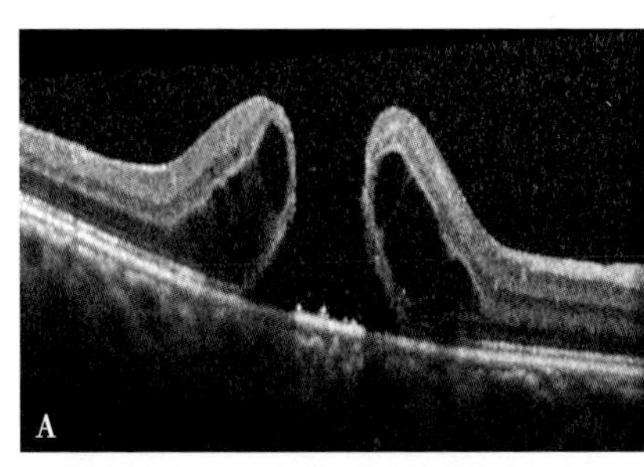

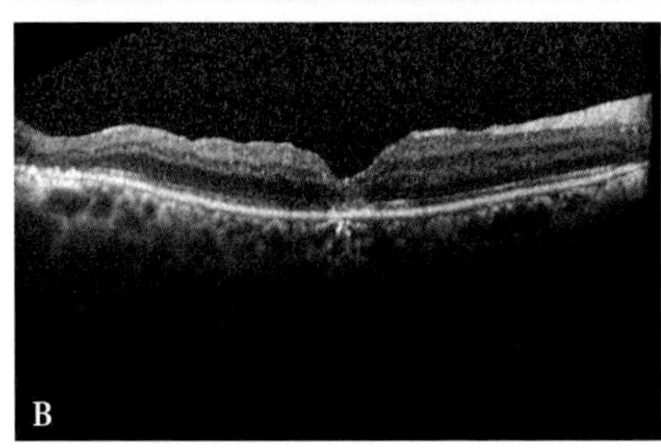

图 4-6-5 黄斑裂孔手术前后

A. OCT 图像:术前黄斑全层裂孔,裂孔两侧边缘翘起,伴视网膜层间水肿;B. OCT 图像:术后黄斑裂孔闭合,视网膜外层结构部分恢复。

(张永鹏)

第五章 视网膜血管性疾病

第一节 视网膜动脉阻塞

视网膜内层营养由视网膜中央动脉供给，视网膜中央动脉属于终末动脉，分支间无吻合，从颈总动脉到视网膜内小动脉的任何部位发生阻塞时，引起相应的视网膜内层缺血、缺氧，细胞内水肿，导致视网膜功能和结构严重受损，临床表现和受损程度取决于受累血管。

一、视网膜中央动脉阻塞

视网膜中央动脉阻塞（central retinal arterial obstruction，CRAO）发生于筛板附近或筛板以上部位，老年人常见原因为筛板水平的动脉粥样硬化栓塞、动脉管壁改变与血栓形成、血管痉挛等，青年人多与偏头痛、外伤、视盘埋藏性玻璃疣等相关，部分病人发作前有一过性黑矇。

发病初期眼底可见视网膜混浊水肿，后极部明显，视网膜动脉变细呈线状，血管内残余血柱呈节段状，视网膜静脉管径也可变细，典型者可见黄斑樱桃红斑，部分患者视网膜局部可见棉绒斑，少部分患者可见视盘周围散在视网膜出血。有少数存在睫状后动脉发出的睫状视网膜动脉者，可见视盘与黄斑间舌形或楔形颜色正常的视网膜，保留部分中心视力和相应视野。大约 3 周后，视网膜水肿消退，恢复透明，阻塞严重或范围广泛时可见视盘苍白，视网膜动脉呈白线状，数月后眼底可见动脉血管鞘。

CRAO 发病初期，OCT 可见黄斑部缺血视网膜神经上皮层有不同程度增厚，其中内层组织增厚且反射明显增高，遮蔽外层组织反射导致外层组织反射减低，黄斑中心凹神经上皮层增厚隆起，可有囊腔样改变(图 5-1-1)。若CRAO 发生后视网膜血供恢复快，缺血持续时间短，以上视网膜结构改变较轻(图 5-1-2)。大约 2 周后，神经上皮层水肿逐渐消退。伴有视网膜出血时可见相应部位神经

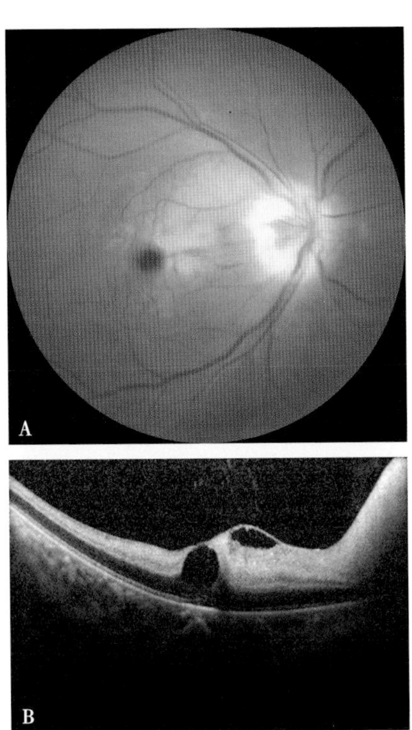

图 5-1-1 视网膜中央动脉阻塞

A. 彩色眼底像：视盘水肿，边界不清，视网膜混浊水肿，后极部明显，视网膜各分支动脉变细，黄斑部可见樱桃红斑；B、C. OCT 图像：通过中心凹的水平、垂直线状扫描可见黄斑部视网膜神经上皮层增厚，内层组织增厚且光反射显著增高，各层结构分界不清，外层组织反射减低，黄斑中心凹神经上皮层隆起，有囊腔样改变。

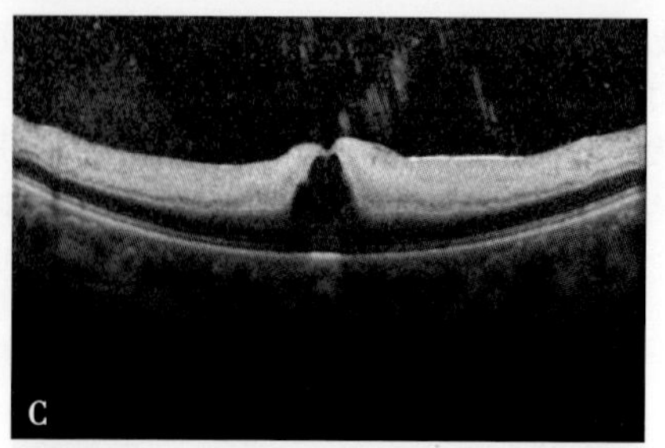

图 5-1-1(续)

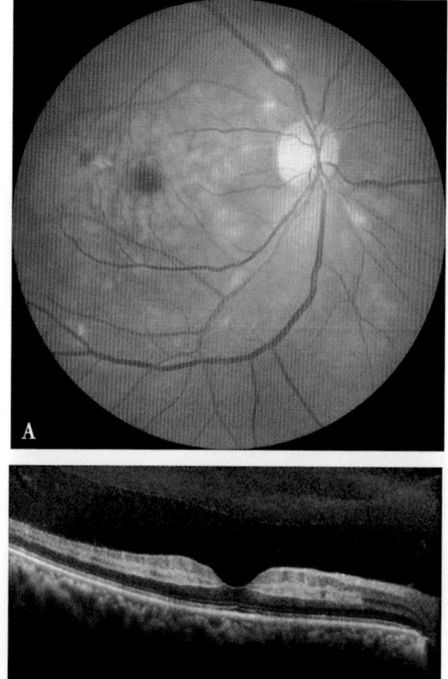

图 5-1-2　视网膜中央动脉阻塞

A. 彩色眼底像:视盘边界清晰,后极部视网膜轻度混浊水肿,视网膜分支动脉变细,黄斑部可见樱桃红斑,后极部散在棉绒斑;B. OCT 图像:黄斑部视网膜神经上皮部分内层组织增厚且反射增高,各层结构尚可分辨,神经上皮层外层组织反射减低。

上皮层内相对高的反射，出血多可遮蔽其深层组织，产生光反射衰减。伴有棉绒斑可见相应部位神经纤维层增厚呈高反射，并遮蔽其深层组织反射。初期伴有视盘水肿时可见视盘边缘隆起，视盘周围神经上皮层增厚。存在睫状视网膜动脉者，未发生缺血的视网膜结构正常。

CRAO 发生大约 1 个月后，黄斑部可见视网膜神经上皮层内层组织萎缩薄变，外层组织相对受累较少。随病程延长，外层组织也可发生薄变，神经上皮层厚度明显变薄，视网膜厚度改变与缺血程度及病程密切相关。陈旧性 CRAO 视盘苍白者，视盘周神经纤维层厚度可发生明显薄变，视盘周视网膜各层组织结构无法分辨（图 5-1-3）。

二、视网膜分支动脉阻塞

视网膜分支动脉阻塞（branch retinal arterial obstruction，BRAO）常见原因是血栓形成或栓塞。急性发作时眼底改变可不明显，数小时后受累动脉供应区域视网膜灰白色水

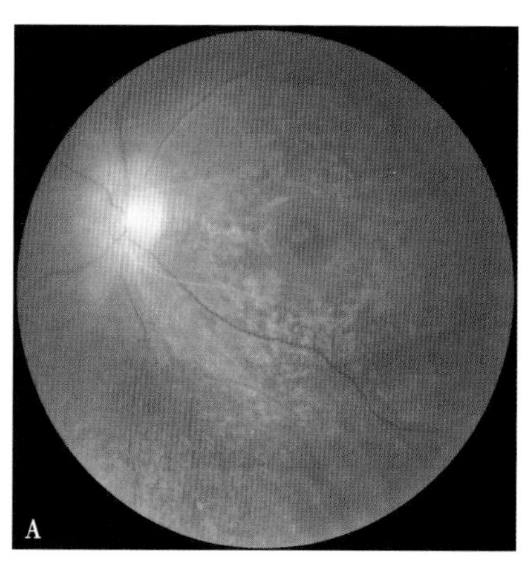

图 5-1-3　陈旧性视网膜中央动脉阻塞

A. 彩色眼底像：视盘颜色苍白，边界欠清晰，后极部视网膜斑片状色素脱失，视网膜各分支动脉显著变细呈白线状，视网膜分支静脉血管亦明显变细，管径不均匀。

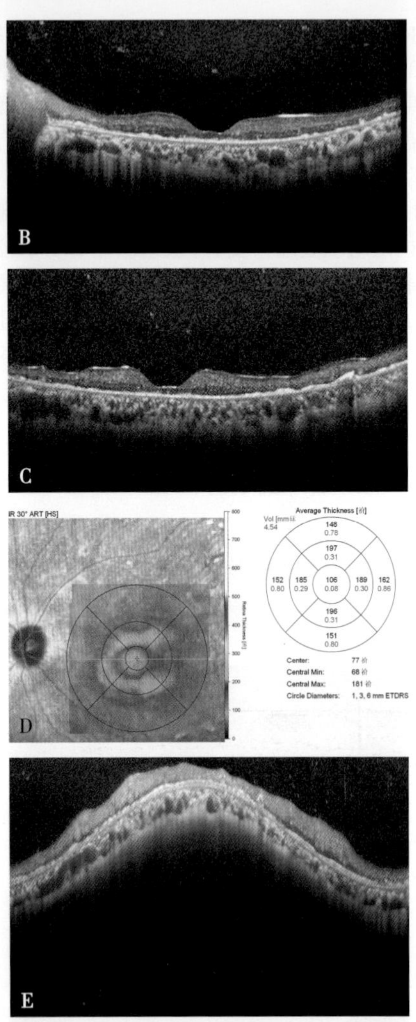

图 5-1-3(续)

B、C. OCT 图像:通过中心凹的水平、垂直线状扫描可见黄斑部视网膜神经上皮层显著薄变,视网膜各层结构无法分辨,椭圆体区及嵌合体区反射大部分缺失,RPE 反射不连续,部分缺失;D. OCT 容积扫描:黄斑部视网膜神经上皮层广泛薄变;E. OCT 图像:视盘周视网膜神经纤维层环形扫描,视网膜各层组织结构无法分辨。

肿混浊，有时可见血管内栓子，数日后随着血管再灌注，视网膜水肿消退。受累血管分布区域的视网膜病理改变、眼底表现及 OCT 图像特征与 CRAO 相似，未受累部位视网膜结构正常（图 5-1-4）。陈旧性 BRAO 受累部位视网膜内层组织薄变，外层组织可大致正常或薄变（图 5-1-5）。

三、视网膜睫状动脉阻塞

少数正常人有睫状视网膜动脉，参与形成黄斑血管拱

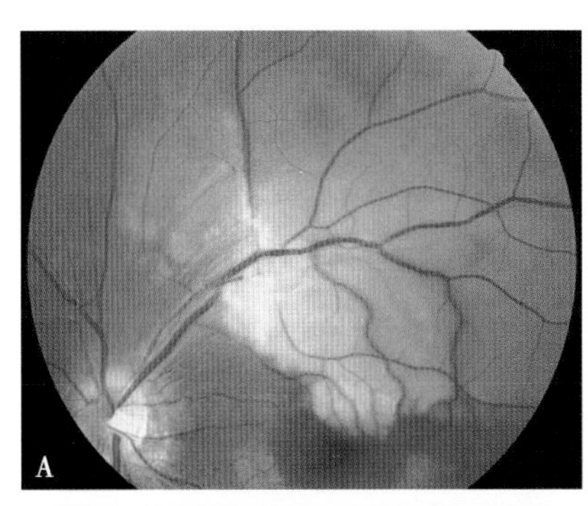

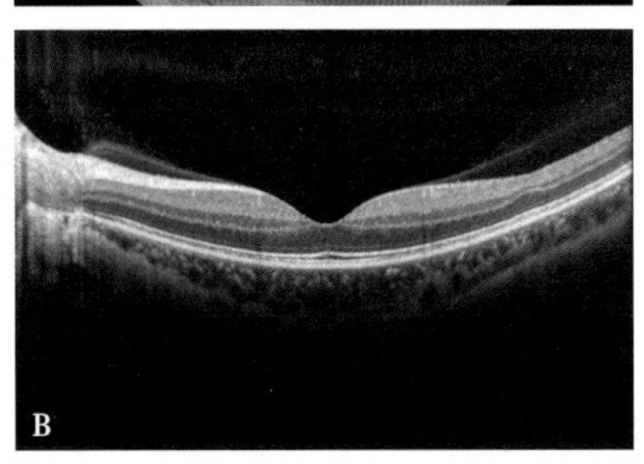

图 5-1-4 视网膜分支动脉阻塞

A. 彩色眼底像：视盘颞上分支动脉与分支静脉交叉处远端视网膜分支动脉分布区视网膜灰白色混浊水肿；B、C. OCT 图像：通过中心凹的水平、垂直线状扫描可见视网膜颞上分支动脉分布区视网膜神经上皮层增厚，内层组织增厚且反射增高，各层组织结构分界不清，外层组织反射减低，未受累部位视网膜结构正常。

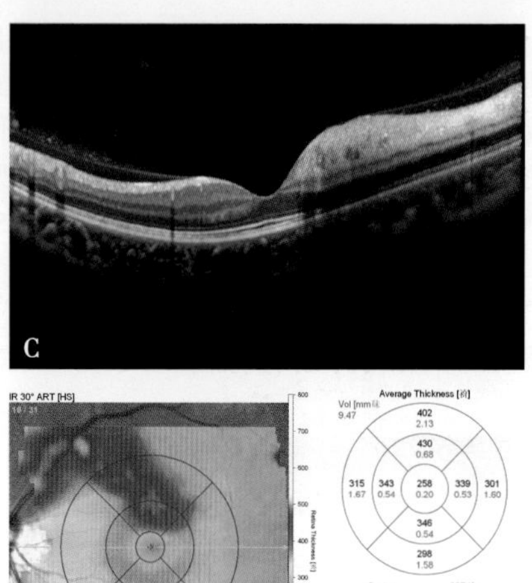

图 5-1-4(续)

D. OCT 容积扫描:黄斑部上方部分视网膜神经上皮层增厚。

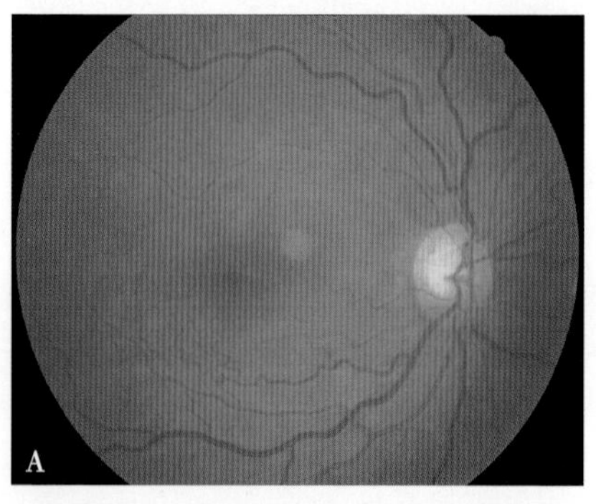

图 5-1-5　陈旧性视网膜分支动脉阻塞

A. 彩色眼底像:视网膜分支动脉及静脉血管迂曲,颞上分支动脉血管细,未见视网膜出血。

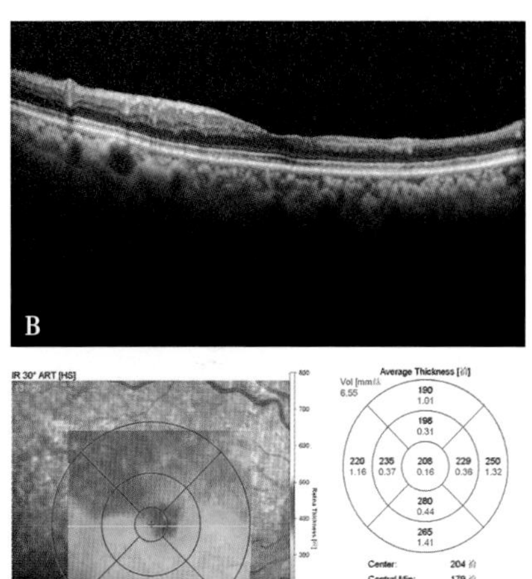

图 5-1-5（续）

B. OCT 图像：黄斑中心凹上方视网膜神经上皮层显著薄变，内层组织薄变明显，各层组织结构分辨不清，外层组织结构无明显变化；C. OCT 容积扫描：黄斑部上半视网膜神经上皮层薄变。

环，供应黄斑及黄斑鼻侧部分视网膜内层营养。临床偶见发生视网膜睫状动脉阻塞（ciliretinal artery occlusion），累及黄斑时视力受损严重。

眼底可见睫状视网膜动脉供应区域舌形或楔形视网膜混浊水肿，OCT 图像特征与 BRAO 相似（图 5-1-6）。

四、视网膜毛细血管前小动脉阻塞

视网膜毛细血管前小动脉阻塞（precapillary retinal arteriole obstruction），受累小动脉急性阻塞抑制神经纤维层轴浆流，表现为棉绒斑（cotton-wool spots），常见于糖尿病性视网膜病变、高血压性视网膜病变、视网膜血管炎、白血病等。眼底可见典型的棉绒斑大小约 1/4 视盘直径，灰白色，边界不清，可于 5~7 周后消退。

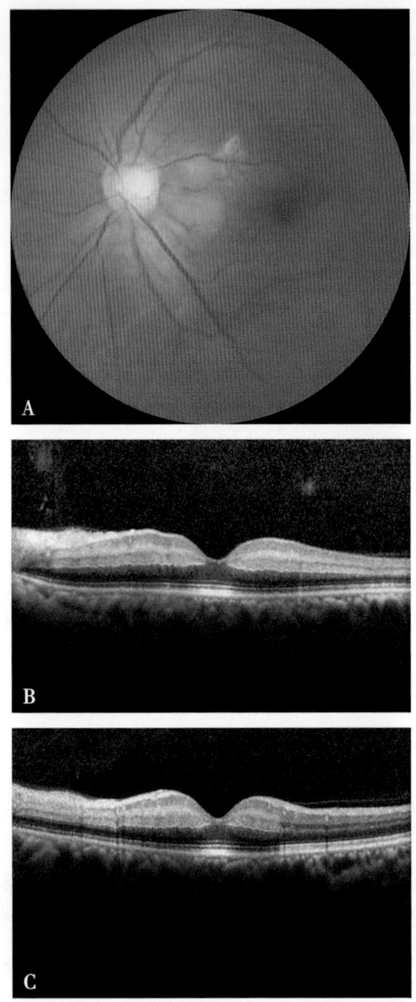

图 5-1-6　视网膜睫状动脉阻塞

A. 彩色眼底像：视盘颞侧、黄斑鼻侧及下方可见舌形视网膜灰白色混浊水肿；B、C. OCT 图像：通过中心凹的水平、垂直线状扫描可见视网膜睫状动脉分布区视网膜神经上皮层增厚，内层组织增厚且反射增高，各层组织结构尚可分辨，神经上皮层外层组织反射减低，未受累部位视网膜结构正常。

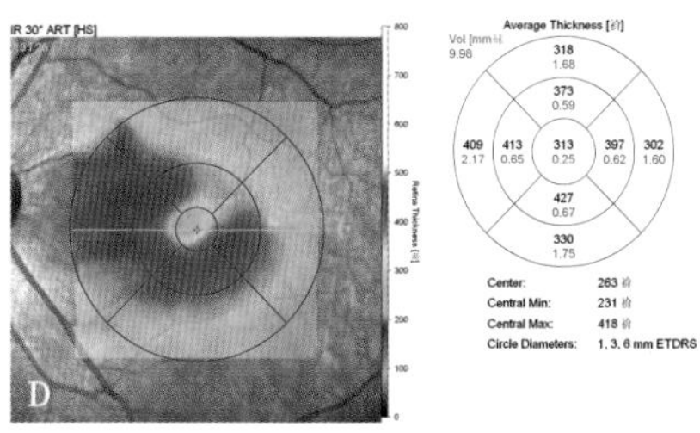

图 5-1-6（续）

D. OCT 容积扫描：黄斑部鼻侧及下方部分视网膜神经上皮层增厚。

OCT 图像可见相应部位神经纤维层增厚呈高反射，并遮蔽其深层组织反射（图 5-1-7）。

五、急性旁中心中层黄斑病变

急性旁中心中层黄斑病变（paracentral acute middle maculopathy，PAMM）是 2013 年由 David Sarraf 首次报道，主要病因是视网膜中层或深层毛细血管丛缺血或梗死，多见于老年男性，常有血管病变的危险因素，可见于视网膜血管阻塞性疾病如 CRAO、BRAO、视网膜中央静脉阻塞（CRVO）及系统性疾病如糖尿病性视网膜病变、镰刀细胞视网膜病变和远达性视网膜病变等。

OCT 图像表现为位于内核层的带状高反射（图 5-1-8）。

六、眼缺血综合征

眼缺血综合征（ocular ischemic syndrome）多见于老年人，常因动脉粥样硬化、炎症性疾病等导致慢性、严重的颈动脉或眼动脉阻塞，约 1/5 为双眼受累，部分患者有一过性黑矇，部分伴有眼部或眼眶钝痛，视力下降多较 CRAO 病程缓慢，于几天或几个月逐渐发生，个别患者表现为视力急剧下降。

眼底可见视网膜动脉细窄，静脉可变窄或扩张但不迂曲，较为典型的视网膜出血表现为后极部及中周部散在点

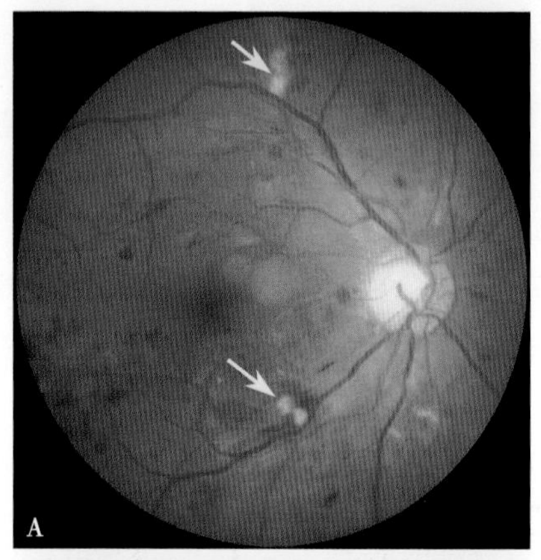

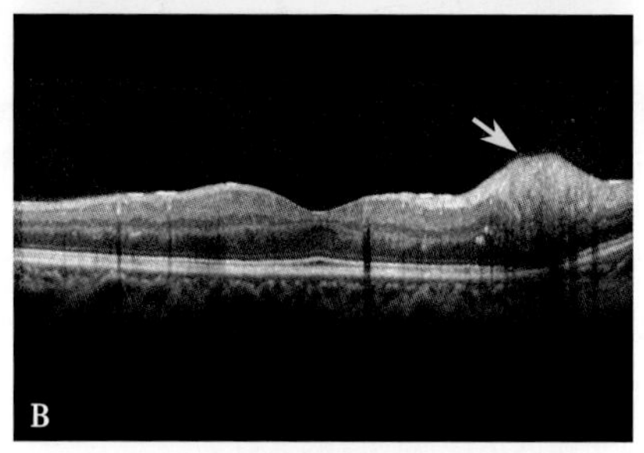

图 5-1-7　棉绒斑

A. 彩色眼底像：视网膜散在点片状出血，少量黄色点状渗出，上方血管弓外及黄斑鼻下血管弓内可见片状白色棉绒斑（黄箭）；B. OCT 图像：通过中心凹及黄斑鼻下棉绒斑的线状扫描，黄斑鼻下对应棉绒斑部位（黄箭）视网膜神经纤维层局限增厚隆起，反射增高，遮蔽其深层组织反射，黄斑部视网膜内核层至外核层散在点状高反射。

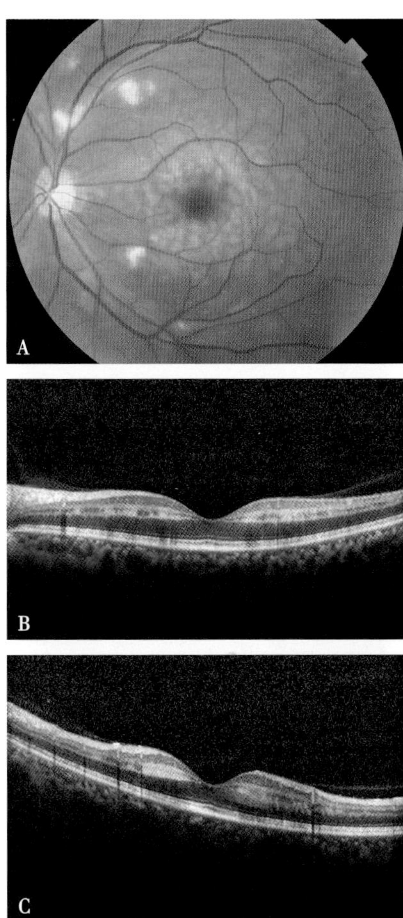

图 5-1-8 急性旁中心中层黄斑病变

A. 彩色眼底像：后极部视网膜散在片状白色棉绒斑，黄斑部视网膜呈不均匀灰白色混浊；B、C. OCT 图像：通过中心凹的水平、垂直线状扫描可见分布于黄斑部视网膜内核层的带状高反射，其相应部位深层组织反射减低。

片状视网膜深层出血，浅层出血少见，出血量不多且多不融合，部分可见棉绒斑及微血管瘤，可发生视盘或视网膜新生血管，由于脉络膜循环障碍，大部分患者不伴有樱桃红斑。

OCT 图像可见视网膜缺血引起的视网膜内层组织增厚、反射增高，外层组织反射减低，部分可伴有脉络膜循环障碍引起的黄斑部脉络膜厚度降低（图 5-1-9）。

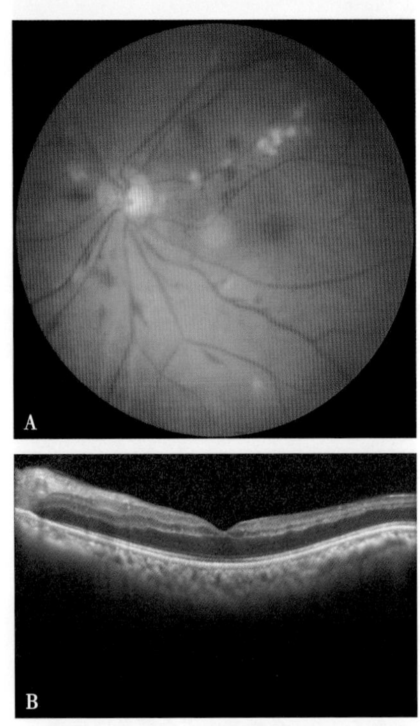

图 5-1-9　眼缺血综合征

A. 彩色眼底像：视盘边界清晰，视网膜分支静脉血管轻度扩张，迂曲不明显，后极部散在点片状视网膜出血及片状棉绒斑；B. OCT 图像：视网膜神经上皮层部分内层组织反射稍增高，各层结构尚可分辨，外层组织反射稍减低。

第二节 视网膜静脉阻塞

视网膜静脉阻塞是临床常见的眼底病,根据血管阻塞发生部位分为:

一、视网膜中央静脉阻塞

视网膜中央静脉阻塞(central retinal vein obstruction,CRVO)发生于筛板或其上视网膜中央静脉,老年人可能与视网膜中央动脉粥样硬化压迫引起视网膜中央静脉导致血栓形成相关,相关全身疾病有高血压、动脉硬化、糖尿病等。青年发生CRVO多与炎症性疾病相关,远视、小视盘也是常见好发因素。

眼底可见视盘高度水肿充血、边界不清,各象限视网膜分支静脉迂曲扩张,视网膜内出血(放射状或火焰状浅层视网膜出血及点状深层视网膜出血)、视网膜内渗出、黄斑水肿,常伴有散在分布的棉绒斑。根据缺血程度分为缺血型CRVO和非缺血型CRVO,两者均可发生黄斑水肿(图5-2-1),部分非缺血型CRVO可不伴有黄斑水肿(图5-2-2),缺血型CRVO眼底改变显著,非缺血型CRVO临床表现相对较轻,有大片视网膜毛细血管无灌注区时可发生视盘和/或视网膜新生血管,部分患者伴有玻璃体积血或视网膜前出血。随病程进展,视网膜水肿逐渐消退,眼底可见边界清晰、质地较硬的硬性渗出。

OCT图像:在CRVO发病初期,可见视网膜内液体积聚导致视网膜弥漫性水肿,表现为视网膜增厚伴有神经上皮层内反射减低,呈连续性且范围较广;黄斑中心凹显著增厚隆起,内核层、外核层可见囊腔样改变;液体积聚于神经上皮层下时可见神经上皮层浆液性脱离,脱离区边界清晰光滑,脱离区内多呈无反射的暗区。少数患者可见散在点状中高反射;浅层视网膜出血,表现为相应部位视网膜内层反射增高或局限散在的点状高反射,深层视网膜出血多表现为视网膜内反射增高,出血多时遮蔽其深层组织反射。硬性渗出主要位于外丛状层,呈散在分布、边界清晰、

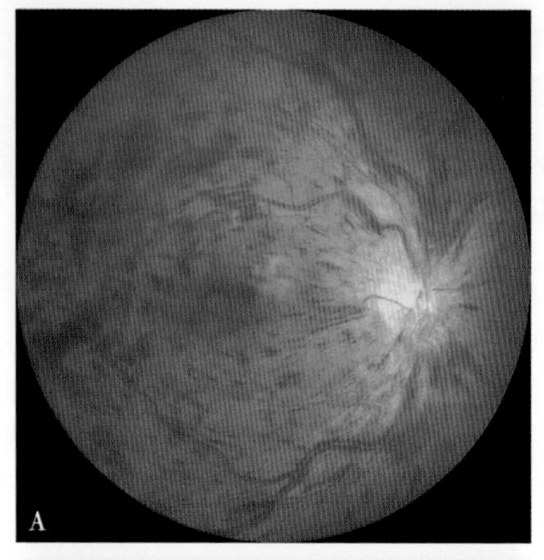

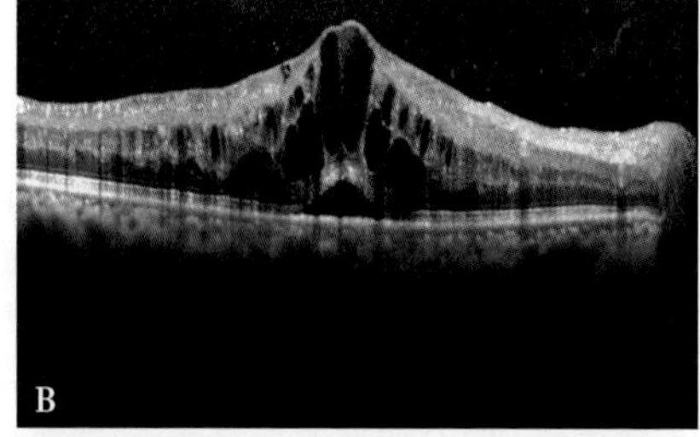

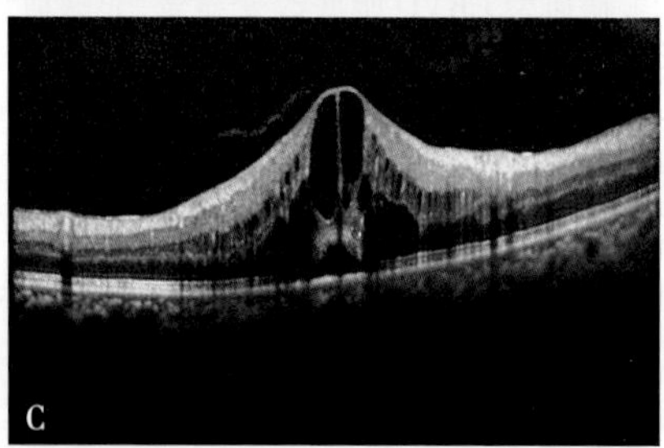

图 5-2-1　视网膜中央静脉阻塞（缺血型）

A. 彩色眼底像：视盘水肿充血，边界不清，各象限视网膜分支静脉迂曲扩张，放射状、火焰状及点状视网膜出血；B、C. OCT 图像：通过中心凹的水平、垂直线状扫描可见中心凹及其周围视网膜神经上皮层囊样水肿，中心凹隆起显著，视网膜神经上皮层内散在点状高反射（出血、渗出），部分遮蔽其深层组织反射，中心凹下局限浆液性神经上皮层脱离，中心凹 RPE 反射欠光滑。

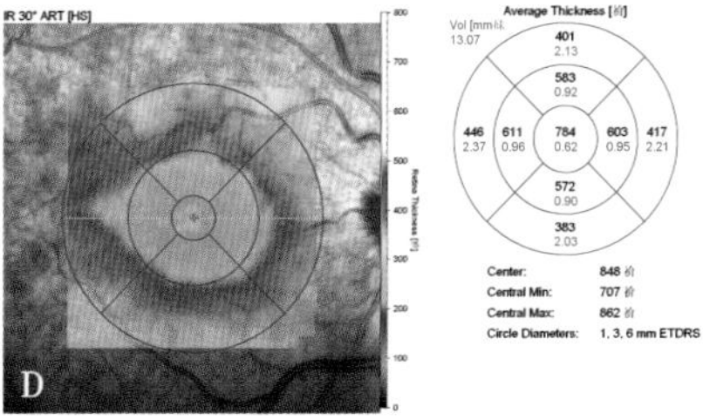

图 5-2-1(续)
D. OCT 容积扫描:黄斑部视网膜神经上皮层广泛增厚。

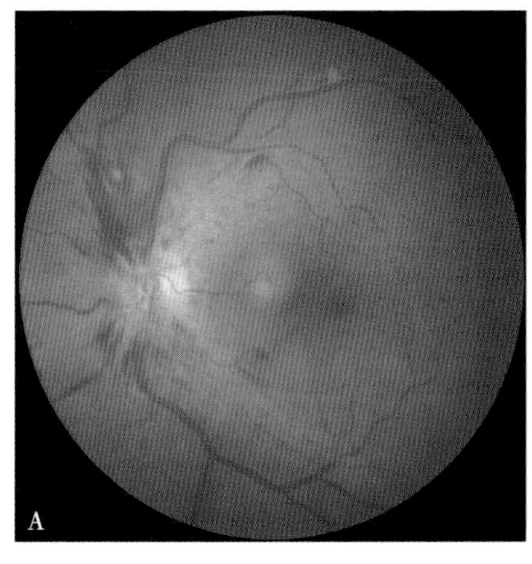

图 5-2-2　视网膜中央静脉阻塞(非缺血型)
A. 彩色眼底像:视盘轻度水肿充血,边界不清,各象限视网膜分支静脉迂曲扩张,眼底散在放射状、火焰状及点状视网膜出血。

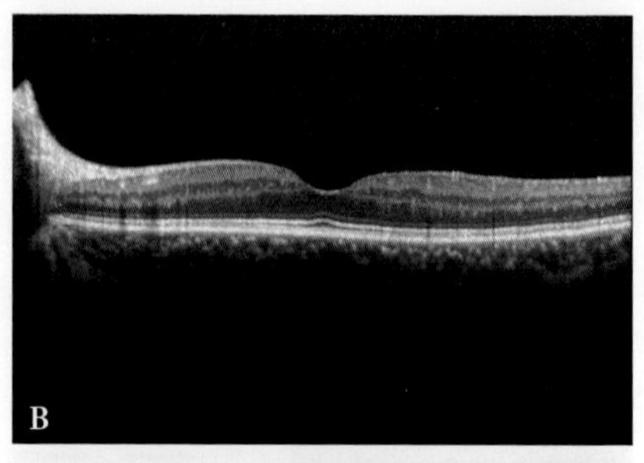

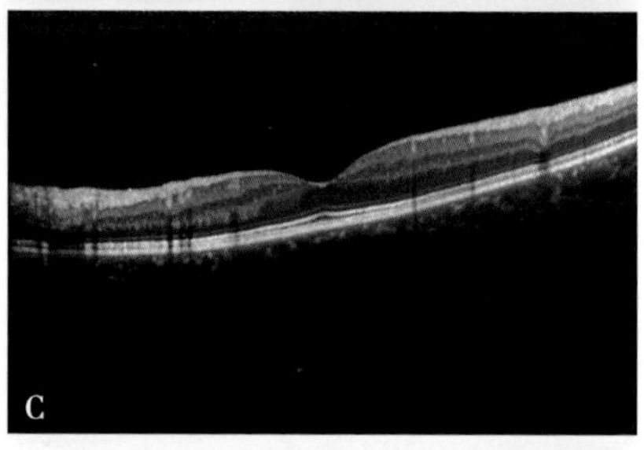

图 5-2-2(续)
B、C. OCT 图像:通过中心凹的水平、垂直线状扫描可见黄斑部结构未见明显异常。

大小不等的点状高反射,遮蔽其深层组织反射。

CRVO 发病大约 6~12 个月后进入晚期,视盘水肿消退,颜色恢复正常或苍白,可有睫状视网膜侧支血管形成血管襻。视网膜动脉变细,偶伴血管白鞘,视网膜出血和棉绒斑吸收,黄斑水肿消退,可发生黄斑部视网膜萎缩,多残留色素紊乱。陈旧性 CRVO 的 OCT 图像可表现为黄斑部囊样变(图 5-2-3),发生萎缩时可见视网膜神经上皮层萎缩薄变,视网膜外层结构(外界膜、椭圆体区、嵌合体区及 RPE 反射)反射部分缺失。

二、视网膜分支静脉阻塞

视网膜分支静脉阻塞(branch retinal vein obstruction,BRVO)发生于视网膜动静脉交叉处,由于动脉壁增厚硬化压迫静脉引起,分为主干 BRVO(图 5-2-4)和黄斑

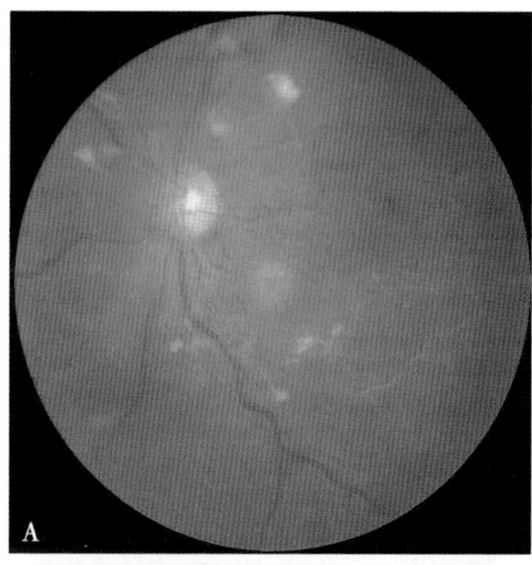

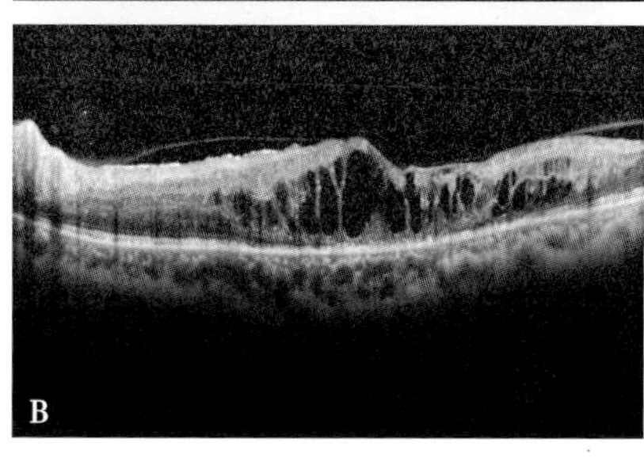

图 5-2-3 陈旧性视网膜中央静脉阻塞

A. 彩色眼底像：视盘边界不清，视网膜分支动脉血管细，颞下分支动脉小段血管白鞘，视网膜分支静脉血管迂曲扩张，颞下小分支静脉白线样改变，多处片状棉绒斑，散在黄白色渗出及出血；B. OCT 图像：黄斑部视网膜轻度隆起，少量前膜，神经上皮层内可见囊腔样改变，散在点状高反射（渗出），视网膜外界膜、椭圆体区、嵌合体区反射部分缺失，RPE 反射不光滑。

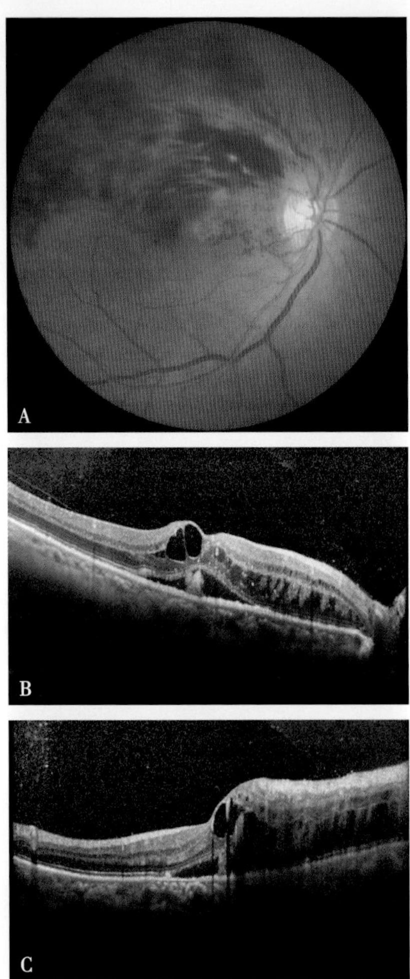

图 5-2-4　视网膜分支静脉阻塞

A. 彩色眼底像：视盘边界清晰，颞上视网膜分支静脉迂曲扩张，其分布区范围可见点片状视网膜出血；B、C. OCT 图像：通过中心凹的水平、垂直线状扫描可见中心凹及上方视网膜神经上皮层囊样水肿，中心凹隆起明显，神经上皮层内散在点状高反射（出血、渗出），部分遮蔽其深层组织反射，中心凹局限浆液性神经上皮层脱离，脱离区内可见团状高反射，中心凹 RPE 反射不光滑。

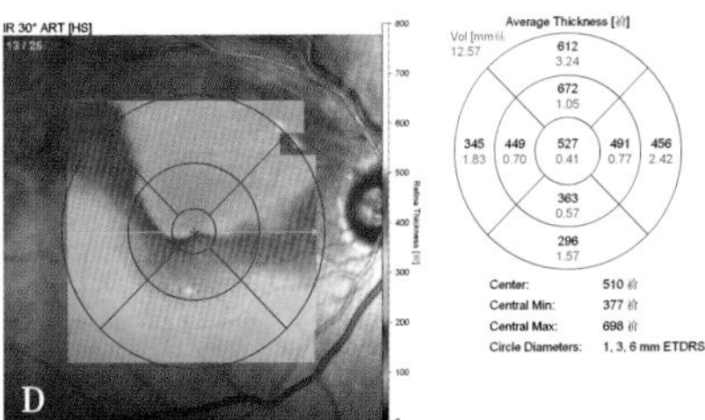

图 5-2-4（续）

D. OCT 容积扫描：黄斑部鼻侧及上方部分视网膜神经上皮层增厚。

BRVO（macular vein occlusion）（图 5-2-5）。主干 BRVO 发生于颞上分支静脉最为常见。发生于半侧分支静脉者称半侧性视网膜分支静脉阻塞（hemi-central retinal vein occlusion）（图 5-2-6）。黄斑 BRVO 指仅发生于引流黄斑区的小分支静脉血管阻塞，预后较主干 BRVO 好。BRVO 与 CRVO 类似，可分为缺血型和非缺血型。

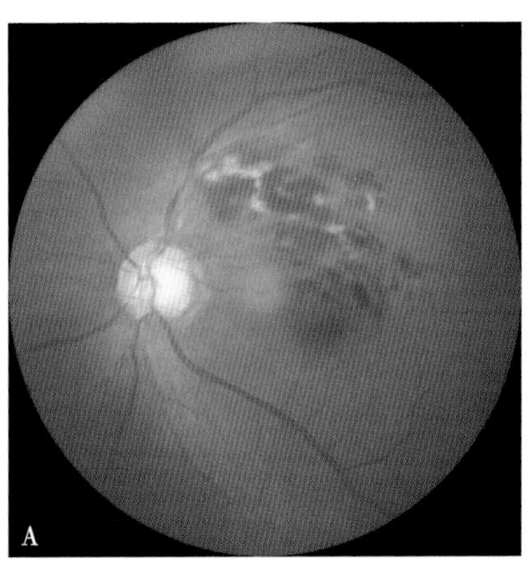

图 5-2-5　视网膜黄斑小分支静脉阻塞

A. 彩色眼底像：视盘边界清晰，视网膜颞上黄斑小分支静脉分布区范围可见点片状视网膜出血及片状棉绒斑。

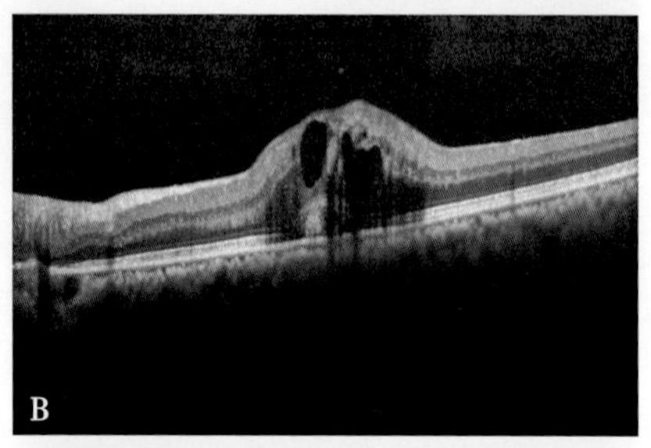

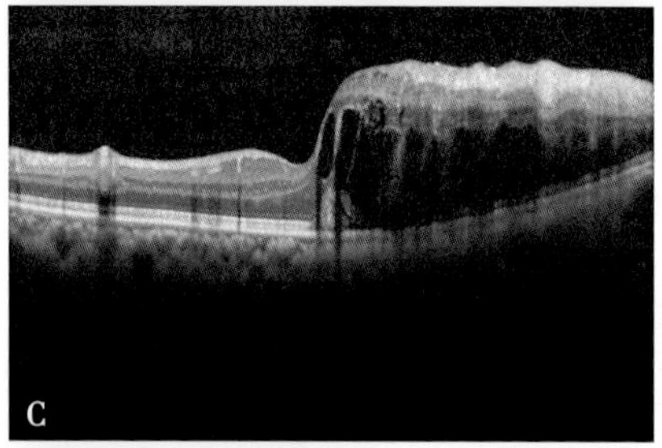

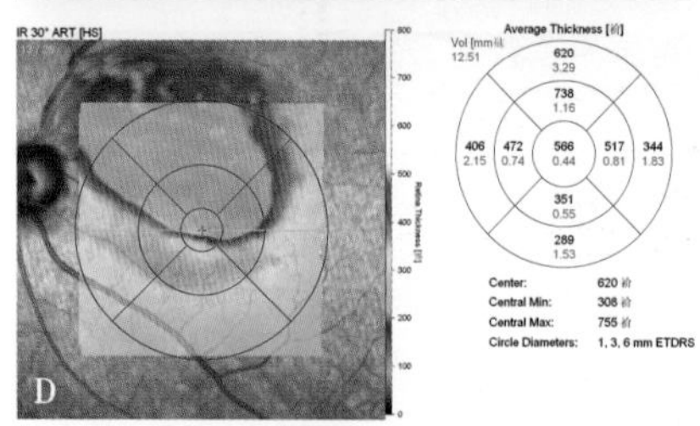

图 5-2-5（续）

B、C. OCT 图像：通过中心凹的水平、垂直线状扫描可见中心凹及上方视网膜神经上皮层囊样水肿，中心凹隆起明显，神经上皮层内散在点状高反射（出血、渗出），部分遮蔽其深层组织反射，中心凹局限浆液性神经上皮层脱离，脱离区内可见团状高反射（出血）；D. OCT 容积扫描：黄斑部上方部分视网膜神经上皮层增厚。

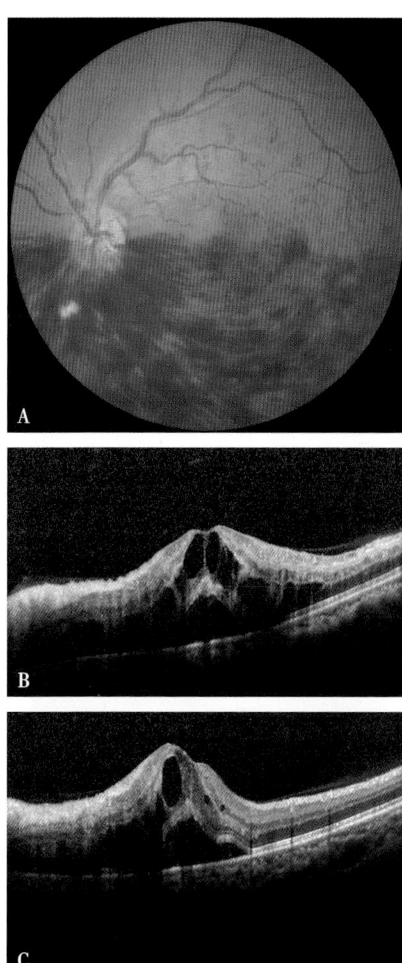

图 5-2-6　半侧性视网膜分支静脉阻塞

A. 彩色眼底像：视盘边界清晰，下半视网膜浓密片状视网膜出血，视盘鼻下可见棉绒斑，黄斑部上方视网膜散在点状视网膜内出血；B、C. OCT 图像：通过中心凹的水平、垂直线状扫描可见中心凹及下方视网膜神经上皮层囊样水肿，中心凹隆起明显，神经上皮层内散在点片状高反射（出血），部分遮蔽其深层组织反射，中心凹局限浆液性神经上皮层脱离，脱离腔内散在点状低反射。

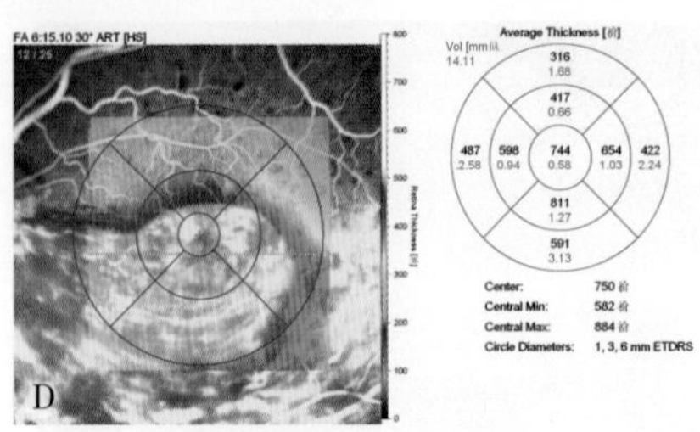

图 5-2-6（续）

D. OCT 容积扫描：黄斑部下半视网膜神经上皮层增厚。

眼底可见相应分支静脉阻塞部位远端血管迂曲扩张，受累区域多呈扇形，可见视网膜内出血、水肿、棉绒斑，累及黄斑时有黄斑水肿表现，伴有大片视网膜毛细血管无灌注区时可发生视盘和/或视网膜新生血管。陈旧性 BRVO 可有伴行动脉变细，有时可见白色血管鞘。

黄斑部未受累时 OCT 图像无异常改变。黄斑部受累时相应部位 OCT 图像与 CRVO 表现相似。陈旧性 BRVO 相应部位可见视网膜神经上皮层萎缩薄变（图 5-2-7）。

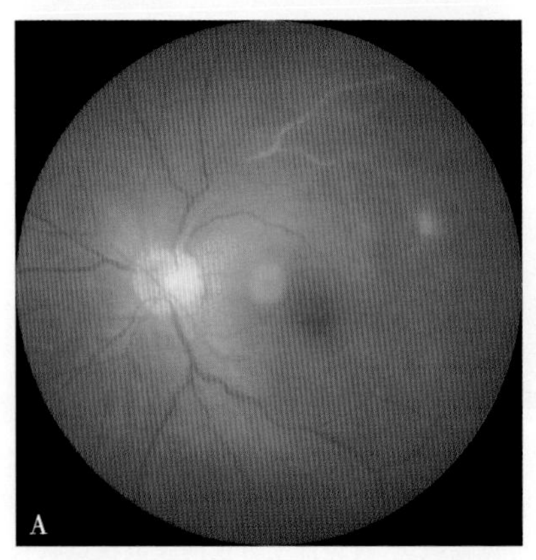

图 5-2-7　陈旧性视网膜分支静脉阻塞

A. 彩色眼底像：视盘边界清晰，颞上视网膜分支动脉与分支静脉交叉处远端视网膜分支静脉血管迂曲，呈白线状，伴行视网膜分支动脉血管细，可见白色血管鞘。

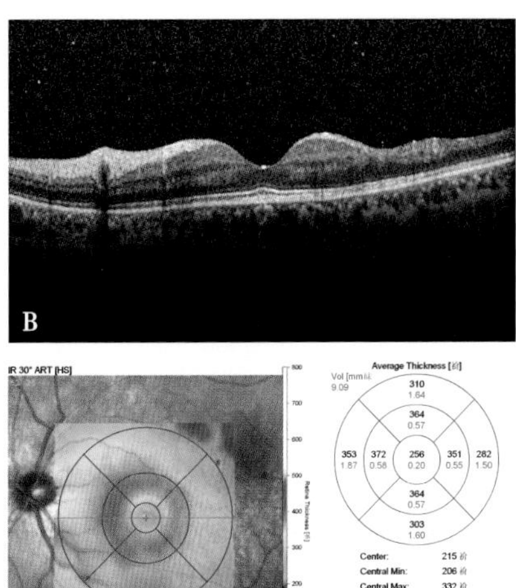

图 5-2-7(续)

B. OCT 图像:中心凹颞上部分视网膜神经上皮层薄变,视网膜内层明显薄变,各层组织结构分界不清;C. OCT 容积扫描:黄斑部颞上部分视网膜神经上皮层薄变。

三、视网膜静脉阻塞合并视网膜动脉阻塞

部分视网膜静脉阻塞患者同时伴有视网膜动脉阻塞,OCT 图像上可见以细胞内水肿为特征的视网膜动脉阻塞表现,以及细胞间质水肿为特征的视网膜静脉阻塞表现(图 5-2-8)。

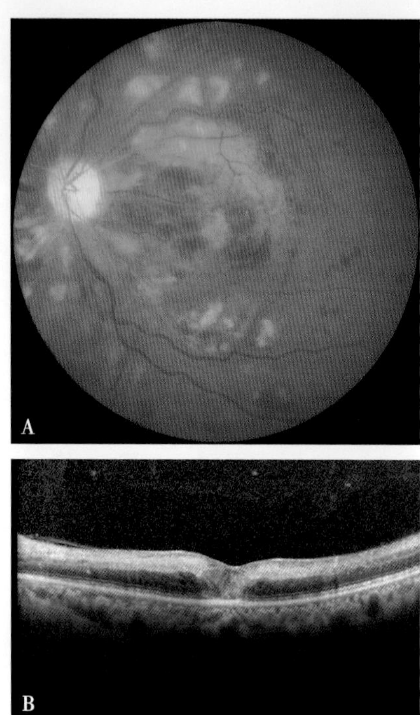

图 5-2-8　视网膜中央静脉阻塞合并视网膜中央动脉阻塞

A. 彩色眼底像:视网膜各分支动脉血管细,各分支静脉血管迂曲,后极部视网膜混浊水肿,后极部多发片状棉绒斑,视网膜散在出血;B. OCT 图像:黄斑部大部分区域视网膜内层增厚,反射增高,各层组织结构分辨欠清,相应部位外层组织轻度增厚,反射减低;中心凹外核层反射不均匀增高,外界膜至 RPE 层反射显示不清。

第三节　视网膜大动脉瘤

视网膜大动脉瘤(arterial macroaneurysms)是视网膜动脉局部病理性扩张形成的动脉血管管壁瘤,多发生于老年人，为获得性视网膜血管异常，2/3 患者伴有高血压，多单眼发病，可多支动脉同时发生，发生于三级分支以上的视网膜动脉，常位于黄斑附近或动静脉血管交叉处附近。

眼底可见视网膜动脉呈纺锤状或圆形的血管壁瘤样扩张，病灶大小约 1 个血管径至 1/4 视盘直径，其周可见视网膜出血（可为视网膜内、视网膜下或视网膜前出血，视网膜大动脉瘤瘤体较大时可三种出血同时存在），出血可遮蔽视网膜大动脉瘤，出血周围可见环形或弧形渗出，部分患者伴有玻璃体积血。视网膜大动脉瘤瘤体周围可见视网膜毛细血管扩张、微血管瘤、毛细血管无灌注区，有时可有动脉侧支形成。随病程进展，有的视网膜大动脉瘤血管壁发生纤维化，管壁瘤逐渐减小。

OCT 图像：视网膜大动脉瘤瘤体可表现为视网膜内层圆形的管腔样改变（图 5-3-1，图 5-3-2），如周围伴有视网膜内或视网膜前出血，可遮蔽其深层组织反射，无法

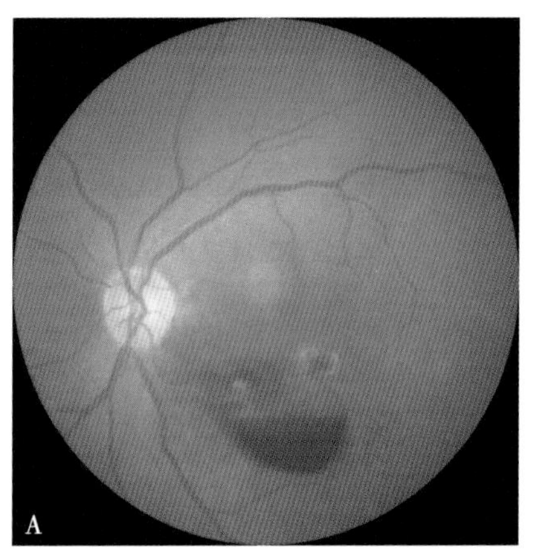

图 5-3-1　视网膜大动脉瘤

A. 彩色眼底像：颞下视网膜分支动脉血管迂曲，距视盘约 1 个视盘直径处血管壁瘤样扩张，其周可见视网膜内及视网膜下出血，黄斑部可见视网膜下出血，黄斑下方可见舟状视网膜前内界膜下出血，其上方可见液平。

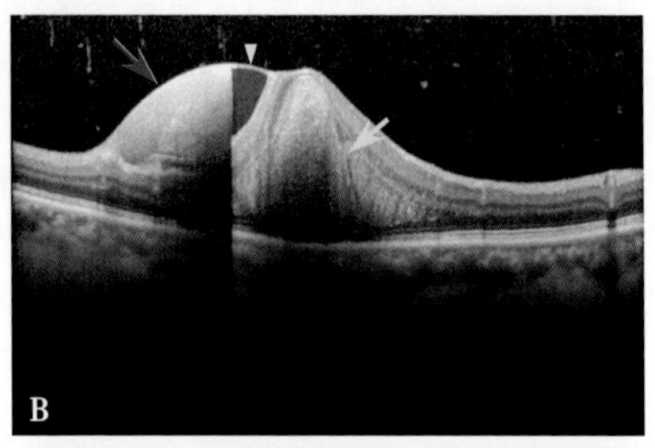

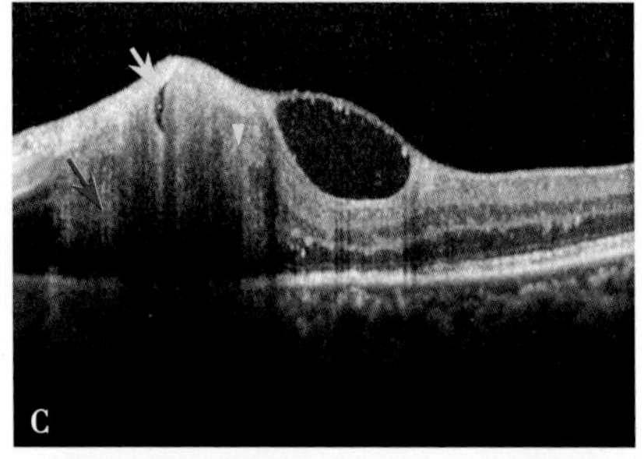

图 5-3-1(续)

B. OCT 图像:通过中心凹的垂直线状扫描,中心凹视网膜神经上皮层下出血(黄箭),下方可见内界膜与其他神经上皮层分离(黄箭头),内界膜下出血(红箭);C. OCT 图像:通过视网膜大动脉瘤的水平线状扫描,视网膜内层可见圆形血管管腔样结构(黄箭),附近可见视网膜内出血(黄箭头)及视网膜下出血(红箭),各层次出血均呈高反射,遮蔽深层组织反射。

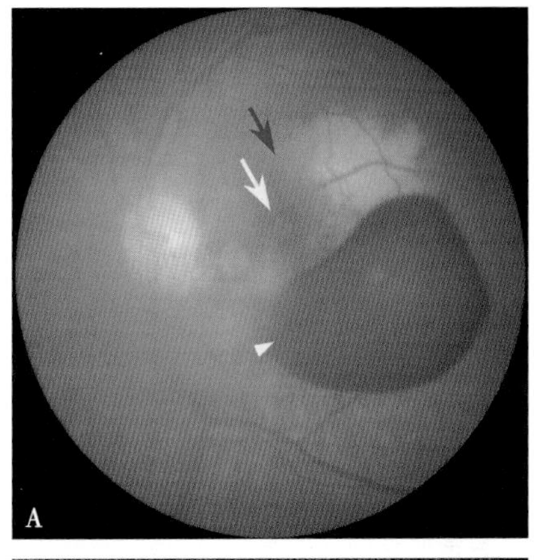

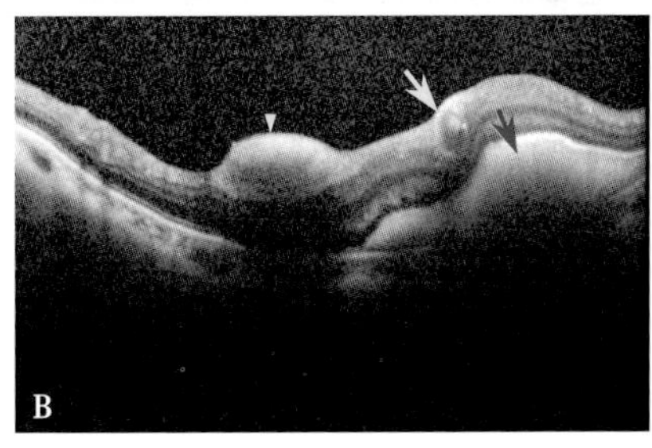

图 5-3-2 视网膜大动脉瘤

A. 彩色眼底像：颞上视网膜分支动脉上距视盘约 1 视盘直径处血管壁瘤样扩张（黄箭），可见其周视网膜下出血，黄斑部颞下视网膜内界膜下出血（黄箭头），颞上黄白色视网膜下出血（红箭）；B. OCT 图像：通过视网膜大动脉瘤的垂直线状扫描，视网膜内层可见圆形血管管腔样结构（黄箭），下方可见内界膜下出血（黄箭头），上方可见视网膜下出血（红箭）。

显示瘤体。典型视网膜前出血表现为出现液平的舟状出血，上部视网膜可见内界膜与其他神经上皮层分离，下部为高反射，遮蔽其深层组织反射。视网膜内出血可见神经上皮层内高反射，遮蔽其深层组织反射。视网膜下出血可见神经上皮层隆起，神经上皮层下高反射，遮蔽视网膜色素上皮及脉络膜组织反射。出血量多且出血部分吸收时可见部分神经上皮层脱离，神经上皮层下可见无反射的暗区。伴有玻璃体积血时玻璃体内可见点状反射。

第四节 糖尿病视网膜病变

糖尿病视网膜病变（diabetic retinopathy，DR）是目前世界范围内主要的致盲性疾病之一。高血糖引起多种生化和生理改变，造成毛细血管内皮细胞损伤，周细胞减少，基底膜增厚，毛细血管腔缩小，血-视网膜内屏障（视网膜毛细血管内皮屏障）失代偿。眼底可见微血管瘤（microaneurysms，MA）、视网膜点状出血、硬性渗出、棉绒斑、静脉串珠样改变、视网膜内微血管异常（intraretinal microvascular abnormalities，IRMA）、黄斑水肿，广泛的视网膜缺血导致视网膜新生血管（neovseularization elsewhere，NVE）和/或视盘新生血管（neovseularization of the disc，NVD）发生，继而引发玻璃体积血、牵拉性视网膜脱离等。根据是否有新生血管发生，DR分为非增殖性糖尿病视网膜病变（nonproliferative diabetic retinopathy，NPDR）和增殖性糖尿病视网膜病变（proliferative diabetic retinopathy，PDR）（表5-4-1）。

糖尿病视网膜病变可以引起黄斑发生多种病变，包括视网膜水肿、出血、渗出，病程久时可引起黄斑裂孔、黄斑前膜、增殖膜牵拉引起视网膜脱离等。其中糖尿病性黄斑水肿（diabetic macular edema，DME）最为常见，美国早期治疗糖尿病视网膜病变研究小组（early treatment diabetic retinopathy study，ETDRS）将DME分为有临床意义的黄斑水肿（clinically significant diabetic macular edema，CSDME）和无临床意义的黄斑水肿，前者需具备以下一项或以上表现。

（1）视网膜水肿增厚发生在距黄斑中心500μm区域，或小于500μm；

（2）硬性渗出位于距黄斑中心500μm区域，或小于

表 5-4-1　糖尿病视网膜病变的国际临床分类法

建议的疾病严重程度	散瞳下检眼镜可观察到的发现
1 期　无明显视网膜病变	无异常
2 期　轻度非增殖性 DR	仅有微血管瘤
3 期　中度非增殖性 DR	比仅有微血管瘤重，但比重度者轻
4 期　重度非增殖性 DR	有以下任一，但无增生性病变的体征 ① 4 个象限每个都有 20 个以上的视网膜内出血 ② 2 个以上象限有确定的静脉串珠样改变 ③ 1 个以上象限有明显的 IRMA
5 期　增殖性 DR	以下一种或更多：新生血管、玻璃体积血、视网膜前出血

500μm，并伴有邻近视网膜增厚；

（3）视网膜增厚至少有 1 个视盘直径范围，其任何部位位于距黄斑中心 1 个视盘直径范围之内。

DME 在 OCT 图像上主要有 3 种表现：弥漫性视网膜水肿、黄斑囊样水肿和浆液性神经上皮层脱离。弥漫性视网膜水肿主要表现为视网膜神经上皮层增厚，层间反射减低（图 5-4-1）。黄斑囊样水肿表现为视网膜层间囊样腔隙，轻者表现为少数几个小囊腔呈蜂窝状，水肿加剧时可见大的囊腔，中心凹可见大的囊腔仅保留薄的内界膜组织（图 5-4-2，图 5-4-3）。浆液性神经上皮层脱离可仅位于中心凹下或部分黄斑部视网膜，程度重时可累及黄斑部周围，色素上皮层反射清晰（图 5-4-1）。

DR 继发性黄斑前膜多为增殖纤维膜，可与增殖的玻璃体粘连形成玻璃体视网膜牵引，导致视网膜劈裂或视网膜脱离（图 5-4-4）。

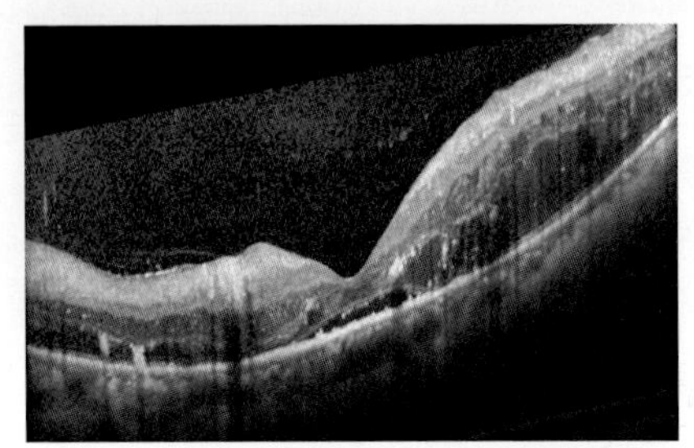

图 5-4-1　黄斑弥漫性视网膜水肿

OCT 图像:黄斑部视网膜弥漫增厚隆起,视网膜内可见点状高反射(出血、渗出,主要位于内核层至外核层),中心凹可见浆液性神经上皮层浅脱离,相应部位 RPE 反射不光滑,黄斑部视网膜椭圆体区及嵌合体区反射部分缺失。

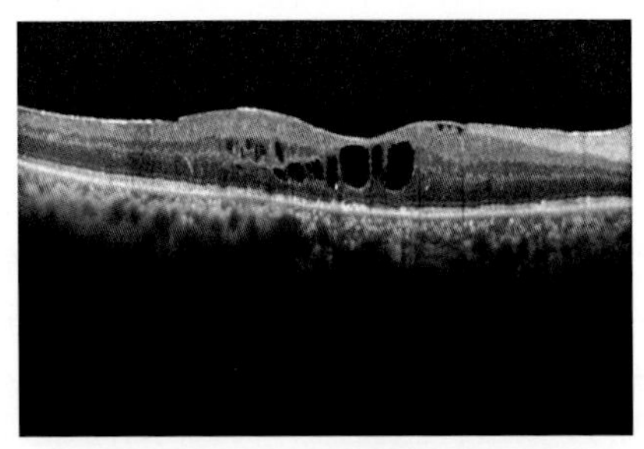

图 5-4-2　黄斑囊样水肿

OCT 图像:黄斑部视网膜中心凹外核层及颞侧内核层、外核层内可见囊腔,视网膜外核层内少量点状高反射,视网膜表面可见前膜,视网膜椭圆体区及嵌合体区部分反射不连续,部分 RPE 反射不光滑。

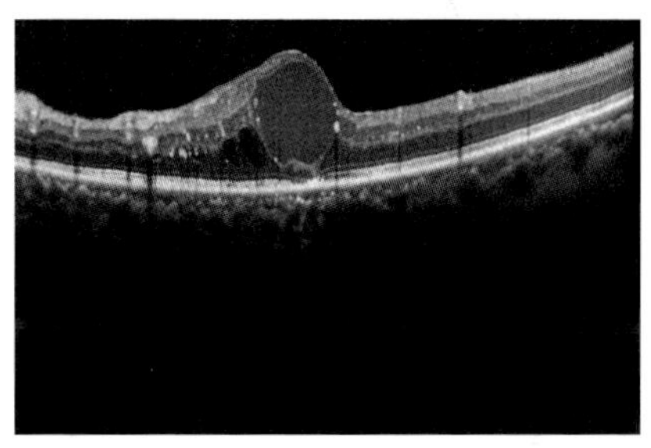

图 5-4-3 黄斑囊样水肿
OCT 图像:黄斑部中心凹可见大的囊腔,囊腔内可见点状反射,中心凹下方视网膜外核层可见囊腔,黄斑部视网膜内核层至外核层散在点状高反射,中心凹部位 RPE 反射不光滑。

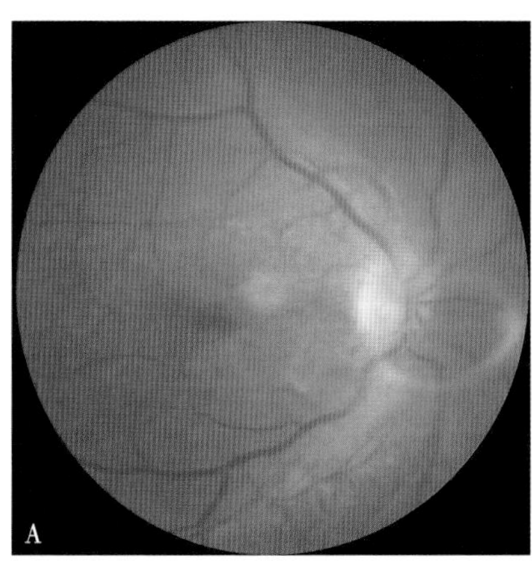

图 5-4-4 DR 继发牵拉性视网膜脱离
A. 彩色眼底像:玻璃体内视盘前可见机化膜。

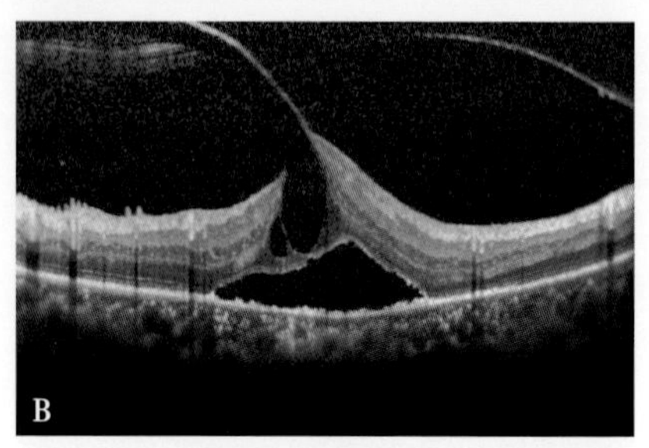

图 5-4-4(续)

B. OCT 图像:玻璃体机化条索牵拉黄斑部,中心凹可见囊腔及板层裂孔形成,中心凹可见视网膜神经上皮层脱离,相应部位 RPE 反射不光滑,下方视网膜表面可见细小皱褶。

第五节　外层渗出性视网膜病变

1908 年由 Coats 首次报道外层渗出性视网膜病变(external exudative retinopathy),又称 Coats 病,好发于男性儿童,青少年及成年也有发生,绝大多数为单眼发病,女性及双眼发病者较少见。病因不明,无遗传性,与系统性血管异常无关。儿童多因斜视或"白瞳症"就诊。

视网膜动静脉均可发生病变,多见于视网膜周边,部分病例累及第二或第三级分支,表现为血管迂曲扩张,管壁呈瘤样、梭形或球状膨大,部分血管可呈串珠状、花圈状、螺旋状或扭结迂曲,并可伴有新生血管和血管间交通支,毛细血管扩张伴有微血管瘤形成。由于异常血管功能不全导致血浆和其他血液成分渗漏,水分吸收后残留脂质物质,另有游走的色素上皮细胞吞噬类脂质后演变为泡沫细胞,沉积于视网膜外层,发生脂肪变性和透明样变,形成渗出。眼底可见大片黄白色脂质渗出及成簇的胆固醇结晶沉着,是本病的特征性表现之一,渗出位于视网膜外层,有的隆起度可高达数个屈光度。累及黄斑部时可见星芒状硬性渗出、黄斑水肿,重者晚期形成盘状机化瘢痕。渗出严重时可发生渗出性视网膜脱离，玻璃体积血机化可产生增殖性玻璃体视网膜病变。晚期合并虹膜睫状体炎、并发性白内障或继发性青光眼，最终导致眼球萎缩。

OCT 图像可见病变区域视网膜内核层、外丛状层、外核层内散在或密集分布的点状或团状渗出性高反射病灶，遮蔽其后组织反射。黄斑部可受累，多从颞侧开始，黄斑水肿可以表现为弥漫增厚或囊样水肿，可独立存在或两者共存。液体渗出多时可引起神经上皮层脱离，部分患者伴有视网膜出血或黄斑前膜（图 5-5-1）。

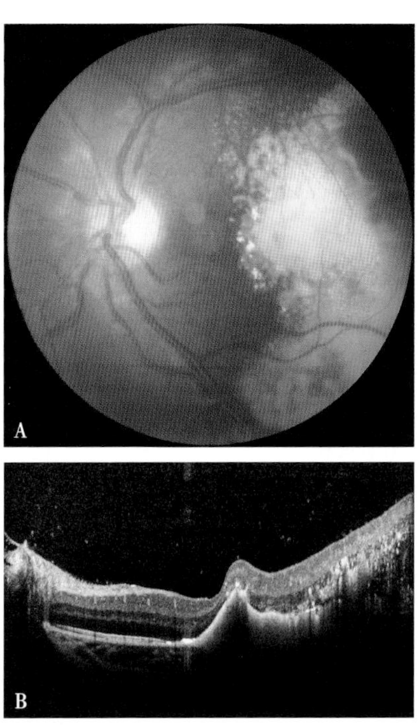

图 5-5-1　Coats 病

A. 彩色眼底像：黄斑部及颞侧大片黄白色视网膜内渗出；B. OCT 图像：黄斑部中心凹颞侧视网膜内核层、外丛状层及外核层散在点状渗出高反射，部分遮蔽其深层组织反射，中心凹可见弥漫致密的渗出高反射，隆起明显，遮蔽其深层组织反射。

第六节　黄斑中心凹旁毛细血管扩张症

黄斑中心凹旁毛细血管扩张症（macular telangiectasia），1968年由Gass首次报道，主要特征是黄斑中心凹旁视网膜毛细血管网功能异常，毛细血管膨大和/或异常扩张，主要是由于毛细血管内皮细胞和周细胞丧失，形成多发、囊状或梭形的微血管瘤，血-视网膜屏障破坏、血管通透性异常，引起视网膜内、视网膜下渗出。其中获得性黄斑中心凹旁毛细血管扩张症主要继发于局部或全身异常（BRVO、DR等）。原发性黄斑中心凹旁毛细血管扩张症主要包括Coats病和特发性黄斑中心凹旁毛细血管扩张症。为临床应用更加方便，Yannuzzi将特发性黄斑中心凹旁毛细血管扩张症简化分类为Mac Tel 1：动脉瘤性毛细血管扩张（aneurysmal telangiectasia）和Mac Tel 2：中心凹周围毛细血管扩张（perifoveal telangiectasis）。

目前认为Mac Tel 1是Coats病的一种，发生在成人、主要累及黄斑区的形式，可能伴有中周部局灶性视网膜血管改变。平均发病年龄为40岁，多单眼发病，主要累及黄斑中心凹颞侧，眼底可见累及中心凹颞侧2个视盘直径或更大范围的视网膜毛细血管扩张及大小不等的动脉瘤，黄斑水肿及脂质沉积。

OCT表现为黄斑部中心视网膜厚度增加，视网膜内或视网膜下积液，内核层、外丛状层、外核层可见渗出高反射（图5-6-1）。

Mac Tel 2的发生发展可能与Müller细胞的功能异常和细胞缺失有关，可根据病程进展将Mac Tel 2分为5期。1期：中心凹颞侧视网膜透明度降低，没有明显的毛细血管扩张；2期：中心凹周围呈轻度灰色环形外观，中心凹变暗、变薄，没有可见的毛细血管扩张；3期：中心凹外可见灰色环，伴有大量视网膜表层的结晶，颞侧可见轻度扩张的直角小静脉，FFA早期可见旁中心凹的毛细血管网扩张；4期：中心凹颞侧直角小静脉附近视网膜内色素斑块；5期：视网膜下新生血管形成。

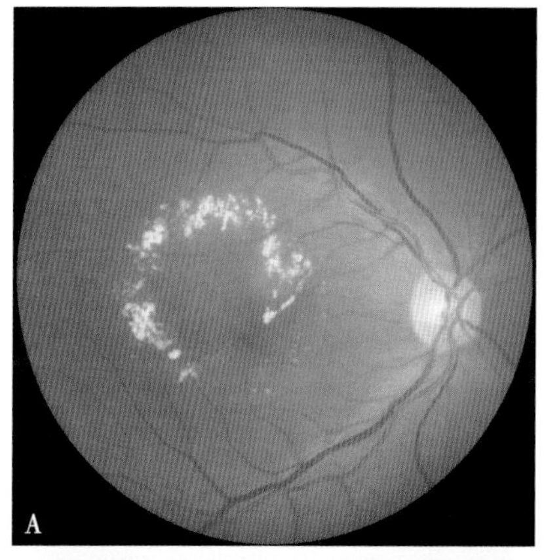

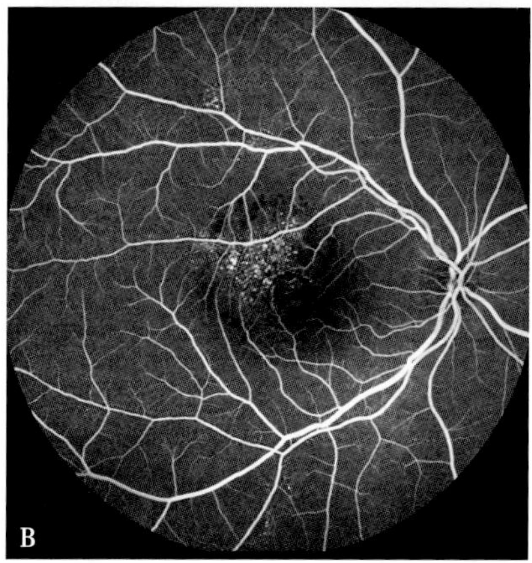

图 5-6-1 Mac Tel 1：动脉瘤性毛细血管扩张

A. 彩色眼底像：黄斑部颞上视网膜散在出血，类环状黄白色渗出；B~D. FFA 图像：后极部静脉期早期可见黄斑颞侧（颞上为主）视网膜毛细血管瘤样扩张，后极部散在视网膜毛细血管瘤样扩张，晚期可见血管扩张处荧光渗漏，黄斑颞上明显；鼻侧周边部分视网膜小血管瘤样扩张、毛细血管扩张及片状毛细血管无灌注区。

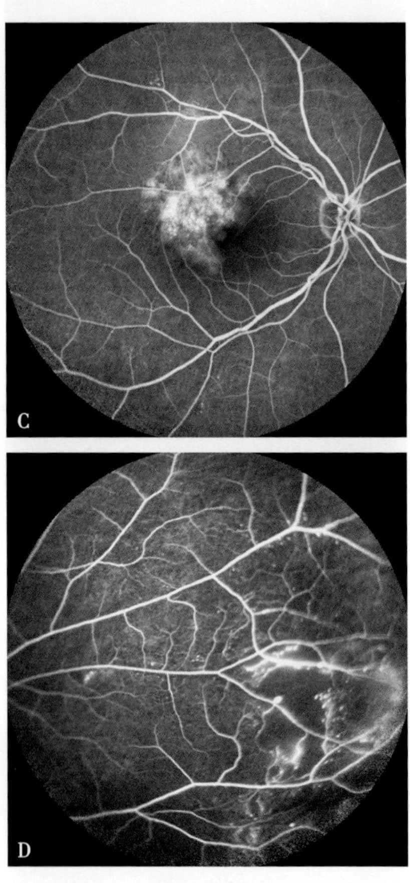

图 5-6-1（续）

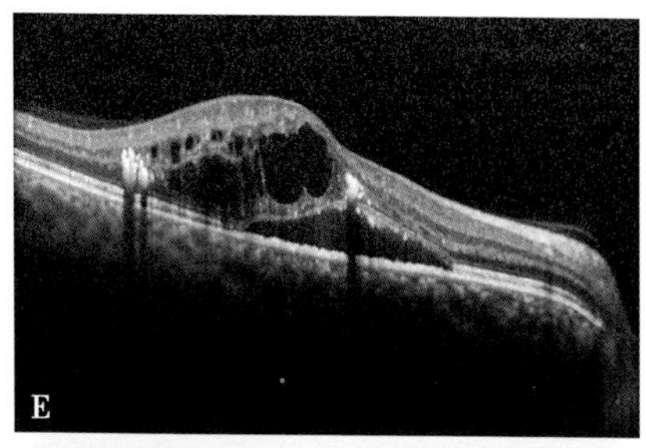

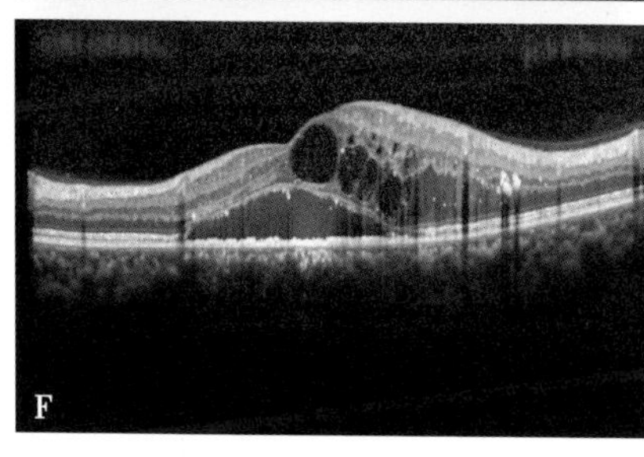

图 5-6-1(续)

E、F. OCT 图像:通过中心凹的水平、垂直线状扫描可见黄斑部视网膜神经上皮层水肿增厚,视网膜内囊腔样改变,视网膜内核层至外核层可见渗出高反射,部分视网膜神经上皮层脱离,脱离腔内可见点状反射,RPE 反射不光滑。

Mac Tel 2 早期眼底无明显改变,或仅有黄斑颞侧视网膜轻度透明度降低,随病程进展逐渐累及黄斑中心凹周围约水平方向 6°、垂直方向 5°范围,黄斑颞侧可见轻度扩张的视网膜直角静脉及沿直角静脉分布的视网膜内星形色素斑块,部分扩张毛细血管附近可见视网膜内表面多发金黄色结晶状的微小沉积物,这种沉积物可出现于任一阶段,与病程严重程度无相关性。随着中心凹视网膜萎缩,晚期可形成类圆形、边界清晰的板层裂孔,部分发生全层裂孔,并可伴有视网膜下新生血管形成。

OCT 检查可见多数患者中心凹视网膜厚度降低,视网膜内可见低反射囊腔,其位置、深度、大小不同,与 FFA

荧光渗漏范围不具有相关性,视网膜内可见点状高反射,可有外丛状层皱褶样改变,外核层薄变,外界膜至嵌合体区缺失,神经节细胞层至内丛状层亦可发生薄变。晚期可形成累及视网膜全层的空腔样改变,可伴有板层或全层裂孔、CNV形成(图5-6-2)。OCT中所见视网膜内的低反射空腔可能提示Müller细胞的丢失而非液体形成的囊腔。

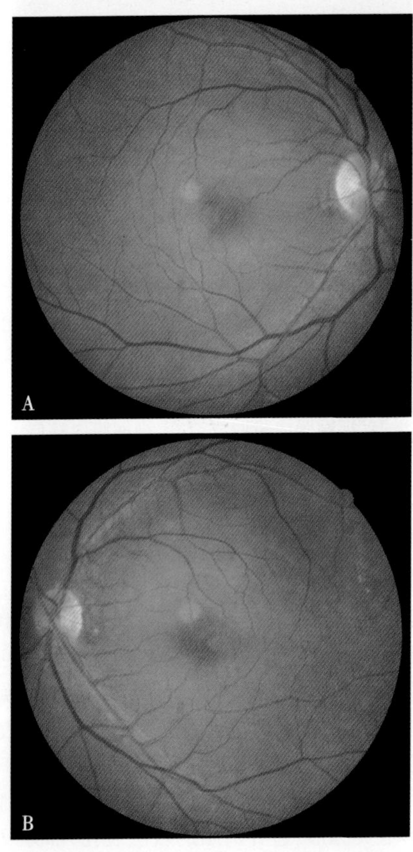

图5-6-2　Mac Tel 2:中心凹周围毛细血管扩张

A、B. 彩色眼底像:右眼(A)黄斑部颞侧视网膜呈灰白色,透明度降低,左眼(B)仅见黄斑部颞侧部分视网膜透明度轻度下降。

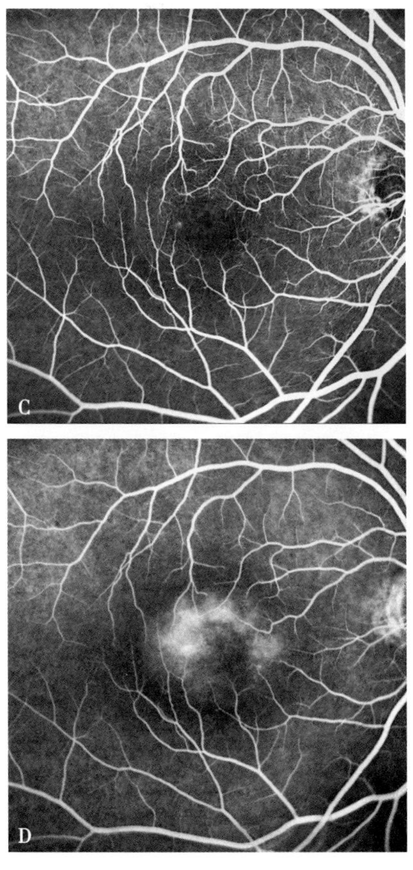

图 5-6-2(续)

C~F. FFA 图像:静脉期早期可见右眼(C、D)黄斑拱环近全周及左眼(E、F)黄斑拱环颞侧毛细血管扩张,晚期荧光渗漏明显。

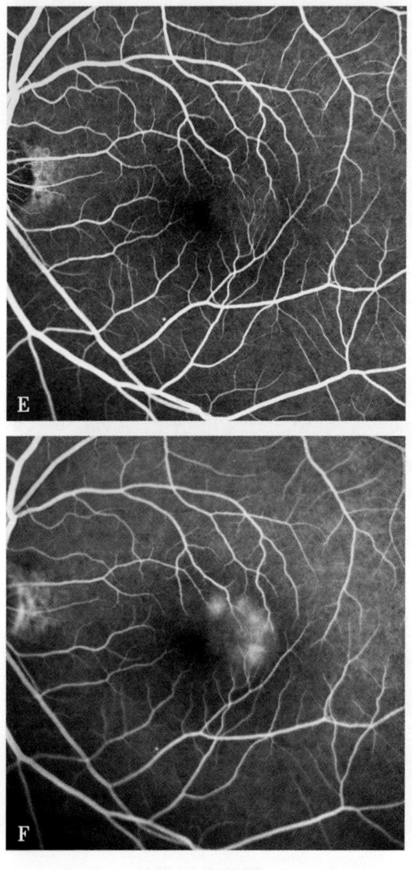

图 5-6-2(续)

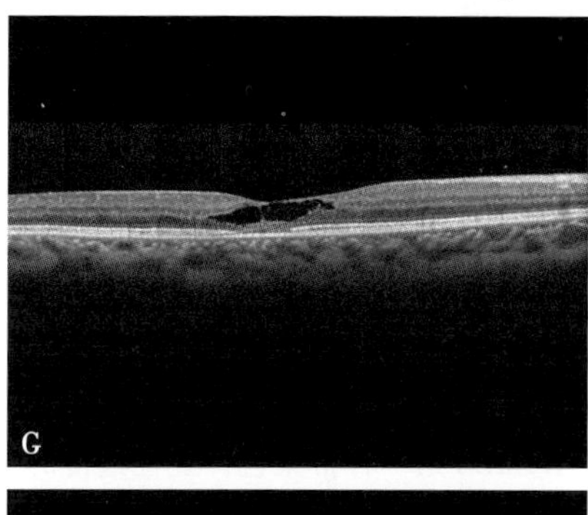

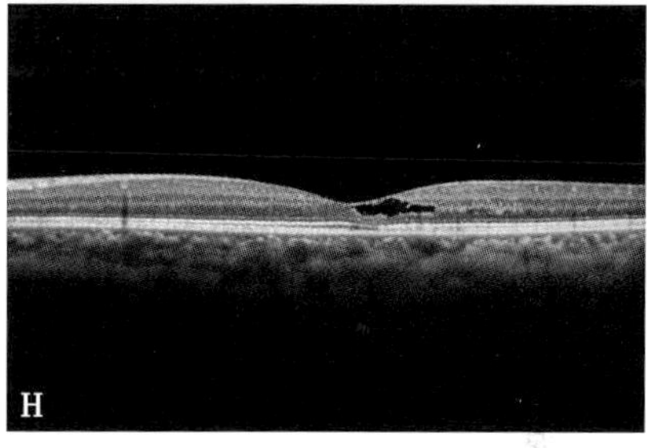

图 5-6-2(续)

G、H. OCT 图像:通过中心凹的水平线状扫描,右眼(G)黄斑部中心凹不规则形低反射囊腔,累及中心凹外核层及鼻侧部分神经纤维层至外核层,部分位置内层仅余内界膜,外界膜、椭圆体区、嵌合体区反射部分缺失,RPE 反射不光滑,左眼(H)黄斑中心凹颞侧视网膜内低反射囊腔,主要累及外核层,中心凹下外界膜反射欠清晰,椭圆体区及嵌合体区反射不连续。

(张 丛　史雪辉)

第六章

先天、遗传及变性类疾病

第一节 Best 卵黄样黄斑营养不良

Best 卵黄样黄斑营养不良(Best's vitelliform macular dystrophy,BVMD)是一种常染色体显性遗传的缓慢进展的黄斑营养不良,通常于青少年时期发病,多影响患者的中心视力,周边视力以及暗适应通常正常。该病临床表型异质性较大,即使同一家系成员间发病年龄和病变程度均可能有较大差异。

基于典型的眼底改变、眼电图(EOG)、家族史以及 *BEST1* 基因测序即可对 BVMD 进行临床及遗传学诊断。

典型 BVMD 患者的眼底病变为双侧黄斑区卵黄样病变,少数患者仅单侧较明显。绝大多数患者 EOG 光峰/暗谷比(Arden 比)<1.5,通常恒定保持在 1.0~1.3(正常人>1.8),不随年龄改变。*BEST1*(VMD2)基因是 BVMD 目前唯一已知致病基因。

BVMD 的临床病程分为卵黄前期、卵黄期、假性积脓期、卵黄破裂期与萎缩期,对应的 OCT 特征分别见表 6-1-1。

表 6-1-1 BVMD 不同分期的临床表现及 OCT 特征

分期	临床表型	OCT
卵黄前期	黄斑正常/轻微 RPE 改变/Arden 比降低(图 6-1-1A)	嵌合体区增厚(图 6-1-1B)

续表

分期	临床表型	OCT
卵黄期	黄斑区圆形、黄色不透明且均质卵黄样病变(图6-1-2A)	位于椭圆体区和RPE间穹顶样高反射(图6-1-2B)
假性积脓期	卵黄样病变部位可见黄色液平面(图6-1-3A)	病灶上半椭圆体区和RPE之间呈低反射,视网膜后表面高反射物质聚集;病灶下半高反射物质沉积,与典型的卵黄期病变类似(图6-1-3B)
卵黄破裂期	黄斑区卵黄样物质部分吸收,呈炒蛋样外观(图6-1-4A)	椭圆体区与RPE间空洞样低反射,以及视网膜后表面高反射性物质聚集(图6-1-4B)
萎缩期	黄斑区萎缩纤维化	黄斑区视网膜全层弥漫性薄变、广泛椭圆体区丢失以及RPE反射增强

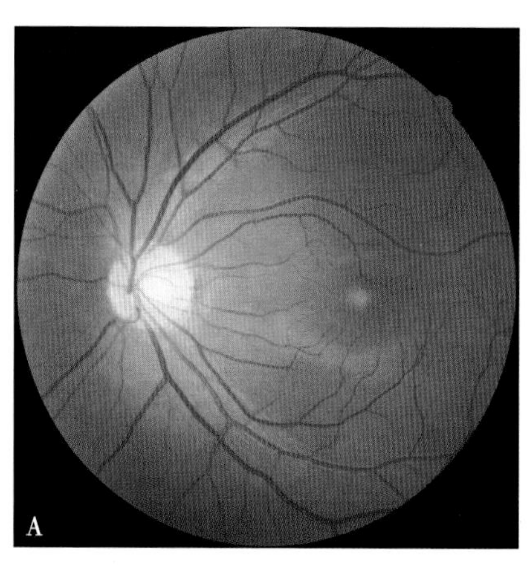

图6-1-1　BVMD卵黄前期

A. 彩色眼底像:黄斑仅见轻微RPE改变。

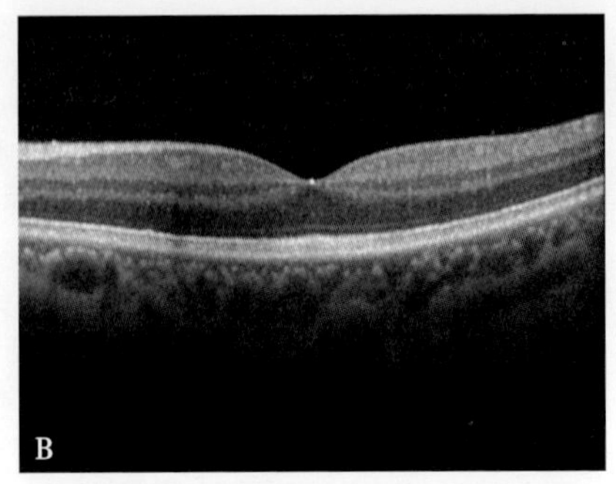

图 6-1-1（续）
B. OCT 图像：黄斑中心凹仅见嵌合体区增厚。

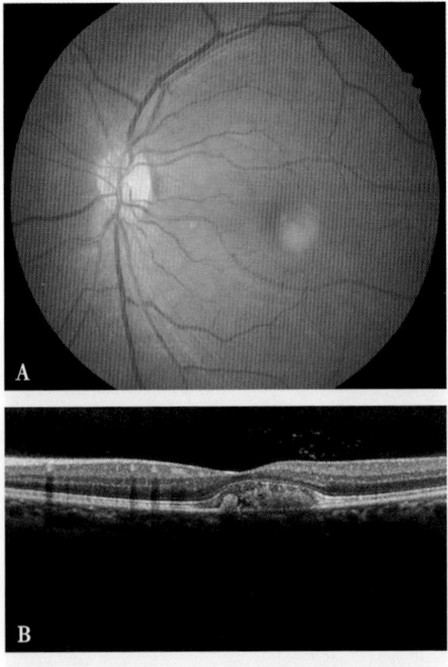

图 6-1-2　BVMD 卵黄期
A. 彩色眼底像：黄斑区圆形、黄色不透明且均质卵黄样病变；B. OCT 图像：黄斑中心凹位于椭圆体区和 RPE 间穹顶样高反射。

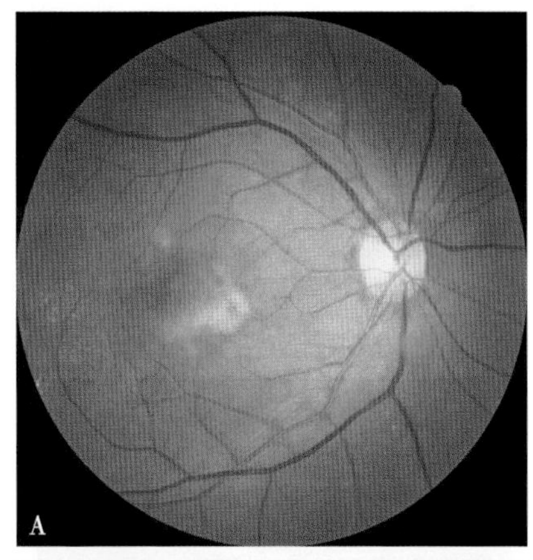

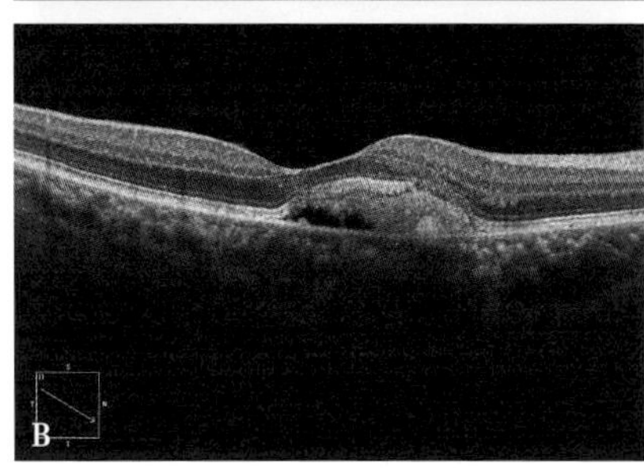

图 6-1-3 BVMD 假性积脓期

A. 彩色眼底像:卵黄样病变部位可见黄色液平面;B. OCT 图像:病灶上半椭圆体区和 RPE 之间呈低反射,神经上皮下高反射物质聚集;病灶下半高反射物质沉积,与典型的卵黄期病变类似。

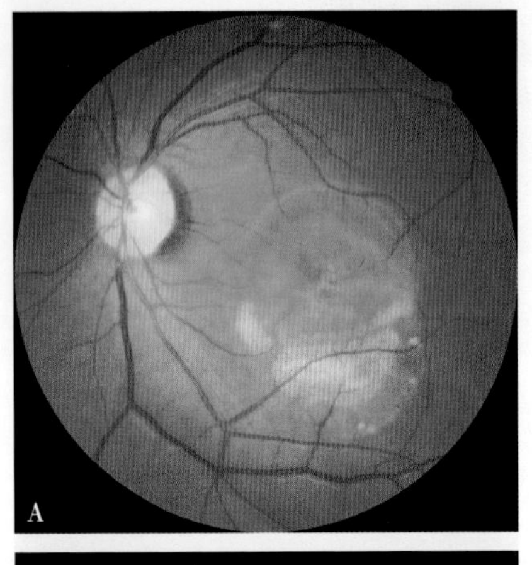

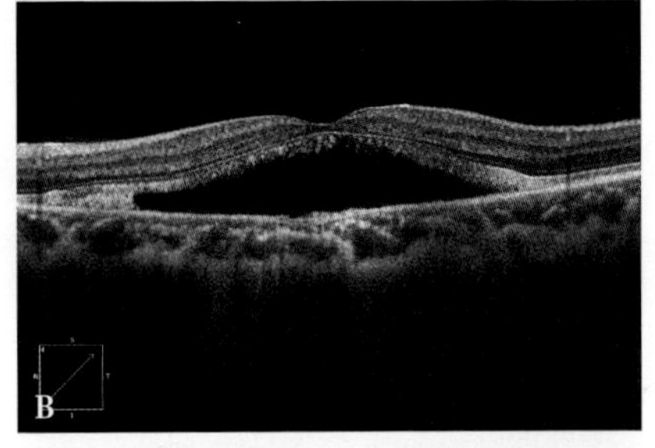

图 6-1-4 BVMD 卵黄破裂期

A. 彩色眼底像：黄斑区卵黄物质部分吸收，呈炒蛋样外观；B. OCT 图像：椭圆体区与 RPE 间空洞样低反射，以及神经上皮下高反射性物质聚集。

第二节 Stargardt 病

Stargardt 病，又称 STGD1，是引起青少年视力下降最常见的遗传性黄斑营养不良，呈常染色体隐性遗传，通常于 20 岁以内发病，患者常有畏光症状，中心视力和色觉多受累。结合典型的检眼镜下改变、眼底自发荧光（AF）、荧光素眼底血管造影（FFA）、OCT 及 *ABCA4* 基因测序可对

STGD1 进行临床及遗传学诊断。

该病检眼镜下多表现为进行性黄斑萎缩，病灶周边围以可延伸至血管弓以外的多发不规则鱼尾样黄白色斑点(图 6-2-1A)。该病在 FFA 上较为特异性的改变是脉络膜淹没征(图 6-2-1B)。

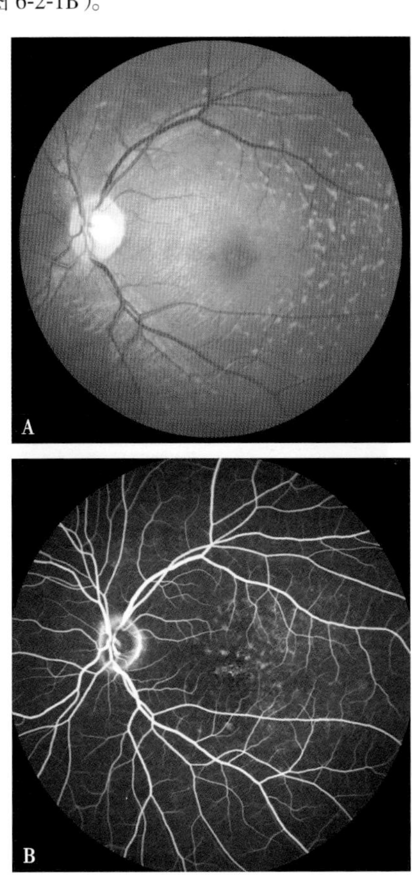

图 6-2-1　Stargardt 病

A. 彩色眼底像：黄斑萎缩性改变，后极部延伸至血管弓以外可见多发不规则鱼尾样黄白色斑点；B. FFA 图像：动静脉及静脉期脉络膜显示为弱荧光，即淹没征。

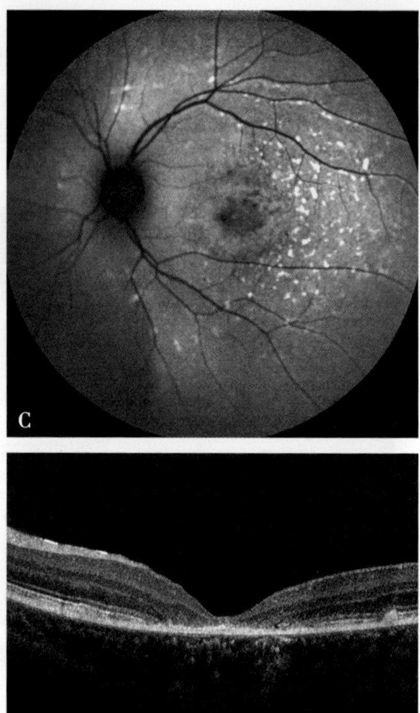

图 6-2-1(续)

C. AF 图像:中心凹的萎缩病灶在 AF 表现为点片状低 AF,位于中心凹以外延伸至血管弓以外可见多形性鱼尾样高 AF;D. OCT 图像:黄斑中心凹视网膜神经上皮层与 RPE 结构紊乱甚至消失;鱼尾样黄白色斑点对应 OCT 图像上 RPE 上的疣状突起高反射,相应位置椭圆体区、视网膜外界膜中断。

AF 与 OCT 是较为常用的评估 STGD1 眼底病变的影像学方法,较为特征性的改变包括:多数位于中心凹的萎缩病灶在 AF 表现为点片状低 AF,对应 OCT 图像上视网膜神经上皮层与 RPE 结构紊乱甚至消失;位于中心凹以外延伸至血管弓的多形性鱼尾样高 AF(图 6-2-1C),对应

OCT 图像上 RPE 上的疣状突起，相应位置椭圆体区、视网膜外界膜中断（图 6-2-1D）。

第三节　视锥细胞营养不良与视锥-杆细胞营养不良

视锥细胞营养不良（cone dystrophy，CD）和视锥-杆细胞营养不良（cone-rod dystrophy，CORD）是一组仅累及视锥细胞，或锥细胞受累为主同时累及锥-杆细胞的遗传性视网膜退行性疾病谱系。可表现为以锥细胞受累为主的 CD 以及后期累及视杆细胞的进展性病变 CORD。患者的色觉异常和中心视力下降较周边视力受累更明显，多数患者有畏光症状。通常需综合临床症状、检眼镜下改变、ERG、AF、OCT 以及基因测序进行诊断。

CD 患者黄斑区在检眼镜下可显示为典型的牛眼样或靶环样外观，亦可能只有轻微的视网膜色素上皮（RPE）色素紊乱，视盘颞侧可有不同程度苍白（图 6-3-1A），周边视网膜色泽通常正常。AF 改变与眼底异常色素变动相对应，显示为低 AF 伴或不伴围绕低 AF 的高 AF 环，OCT 上病灶多局限于黄斑中心凹，病变区域与非病变区域有较为明

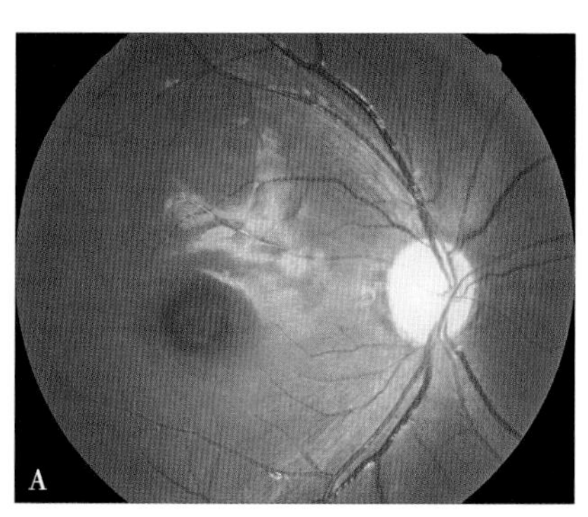

图 6-3-1　视锥细胞营养不良（CD）
A. 彩色眼底像：黄斑中心凹可见牛眼样色素性改变，颞侧视盘苍白。

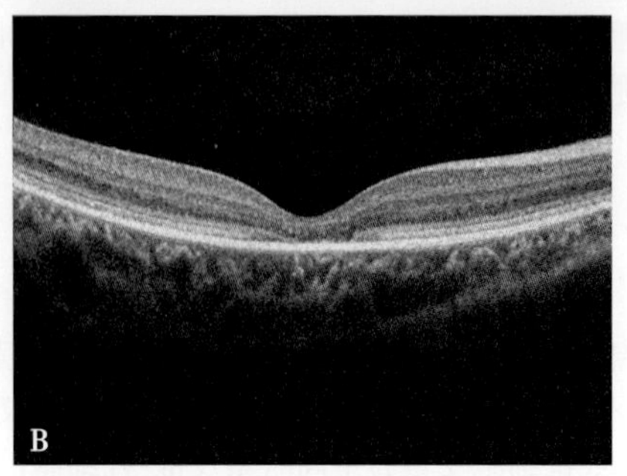

图 6-3-1（续）

B. OCT 图像：黄斑中心凹改变较旁中心凹及更周边区域显著，病变区域与非病变区域有较为明显的分界，中心凹神经视网膜薄变，外核层、外界膜、椭圆体区反射中断，RPE 对应反射轻度紊乱。

显的分界（图 6-3-1B）。

CORD（图 6-3-2，图 6-3-3）患者早期可仅有牛眼样黄斑区萎缩，病变区随病程向周边进展，出现色素沉着、动脉变细和视盘苍白。低 AF 对应的后极部萎缩区域较 CD 患

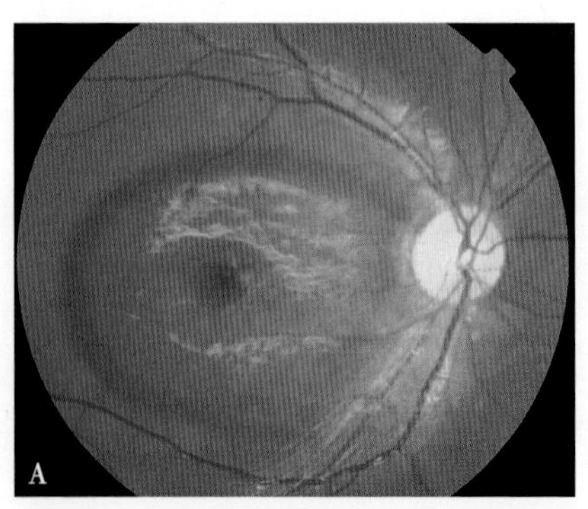

图 6-3-2　视锥-杆细胞营养不良（CORD）

A. 彩色眼底像：血管弓内以黄斑中心凹为中心靶环样色素性改变。

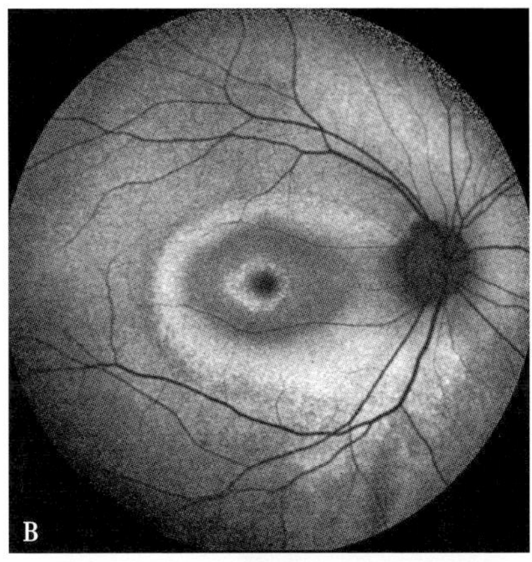

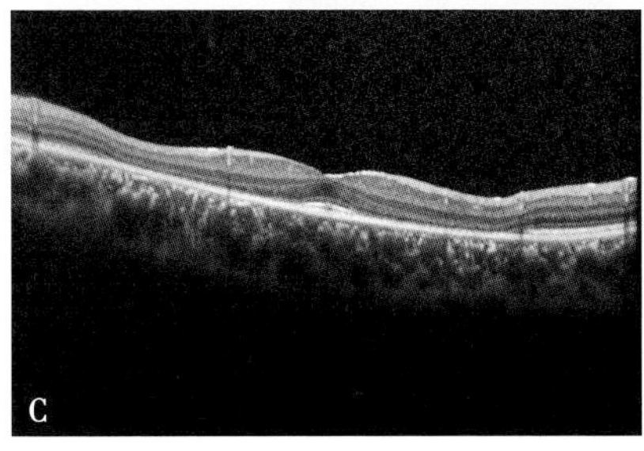

图 6-3-2(续)

B. AF 图像:与眼底异常色素变动相对应,黄斑中心凹靶环样交错排列的高、低 AF 环;C. OCT 图像:黄斑中心小凹视网膜神经上皮外层结构残留,旁中心凹可见较广泛视网膜神经上皮层薄变,外核层、外界膜、椭圆体区反射中断缺失,RPE 对应反射轻度紊乱;更周边区域视网膜神经上皮层厚度及 RPE 反射相对正常。

者更为广泛,OCT 可见黄斑区更为广泛的 RPE 和视网膜神经上皮层薄变萎缩,但黄斑中心凹的改变较旁中心凹及更周边区域显著。

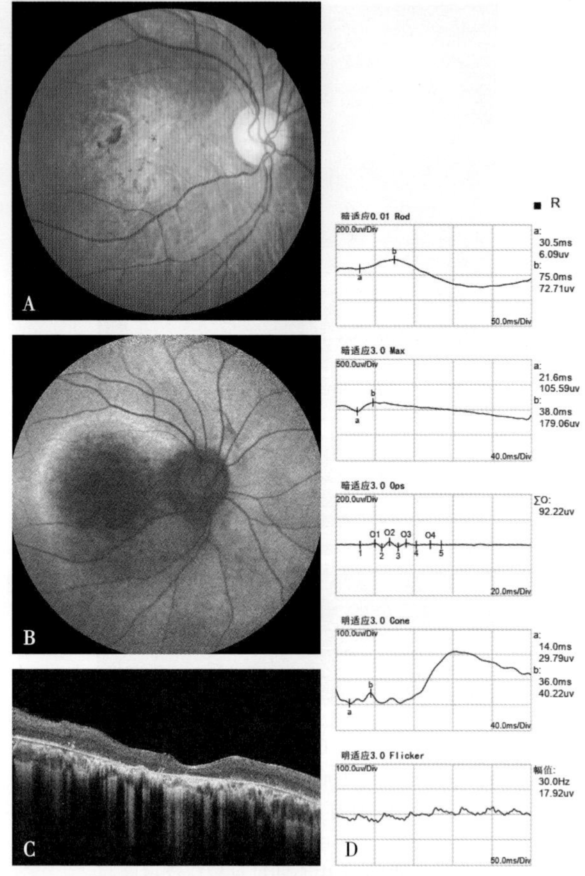

图 6-3-3　视锥-杆细胞营养不良(CORD)

A. 彩色眼底像:黄斑区大片萎缩病灶及血管弓内广泛色素性改变,视盘颞侧色淡,视网膜动脉变细;B. AF 图像:后极部萎缩区域对应的低 AF 在血管弓内广泛分布,边缘可见高 AF;C. OCT 图像:黄斑区广泛视网膜神经上皮层薄变,外核层、外界膜、椭圆体区缺失,RPE 对应反射紊乱薄变,中心凹较旁中心凹更为明显,中心凹下脉络膜亦可见明显组织薄变;D. ERG:视杆反应、最大混合反应和 OPs 振荡电位振幅值轻度降低,单闪视锥反应、30Hz 闪烁反应振幅值中重度降低,提示双眼全视网膜的功能外层至内层功能受损,视锥细胞功能较重度受损,符合 CORD 改变。

第四节　视网膜色素变性

视网膜色素变性（retinitis pigmentosa，RP）是一组累及视杆-视锥细胞的遗传性视网膜退行性变疾病谱。谱系内疾病以视杆细胞受累为主要首发改变，后逐渐发生视锥细胞受累。不同疾病之间以及同一种疾病的临床表型异质性均较大。按遗传方式主要分为：常染色体隐性遗传（AR，约占 60%）、常染色体显性遗传（AD，约占 10%~25%）以及 X 染色体连锁遗传（约占 5%~18%）。患者的周边视力受累较中心视力下降更明显，多数患者有夜盲症状。诊断需结合临床症状、检眼镜下改变、ERG、AF、OCT 及基因检查。

RP 患者眼底病变双眼呈对称性表现。视网膜色泽可呈青灰石样改变（图 6-4-1A），对应 RPE 萎缩病灶，在 FFA 呈周边斑驳样强荧光（图 6-4-1B），AF 可呈低 AF 或高 AF（图 6-4-4B），在进展较快的病例可见融合的脉络膜萎缩性病变（图 6-4-3A），而部分病例中可见大量色素沉着。视盘呈灰黄或蜡黄色改变，视网膜动脉变细（图 6-4-2A，

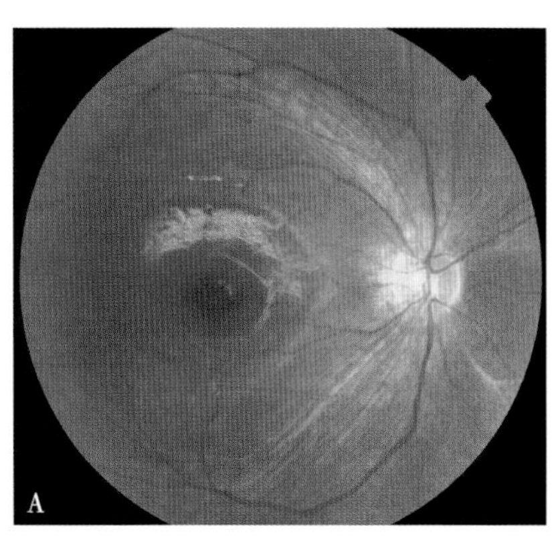

图 6-4-1　视网膜色素变性

A. 彩色眼底像：视网膜血管弓附近及血管弓外视网膜呈青灰石样改变，提示 RPE 改变。

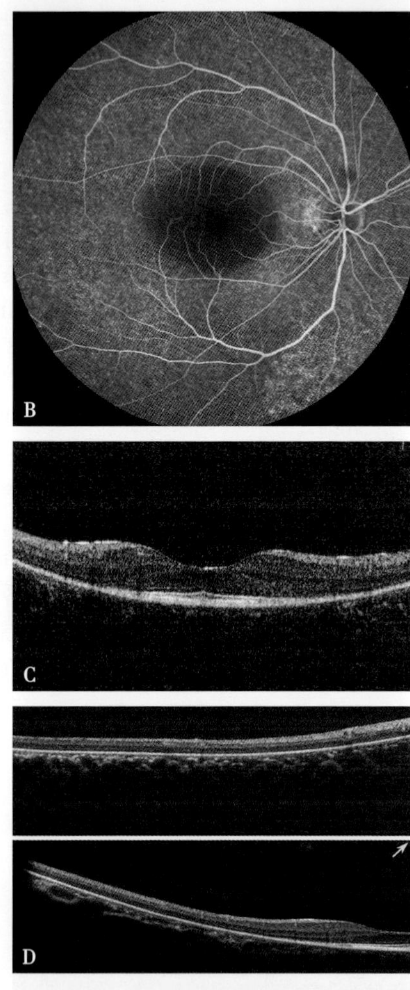

图 6-4-1(续)

B. FFA 图像:黄斑区以外斑驳分布点状强荧光;C. OCT 图像:黄斑区中心凹残留外层视网膜结构,外核层、外界膜、椭圆体区、RPE、对应反射存在,旁中心凹可见上述反射薄变或缺失,二者间有交界线;D. OCT 图像:周边视网膜上述反射缺失,视网膜神经上皮层薄变。

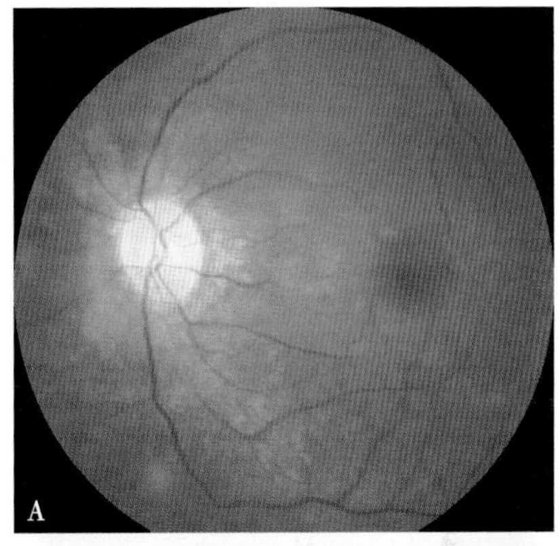

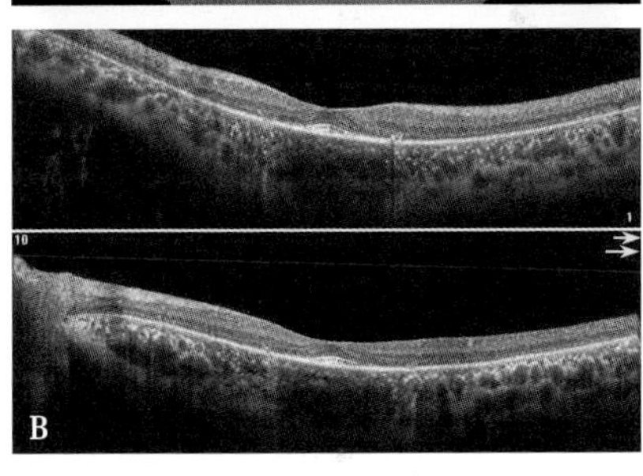

图 6-4-2 视网膜色素变性

A. 彩色眼底像:后极部眼底广泛青灰石样改变,视盘呈灰黄或蜡黄色改变,视网膜动脉变细;B. OCT 图像:黄斑区中心凹仅残留极少部分外层结构,中心凹以外外层视网膜结构完全缺失。

图 6-4-3A,图 6-4-4A)。黄斑区未完全受累的病例 OCT 可见中心凹残留的外层视网膜结构,与旁中心凹或周边视网膜有交界线(图 6-4-1C、D);广泛累及黄斑区的病例交界线则不明显,中心凹可仅残留极少部分外层结构(图 6-4-2B)或外层结构完全缺失。部分 RP 病例还可伴黄斑劈裂水肿(图 6-4-4D),多数在 FFA 上无明确渗漏(图 6-4-4C)。合并脉络膜萎缩的病例 OCT 可显示明确脉络膜薄变(图 6-4-3B)。

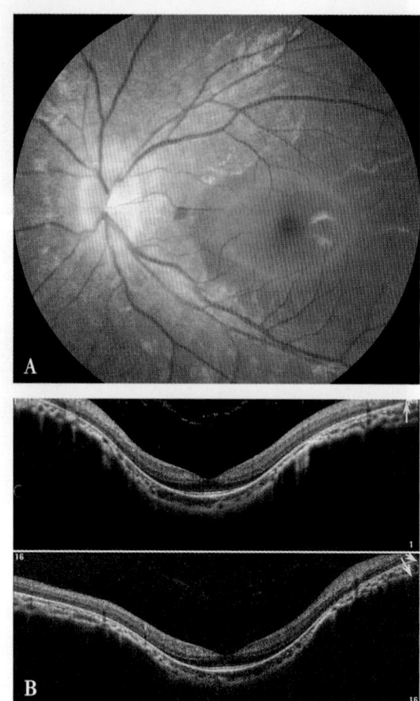

图 6-4-3　视网膜色素变性

A. 彩色眼底像：后极部黄斑区以外可见融合的脉络膜萎缩性病变；B. OCT 图像：黄斑中心凹凹陷，旁中心凹脉络膜薄变。

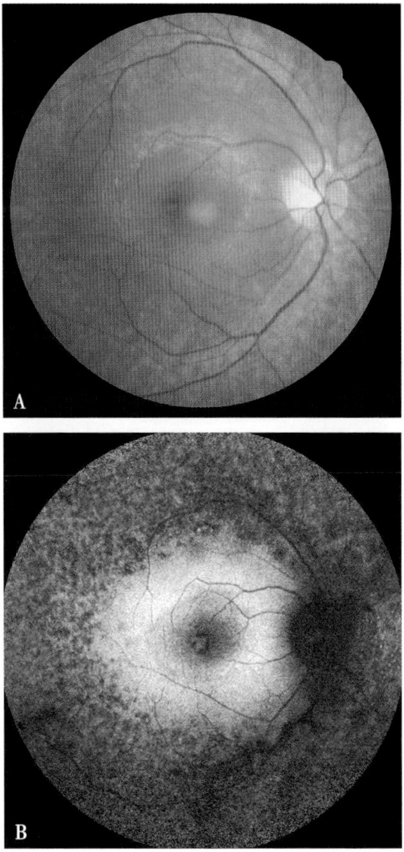

图 6-4-4 视网膜色素变性

A. 彩色眼底像：后极部眼底广泛青灰石样改变，视盘呈灰黄或蜡黄色改变，视网膜动脉变细；B. AF 图像：黄斑区以外广泛分布点片状低 AF，黄斑中心凹呈花瓣样高 AF。

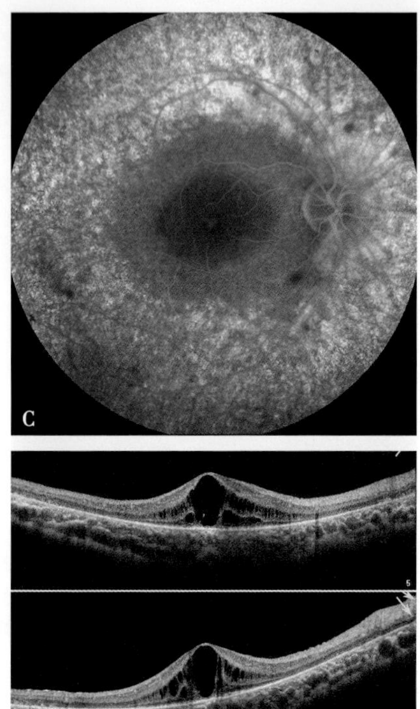

图 6-4-4(续)

C. FFA 图像:静脉期晚期黄斑区以外斑驳分布点状高低荧光,对应 RPE 改变,中心凹未见明确强荧光渗漏;D. OCT 图像:黄斑区劈裂水肿,旁中心凹视网膜神经上皮层广泛薄变,外层视网膜结构缺失。

第五节　X 连锁视网膜劈裂

X 连锁视网膜劈裂(XLRS)是一种 X 染色体连锁隐性遗传性疾病,主要病理改变为周边视网膜与黄斑区的视网膜组织层间分离。劈裂改变为先天性,多数患儿因黄斑劈裂和视网膜劈裂继发的玻璃体积血就诊(图 6-5-1A)。

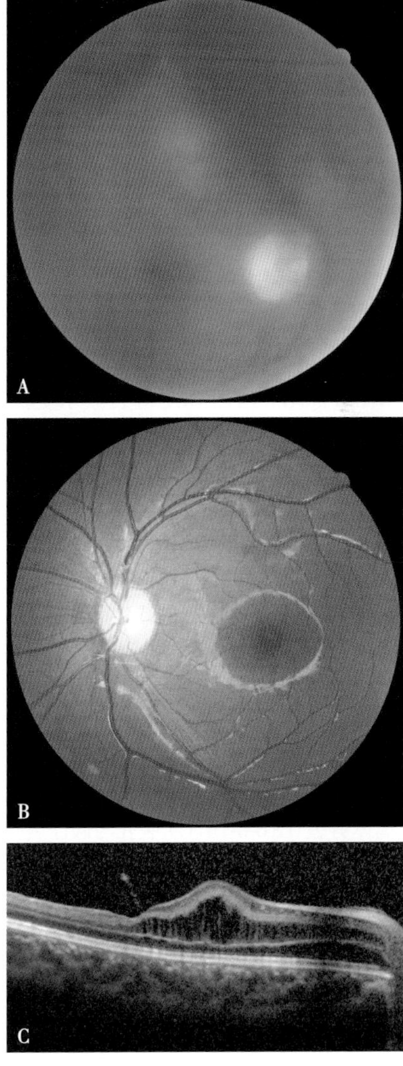

图 6-5-1　X 连锁视网膜劈裂

A、B. 彩色眼底像：右眼视网膜劈裂继发的玻璃体积血，左眼黄斑区可见花瓣样改变；C、D. OCT 图像：双眼均可见内核层为主的视网膜层间劈裂。

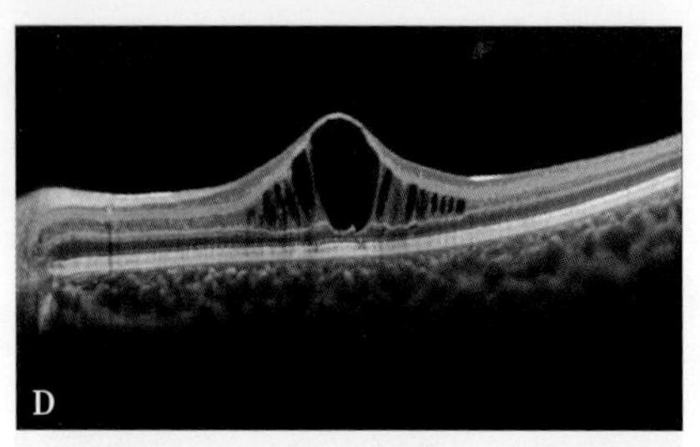

图 6-5-1(续)

几乎所有病例检眼镜下均可见双眼黄斑区星状、花瓣样改变(图 6-5-1B),借助 OCT 劈裂显示更加明确(图 6-5-1C、D),其与黄斑水肿的鉴别点为 FFA 晚期无荧光素渗漏。

第六节　病理性近视眼底病变

病理性近视是指近视伴有进行性眼球异常扩张所引起的累及包括巩膜、视盘、脉络膜、Bruch 膜、视网膜色素上皮(RPE)、视网膜神经上皮和玻璃体在内的多个眼后段结构的退行性改变。

OCT 有助于观察高度近视眼过度牵拉球壁组织所引起的球壁各层组织特征性结构改变,如玻璃体后皮质异常附着与玻璃体劈裂(图 6-6-1A、C)、裂孔与假性裂孔形成(图 6-6-1B、G)、视网膜薄变与层间劈裂(图 6-6-1B)、黄斑裂孔合并视网膜脱离(图 6-6-1F)、脉络膜新生血管(CNV)(图 6-6-1C)、脉络膜萎缩薄变(图 6-6-1A、B)、穹顶样黄斑改变(dome-shape maculopathy,DSM)(图 6-6-1D)、巩膜后凹/后巩膜葡萄肿、视盘旁脉络膜内空腔样改变(intrachoroidal cavity,ICC)以及视盘及盘周结构改变等。

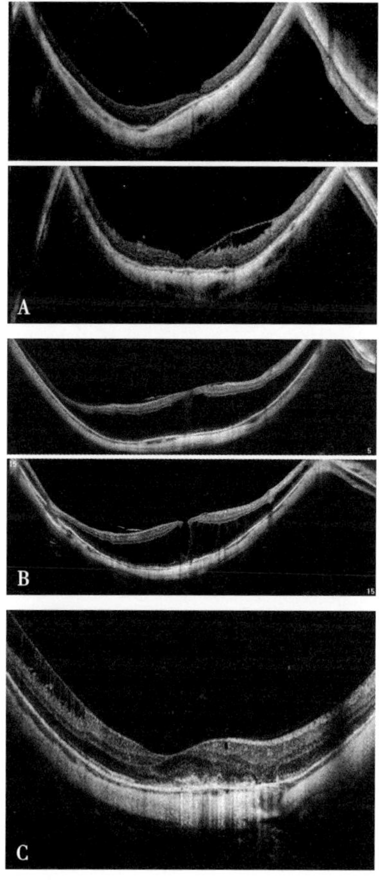

图 6-6-1　病理性近视

A. OCT 图像：玻璃体后皮质显示为桥状附着于黄斑中心凹与旁中心凹的条状高反射，旁中心凹可见视网膜前膜，神经上皮层呈不均匀薄变，脉络膜萎缩薄变，血管结构不清，巩膜呈不对称后凹（后巩膜葡萄肿）；B. OCT 图像：黄斑区神经视网膜层间劈裂，伴随旁中心凹玻璃体牵拉，脉络膜巩膜均匀薄变伴黄斑区对称性巩膜后凹（后巩膜葡萄肿），黄斑中心凹残留少量视网膜神经上皮层组织，为牵拉性全层裂孔形成前期；C. OCT 图像：病理性近视合并 CNV，RPE 及椭圆体区对应反射中断，RPE 上可见团状高反射对应 CNV 病灶，中心凹颞侧视网膜前可见玻璃体劈裂。

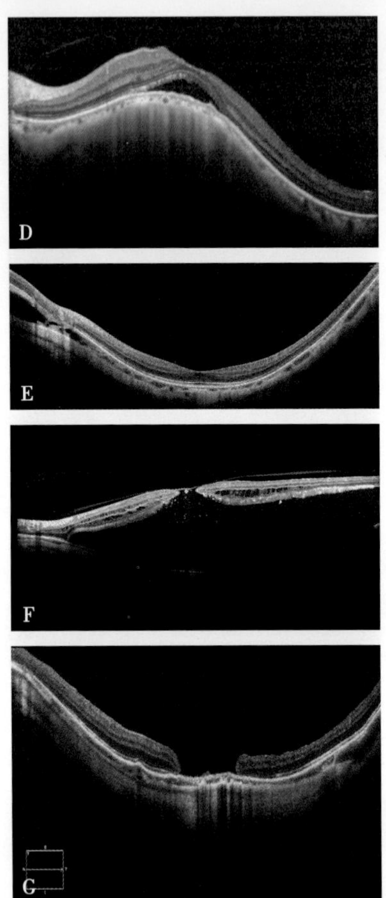

图 6-6-1(续)

D. OCT 图像:病理性近视合并 DSM,黄斑中心凹 RPE、脉络膜、巩膜内凹,呈穹顶样改变,神经上皮下可见视网膜下液;E. OCT 图像:病理性近视合并 ICC,通常紧邻视盘下方,也称视盘旁脉络膜劈裂;F. OCT 图像:后巩膜葡萄肿合并黄斑全层裂孔伴视网膜脱离;G. OCT 图像:病理性近视合并黄斑全层裂孔,黄斑区巩膜呈不对称后凹(后巩膜葡萄肿),中心凹部分呈 DSM 样改变,中心凹可见全层视网膜神经上皮层缺失。

(李　倩)

第七章

色素上皮相关及葡萄膜炎症疾病

第一节 Vogt-小柳原田病

Vogt-小柳原田病（Vogt-Koyanagi-Harada disease，VKH）是一种免疫介导性疾病，临床上表现为双眼全葡萄膜炎伴有神经系统（脑膜刺激征）、听觉器官（耳鸣、听力下降）及皮肤损伤（白癜风、毛发脱落、白发）。典型的VKH病病程一般分为前驱期、急性葡萄膜炎期、慢性间歇期和慢性复发期四个阶段。

前驱期：一般持续1~2周，表现为非特异性流感样症状。

急性葡萄膜炎期：多有双眼视力突然下降。典型病例可见双侧急性后葡萄膜炎（脉络膜炎和脉络膜视网膜炎），持续数周。眼底可见后极部或中周部多发的黄白色病灶，对应渗出性视网膜脱离（exudative retinal detachment，ERD）。视盘水肿、后部脉络膜增厚、皱褶形成，以及轻度玻璃体炎症也是常见典型体征（图7-1-1）。

慢性间歇期：急性期经过数周进入慢性间歇期，可持续数月甚至数年，以葡萄膜组织和皮肤脱色素为主要表现。晚霞样眼底是此阶段特征性改变。

慢性复发期：表现为轻度的全葡萄膜炎伴有反复发作的前葡萄膜炎。此阶段多因糖皮质激素治疗不足或延迟治疗所致。

OCT最常用于观察VKH病急性期ERD及脉络膜改变。VKH的ERD可表现为浆液性视网膜脱离以及视网膜内积液。因炎症反应形成的纤维蛋白膜将ERD视网膜

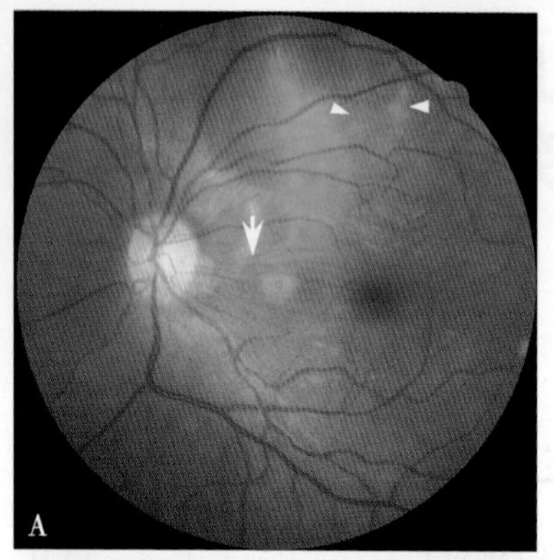

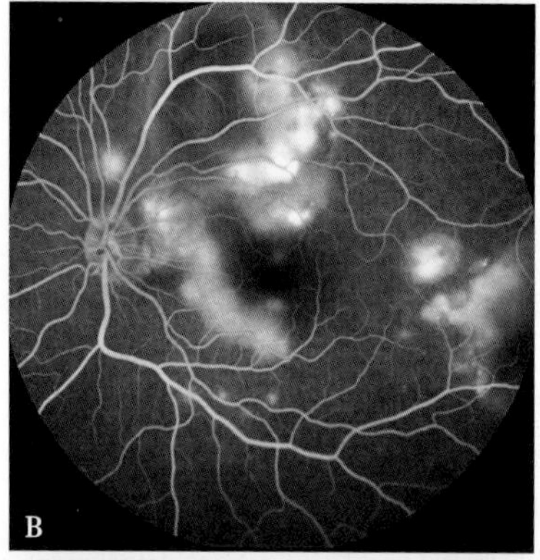

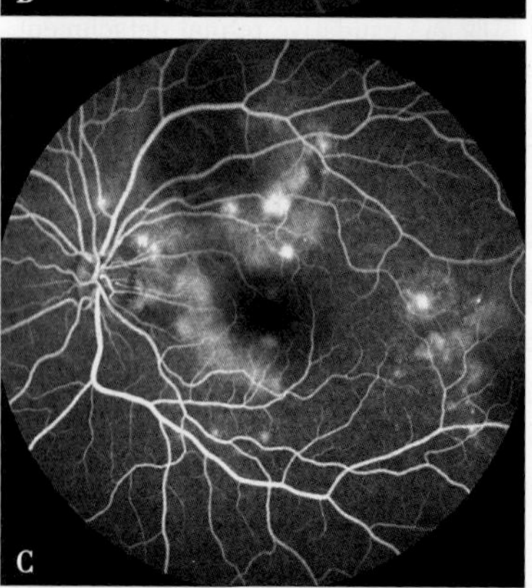

图 7-1-1 VKH 病急性葡萄膜炎期

A. 彩色眼底像：后极部多发黄白色病灶(白箭头)，对应渗出性浆液性视网膜脱离，脉络膜褶皱(白箭)；B. FFA 图像：早期后极部多发针尖样强荧光；C. FFA 图像：晚期后极部多发湖样强荧光积存渗漏。

下腔分隔成小格，与荧光造影中晚期多发荧光积存相对应。脉络膜皱褶可间接通过 RPE 对应的高反射条带显示为平滑度改变(图 7-1-2)。

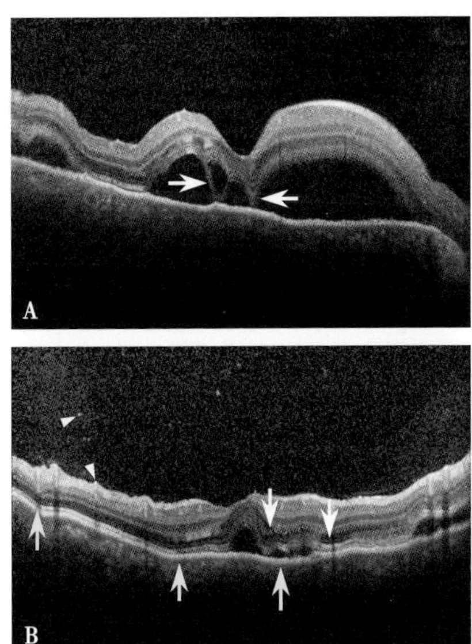

图 7-1-2　VKH 病急性葡萄膜炎期

A. OCT 图像：炎症反应形成的纤维蛋白膜(白箭)将 ERD 视网膜下腔分隔成小格；B. OCT 图像：可见浆液性视网膜脱离以及视网膜内积液(白箭)，RPE 高反射平滑度改变间接提示脉络膜皱褶(黄箭)，玻璃体腔与视网膜前高反射点提示炎症细胞(白箭头)。

第二节　特发性匐行性脉络膜炎

特发性匐行性脉络膜炎(serpiginous choroiditis，SC)是一种病因不明的累及双眼、慢性进行性进展的脉络膜炎。通常患者在黄斑受累后出现视力受损症状。SC 病变首先累及内层脉络膜，随后 RPE 与外层视网膜出现继发性病变。在检眼镜下病灶显示为伸展性地图样或蛇行性改变,炎症活动期呈黄白色,与相对正常区域交界欠清(图7-2-1A);疾病静止期病灶呈灰白色,与未受累区域分界线

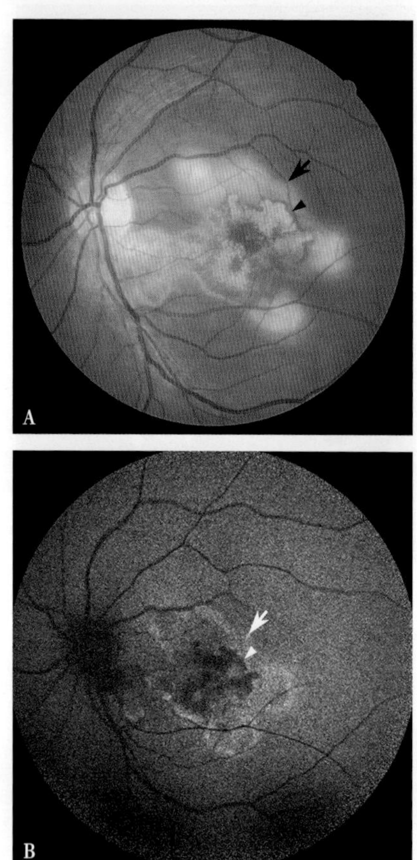

图 7-2-1　特发性匐行性脉络膜炎

A. 彩色眼底像:后极部病灶呈伸展性地图样或匐行性改变,在既往病变区边界(黑箭头)以外可见活动性病变区域,呈灰黄色,与周边未受累区域交界欠清(黑箭);B. AF 图像:后极部既往病变区呈低 AF,边界清晰(白箭头),其外可见高 AF,提示为活动性病变,与周边正常 AF 区域交界欠清(白箭)。

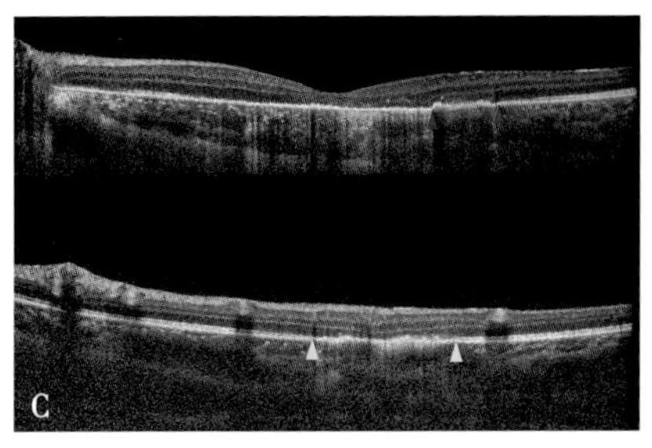

图 7-2-1(续)

C. OCT 图像:红箭头之间与黄箭头之间为炎症活动区域,可见外层视网膜界限不清的弥漫高反射,外核层内可见略高反射,提示炎症引起的水肿;外核层内点状高反射提示炎症细胞浸润;椭圆体区、RPE、Bruch 膜等反射以及与脉络膜毛细血管界限难以分辨;上图红三角箭头鼻侧为相对陈旧病变区域,RPE 对应反射薄变,下方脉络膜反射增强;下图黄三角箭头两侧为相对正常区域。

较为清晰。匐行性脉络膜炎复发较为常见,眼底单个病变一般在 2~8 周内趋于稳定,但同一只眼同时会有新病灶出现。

眼底自发荧光(AF)有助于观察病变活动性,在炎症活动期呈高 AF,未经治疗的炎症消退后因 RPE 受损逐渐转为低 AF(图 7-2-1B)。炎症活动期 OCT 显示为以炎性浸润为主的外层视网膜改变,包括外层视网膜和脉络膜分界模糊,RPE 上异常高反射,RPE、椭圆体区结构缺失以及外核层、Henle 纤维层界限不清,呈略高反射混浊。慢性期和晚期病例以萎缩性改变为主,具体表现为外层视网膜多层次结构缺失、RPE 薄变、视网膜囊性变、积液、相应部位脉络膜及外层视网膜反射增强(图 7-2-1C)。

第三节　急性带状隐匿性外层视网膜病变

急性带状隐匿性外层视网膜病变(acute zonal occult outer retinopathy,AZOOR)常见于年轻体健女性患者,主要症状为突然出现的闪光感以及视野暗点，病变主要发生于视网膜感光细胞与 RPE 层，发病初期检眼镜下病变轻微，相应受累区域可有视野暗区；随时间推移这些区域往往会出现色素上皮斑片状改变、骨细胞样沉着和脉络膜萎缩（图 7-3-1A、D）。如受累范围广泛，可能与视网膜色素变性相混淆。

眼底自发荧光检查（AF）常用于了解病变范围与活动性。AZOOR 起病早期患者可仅见斑驳片状高 AF 信号，视盘旁为最常受累区域，对应的 OCT 改变可仅表现为椭圆体区的连续性受损。随病程进展，AF 出现 AZOOR 特征性的“三区带”（图 7-3-1B、E），即：①分界线外正常 AF；②线状、斑驳状高 AF 为受累区域外轮廓；③受累区域 RPE 萎缩呈现低 AF。在低 AF 区域对应 OCT 显示为较为

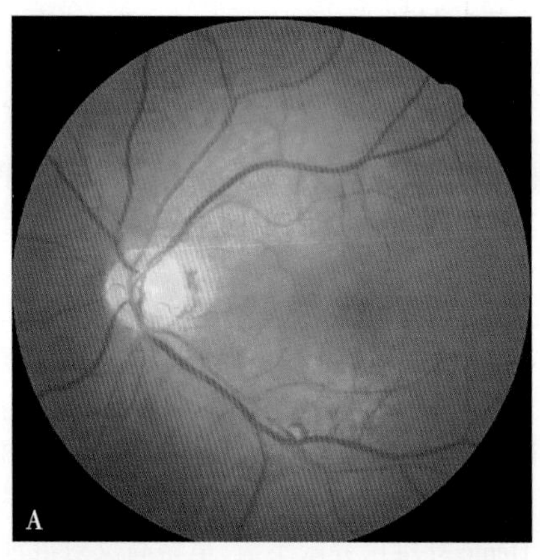

图 7-3-1　急性带状隐匿性外层视网膜病变进展期

A、D. 彩色眼底像：双眼后极部可见不同程度色素上皮斑片状改变、色素沉着和脉络膜萎缩；B、E. AF 图像：双眼后极部均可见特征性的“三区带”，右眼低 AF 范围大于左眼，低 AF 外均围以高 AF 带；C、F. OCT 图像：双眼较为广泛的外层视网膜结构改变，椭圆体区、外界膜、外核层对应的反射不同程度缺失，视网膜薄变，右眼 RPE 对应反射可见薄变。

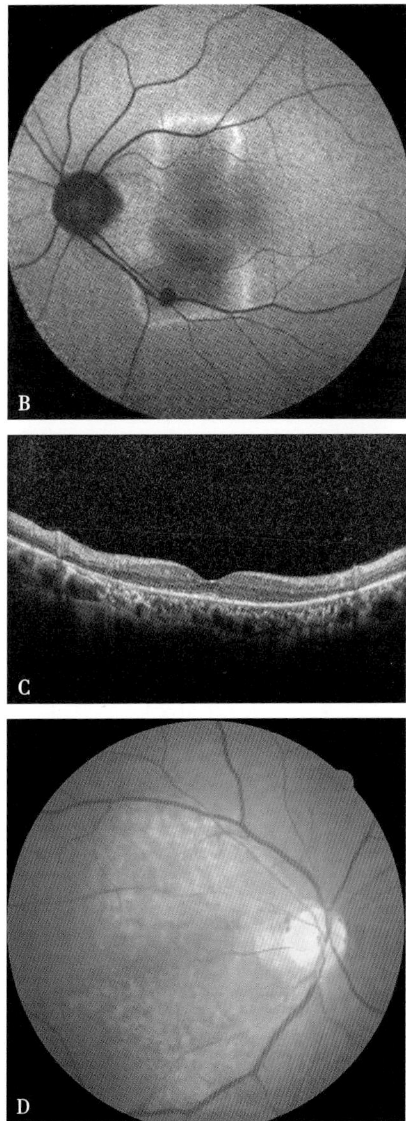

图 7-3-1(续)

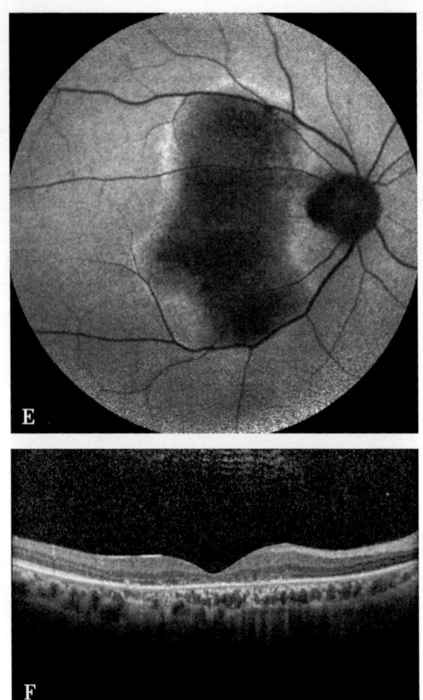

图 7-3-1（续）

广泛的外层视网膜结构改变，椭圆体区、外界膜、外核层可出现不同程度缺失致视网膜薄变，较为严重的病例还可出现 RPE 层结构破坏（图 7-3-1C、F）。

第四节　多发性一过性白点综合征

多发一过性白点综合征（multiple evanescent white dot syndrome，MEWDS），是一种急性起病、常见于青年人的多灶性视网膜病变。患者通常会出现急性单眼视力下降，伴有暗点遮挡与畏光。该病具有自限性，病程持续 6~8 周，无并发症及后遗症，多数患者视力可恢复至发病前。

极早期 MEWDS 的白点眼底改变在检眼镜下不易识

别，随时间推移逐渐病灶清晰（图 7-4-1A），借助 AF、FFA、ICGA 以及 OCT 等多模态影像学方法则有助于观察病灶（图 7-4-1，图 7-4-2）。典型的 MEWDS 在急性期检眼镜下可见位于外层视网膜和 RPE 的多发白点状病变，AF 可见界限清晰或欠清晰的点片状高 AF，在 FFA 静脉期后期与 ICGA 晚期分别显示为多发点状荧光着染伴轻微渗漏和多发散在点状弱荧光病灶（图 7-4-1，图 7-4-2）。

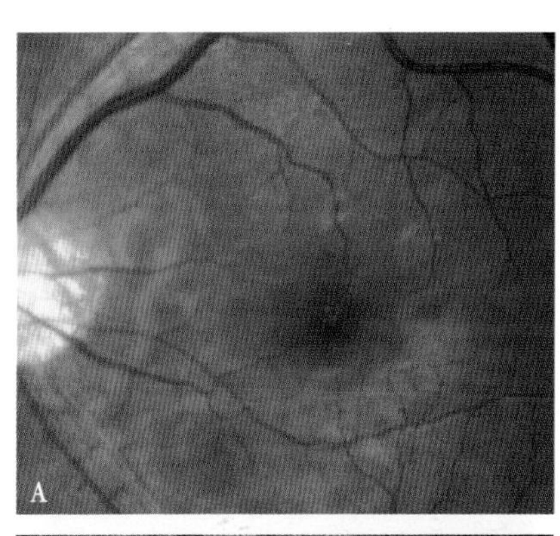

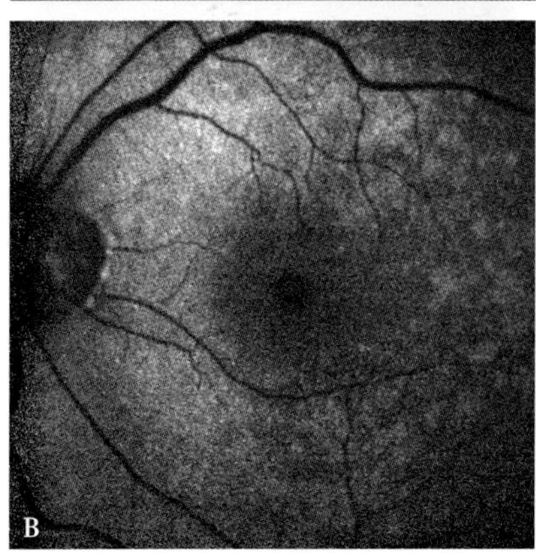

图 7-4-1 多发一过性白点综合征初期

A. 彩色眼底像：眼底改变轻微白点病灶肉眼难以分辨；B. AF 图像：后极部黄斑颞侧为主可见点状高 AF 信号。

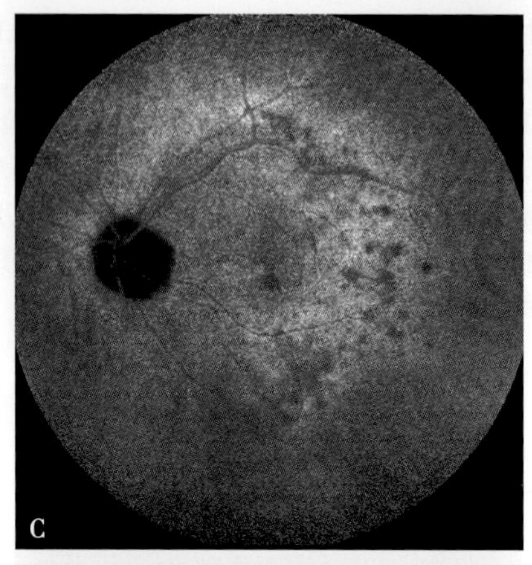

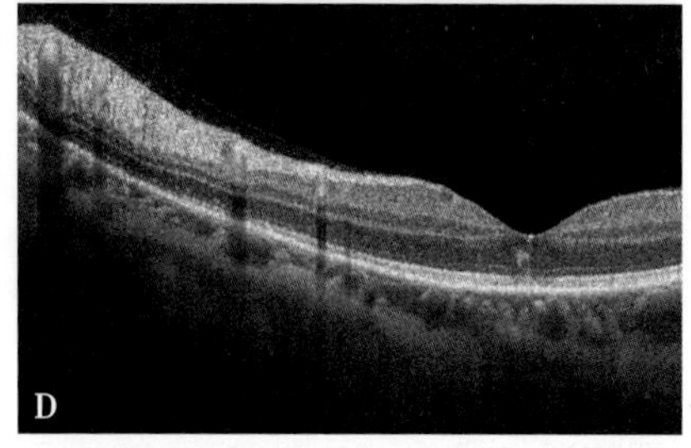

图 7-4-1（续）

C. ICGA 图像：晚期视盘颞侧弱荧光呈弥漫分布，黄斑中心凹颞侧可见多发点状弱荧光；D. OCT 图像：鼻侧病变区域可见椭圆体区、嵌合体区及外界膜缺失，中心凹下连续性受损，相应部位外核层可见高反射颗粒。

极早期 MEWDS 病例 OCT 检查可见区域性或弥漫性嵌合体区、椭圆体区、外界膜中断缺失，有些病例在黄斑中心小凹外核层可出现不规则高反射颗粒（图 7-4-1D）。病例进展至急性发病期外界膜、椭圆体区、嵌合体区、中断缺失分布更为弥漫，三者对应的高反射界限不清，可呈多灶性分布。

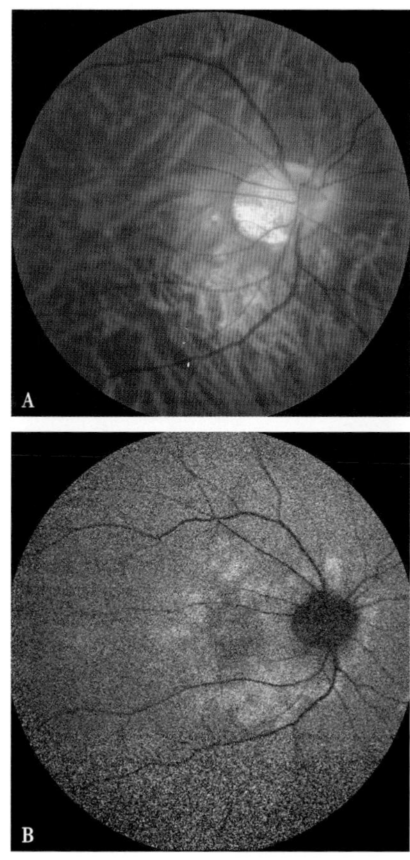

图 7-4-2　多发一过性白点综合征急性期

A. 彩色眼底像:后极部多发白点状改变,黄斑颞侧为著;B. AF 图像:黄斑颞侧及盘周点状高 AF 信号,部分融合成片状。

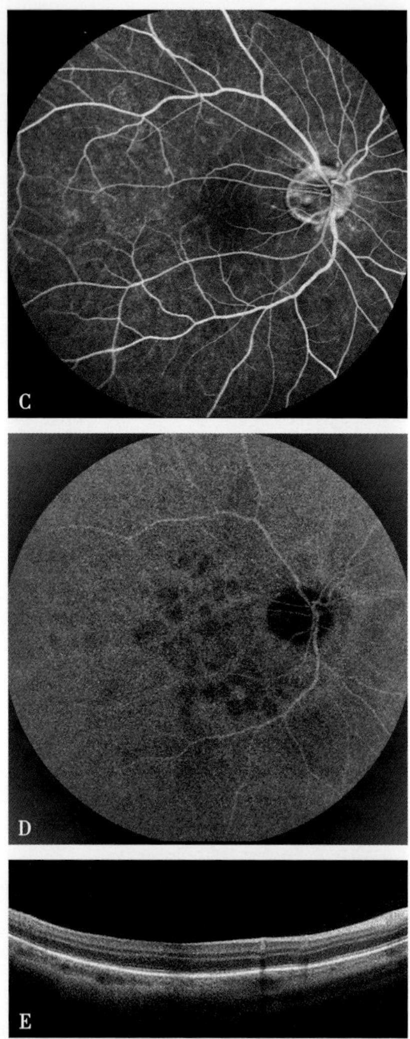

图 7-4-2(续)

C. FFA 图像:静脉期后极部黄斑颞侧及盘周多发点状强荧光;
D. ICGA 图像:晚期后极部黄斑颞侧及盘周多发点片状弱荧光;
E. OCT 图像:多灶间断分布的嵌合体区、椭圆体区及外界膜缺失,三者对应的高反射界限不清。

第五节 多灶性脉络膜炎伴全葡萄膜炎及点状内层脉络膜炎

多灶性脉络膜炎伴全葡萄膜炎（multifocal choroiditis and panuveitis，MCP）及点状内层脉络膜病变（punctate inner choroiditis，PIC）均为特发性炎症性疾病，其特点为累及双眼的外层视网膜和RPE下病变。这两种疾病有许多相似性，被认为属于同一疾病谱，而PIC是MCP的一个亚型。二者多见于年轻伴有近视的女性。在炎症活动期MCP可有玻璃体炎症（图7-5-2），而PIC通常不伴玻璃体炎症。在活动期病变表现为淡黄色或灰色的视网膜下环形不规则病灶（图7-5-1A），非活动性病变表现为散在分布于整个眼底的多灶性萎缩区，病灶边缘伴有色素。继发性CNV形成是最常见的引起视力下降的原因（图7-5-1D）。

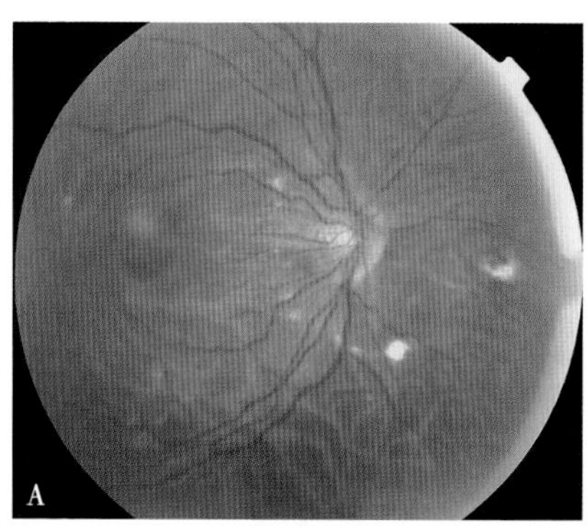

图7-5-1 多灶性脉络膜炎伴全葡萄膜炎及点状内层脉络膜病变炎症活动期

A. 彩色眼底像：分布于后极部的多发淡黄色或灰色的视网膜下环形不规则病灶，病灶边界欠清。

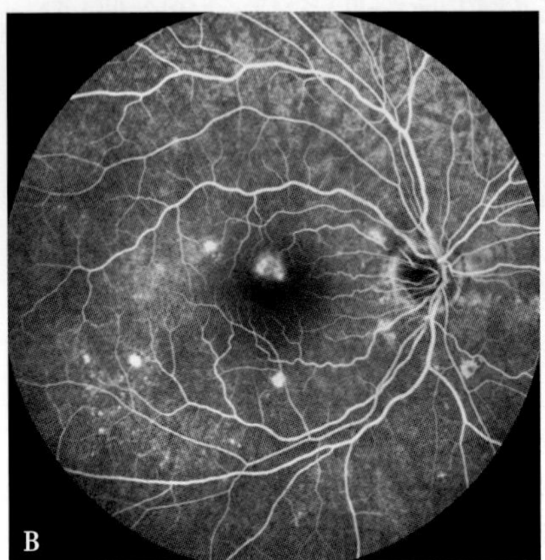

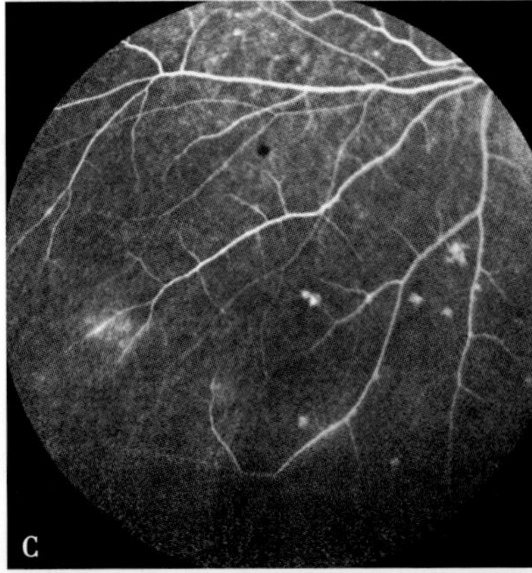

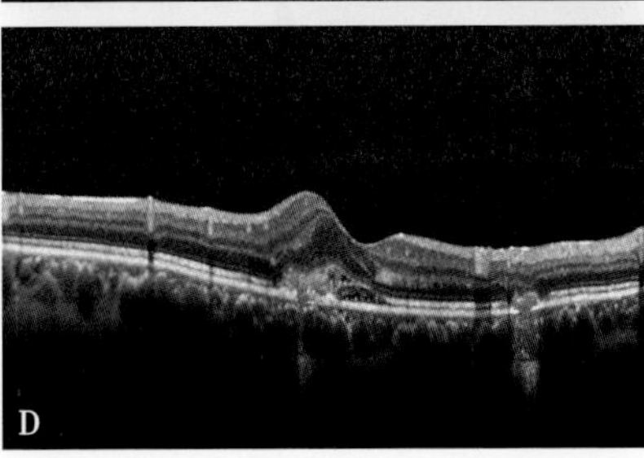

图 7-5-1(续)
B. FFA:静脉期,后极部中心凹上方强荧光渗漏病灶,边界不清,提示 CNV;后极部类圆形病灶呈强荧光着染,边界清晰无渗漏;C. FFA:静脉期,周边视网膜血管可见渗漏壁染,血管旁可见多发点状强荧光着染,提示 RPE 病变;D. OCT 图像:黄斑中心凹 RPE 连续性中断,以 RPE 上视网膜下为主的高反射病灶,其内可见低反射对应液性暗区,提示中心凹 CNV 形成,中心凹下方可见 RPE 连续性中断,其上均匀高反射,对应多灶脉络膜病变/PIC 病灶。

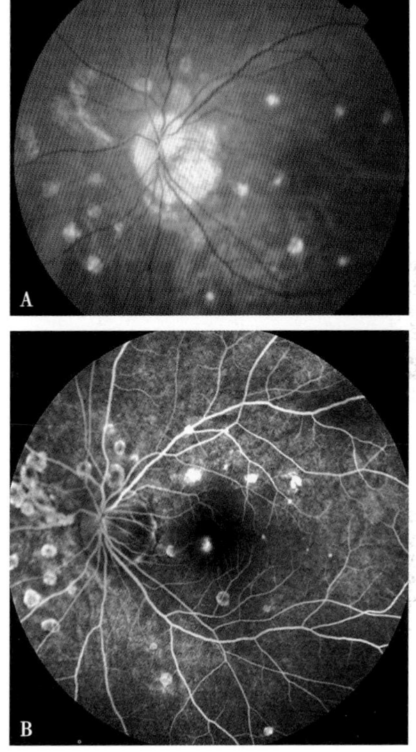

图 7-5-2　多灶性脉络膜炎伴全葡萄膜炎炎症活动期

A. 彩色眼底像:分布于后极部的多发病灶,黄斑区、颞上方血管弓内多发淡黄色或灰色的视网膜下环形不规则病灶,病灶边界欠清,鼻侧视网膜可见散在分布的多灶性萎缩区,病灶边缘伴有色素;B. FFA:静脉期,后极部中心凹鼻侧强荧光渗漏病灶,边界不清,提示 CNV,拱环上方血管弓内可见多发类圆形强荧光,边界欠清,鼻侧视网膜可见多发环形强荧光,边界清晰无渗漏。

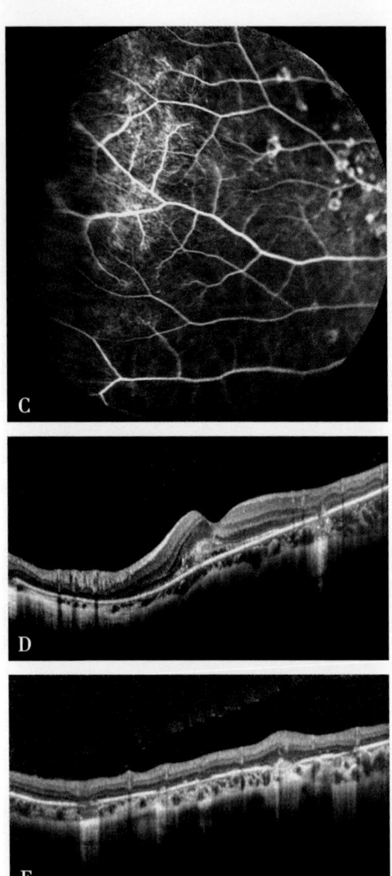

图 7-5-2(续)

C. FFA:静脉期,鼻侧周边视网膜血管可见渗漏壁染,毛细血管扩张及微血管瘤,散在多发点状、环状、类圆形强荧光着染,提示RPE 病变;D. OCT 图像:黄斑区玻璃体腔可见点状高反射,提示玻璃体炎症细胞,中心凹以 RPE 上视网膜下为主的高反射病灶,其内可见低反射对应液性暗区,提示中心凹 CNV 形成,旁中心凹椭圆体区反射缺失,中心凹颞上方炎性病灶处可见 RPE 连续性中断;E. OCT 图像:鼻侧玻璃体腔可见点状高反射,提示玻璃体炎症细胞,脉络膜病灶对应的椭圆体区及 RPE 反射缺失,部分病灶可见 RPE 上团块状高反射,病灶处脉络膜毛细血管层缺失。

第六节 急性梅毒性后部盘状脉络膜视网膜炎

二期和三期梅毒可有眼后段受累，通常表现为后部葡萄膜炎伴脉络膜炎，即急性梅毒性后部盘状脉络膜视网膜炎（acute syphilitic posterior placoid chorioretinitis，ASPPC），是眼部梅毒较为特征性的改变之一。临床上可见累及单眼或双眼的黄斑区单发或多发的圆形、淡黄色病灶，对应区域可见外层视网膜及 RPE 病变（图 7-6-1A、B）。OCT 有助于 ASPPC 的诊断，特征性影像学征象为包括 RPE、嵌合体区、椭圆体区结构在内的外层视网膜结构的缺失、紊乱以及梅毒结节（图 7-6-1C）。

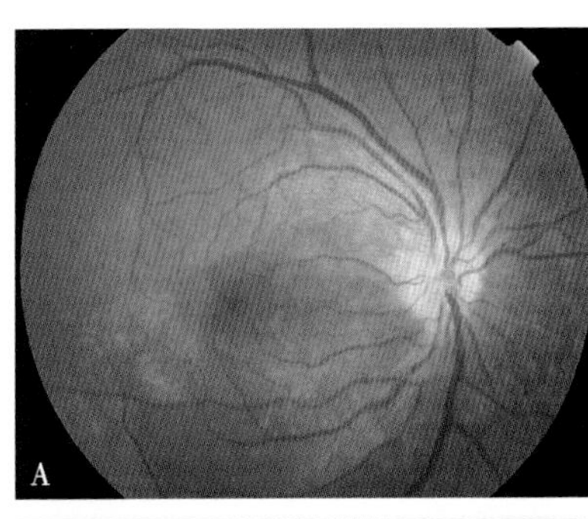

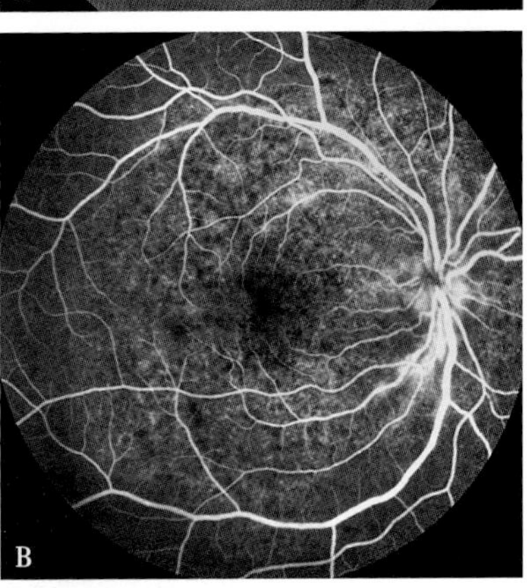

图7-6-1 急性梅毒性后部盘状脉络膜视网膜炎
A. 彩色眼底像：分布于后极部黄色盘状病灶，病灶边界欠清；B. FFA：静脉期视盘强荧光渗漏，后极部呈弥漫斑驳分布的点片状强弱荧光，视网膜动静脉血管壁染渗漏。

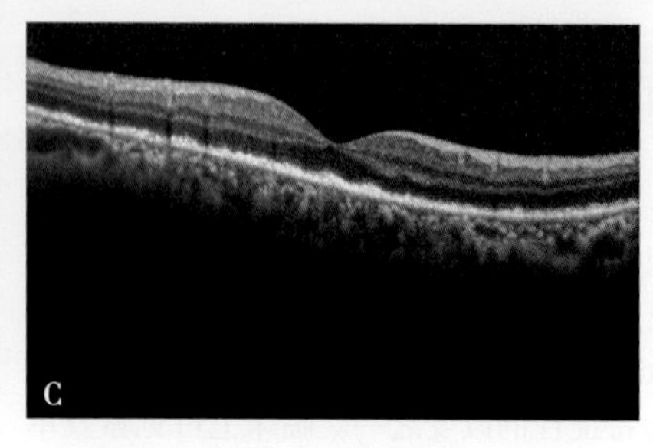

图 7-6-1(续)
C. OCT 图像:黄斑区外层视网膜结构(RPE、椭圆体区)可见广泛缺失与结构紊乱,RPE 上可见多量颗粒样高反光(梅毒结节)。

(李 倩)

第八章

眼底肿瘤

第一节 视盘毛细血管瘤

视盘毛细血管瘤(hemangioma of optic disc),起源于视盘实质的良性肿瘤。发生机制不清,多认为是先天发育异常引起的血管性错构瘤。有2种类型:①内生型(局限型),瘤体红色或橙红色,边界清晰,由视盘表面球形隆起突向玻璃体腔;②外生型(弥散型),瘤体橘黄色,边界不清,多位于视盘偏中心,遮挡部分视盘边缘,并向视盘外视网膜下伸展。

视盘毛细血管瘤早期无明显症状,随着瘤体长大,压迫视盘,或瘤体渗出累及黄斑,引起视力下降。少数患者出现严重并发症,如渗出性视网膜脱离、视网膜下出血、玻璃体积血等,严重可导致患者失明。

视盘毛细血管瘤主要由增生的血管内皮细胞组成,并有富含类脂质的细胞及增生的神经胶原纤维。OCT检查未能显示视盘毛细血管瘤的瘤体自体血管,更突出的作用是显示瘤体的形态、部位、深度、厚度及其引发的周围视网膜病变,表现为:肿瘤部位视盘结构破坏,肿瘤呈穹窿状隆起,结构紊乱。外生型视盘毛细血管瘤表面可见致密的神经纤维层反射条带(图8-1-1),而内生型瘤体反射均匀,无明显层次(图8-1-2)。瘤体内无可见的自体血管管腔结构;肿瘤深层光衰减而产生对应的光学阴影;瘤体周围可有视网膜神经上皮层水肿增厚、脂类渗出高反射及视网膜神经上皮层脱离等。

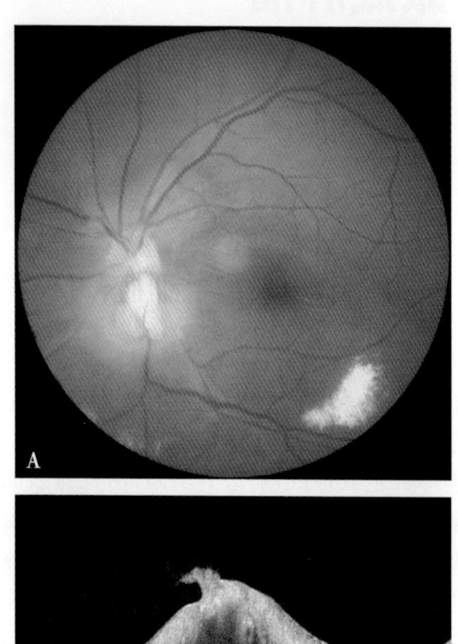

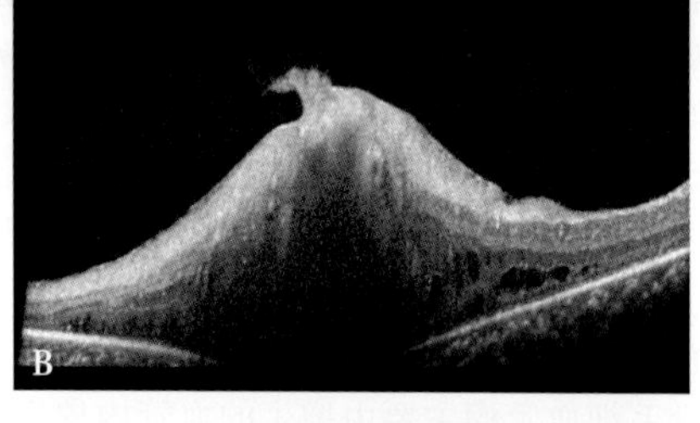

图 8-1-1　视盘毛细血管瘤(外生型)

A. 彩色眼底像:视盘下半部橘黄色、圆形隆起病灶,向视盘下方视网膜下延伸,边界不清,瘤体中部黄白色纤维增殖,肿瘤渗漏引起下方视网膜脱离及黄斑颞下硬性渗出;B. OCT 图像:瘤体隆起,边界不清,瘤体内中高反射,瘤体表面可见神经纤维层反射条带,神经纤维层下可见的管状结构为视网膜分支血管断层,瘤体深层反射逐渐衰减,瘤体周围视网膜水肿增厚。

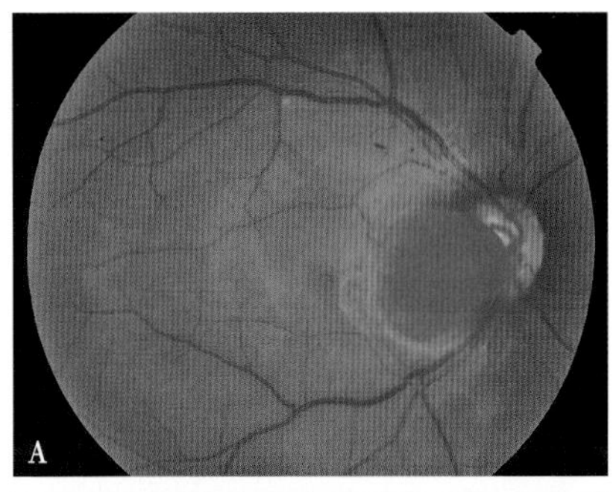

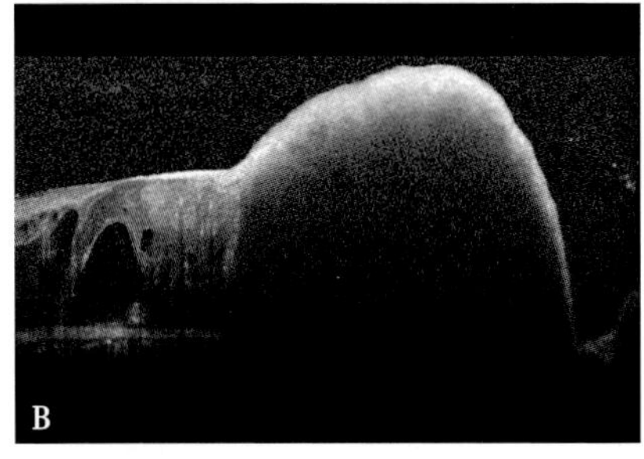

图 8-1-2 视盘毛细血管瘤(内生型)
A. 彩色眼底像:视盘颞侧橘红色圆形隆起,边界清晰,突向玻璃体腔,瘤体周围视网膜灰白色水肿;B. OCT 图像:瘤体隆起,边界清,瘤体表层高反射,瘤体内结构均匀,反射逐渐衰减,瘤体颞侧视网膜水肿增厚。

第二节 视盘黑色素细胞瘤

视盘黑色素细胞瘤(optic disc melanocytoma,ODM),是原发于视盘的良性肿瘤,常单眼发病,病因不清,通常被认为是一种先天性的错构瘤。

初期患者无症状,当肿瘤增大严重压迫视神经纤维及血管时,可导致缺血性视神经病变,从而引起视野缺损、视力下降。

眼底检查视盘黑色素细胞瘤位于视神经乳头上，大部分偏中心生长，遮盖部分视盘缘，也有病灶遮盖整个视盘。瘤体表面光滑，边界浸润状，界限不清；黑色或棕黑色，高度通常小于 2mm；表面及其周围视网膜血管扭曲，周围视网膜可发生轻度水肿。

视盘黑色素细胞瘤主要由色素浓密的瘤细胞组成，生长极为缓慢，可向深部延展至巩膜筛板后，或侵及邻近的视网膜和脉络膜，需与脉络膜黑色素瘤鉴别。

视盘黑色素细胞瘤 OCT 表现：瘤体隆起，过高的色素使得瘤体表面呈现高反射，并阻碍了肿瘤深层的 OCT 反射成像，使瘤体内呈低反射，结构不清。肿瘤表面视网膜的组织结构紊乱；ODM 可浸润压迫视神经、视盘周围脉络膜和视网膜；ODM 色素、瘤细胞、脂质可包绕表面的视网膜血管，并可游离、播散至玻璃体内，形成散在点状高反射病灶（图 8-2-1~图 8-2-3）。

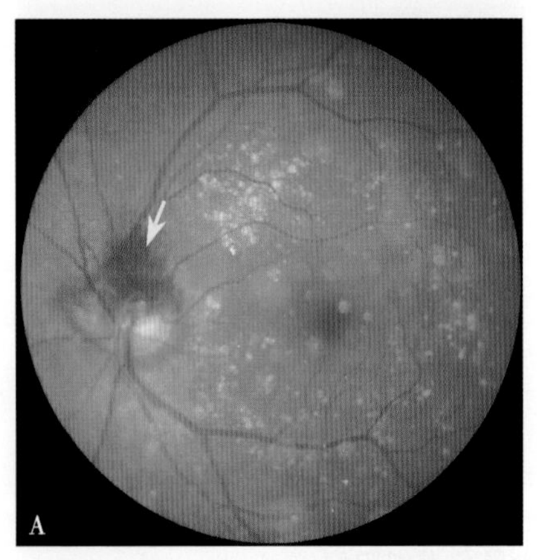

图 8-2-1　视盘黑色素细胞瘤

A. 彩色眼底像：视盘上方黑色素细胞瘤，色素包绕视网膜动、静脉（黄箭），黄斑部散在黄白色玻璃膜疣。

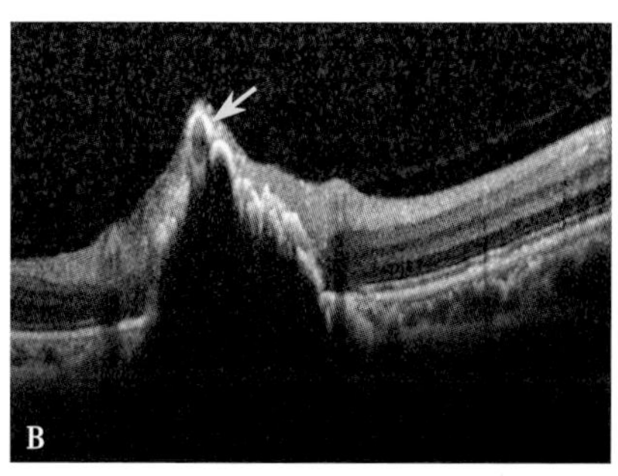

图 8-2-1(续)

B. OCT 图像:ODM 部位视盘结构破坏,ODM 瘤体表面高反射,内部低反射,表层可见视网膜血管管腔(黄箭),瘤体表面不均匀高反射为致密色素。

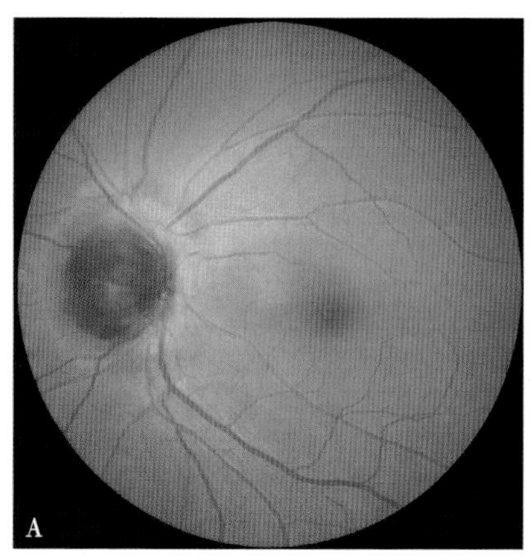

图 8-2-2 视盘黑色素细胞瘤

A. 彩色眼底像:视盘部位黑色隆起病灶,圆形、表面光滑,视盘完全不见,出视盘的视网膜血管移位。

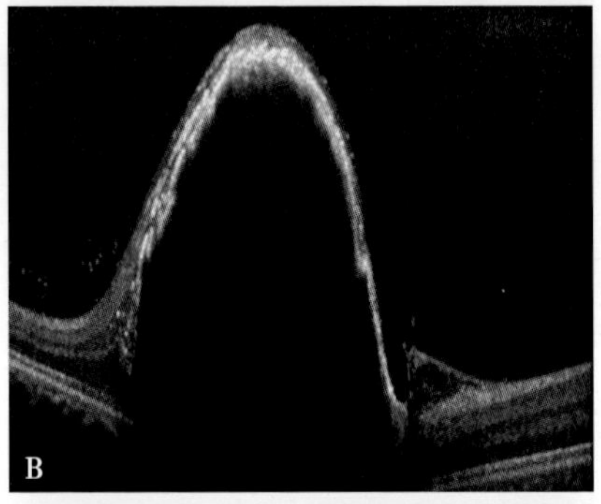

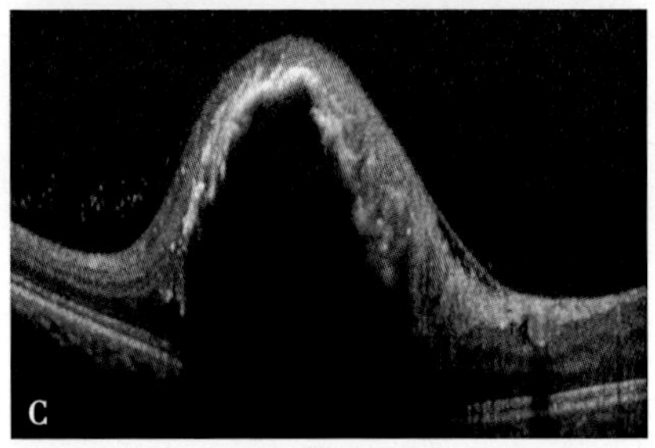

图 8-2-2(续)

B. OCT 图像:ODM 中部,视盘结构完全消失,ODM 挤压视网膜血管移位,瘤体内低反射,瘤体中部高度膨胀隆起,表层弥漫不规则片状高反射,表面视网膜受挤压,分层结构不清;C. OCT 图像:ODM 下部,瘤体内低反射,表层弥漫不规则片状高反射为细胞、色素不均的瘤体组织,表面可见神经纤维层,层间细小规则的点状高反射灶可能为细小的视网膜血管。

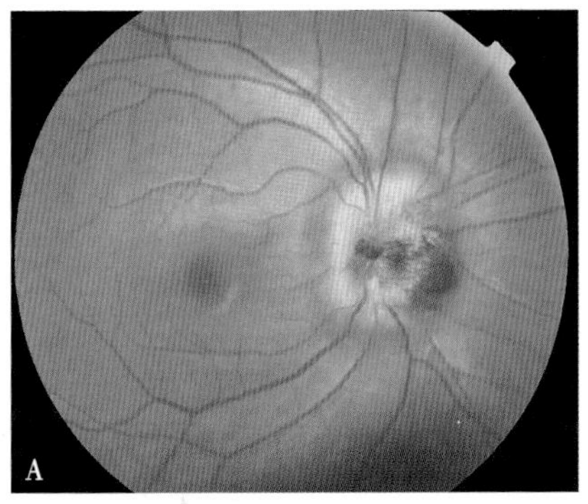

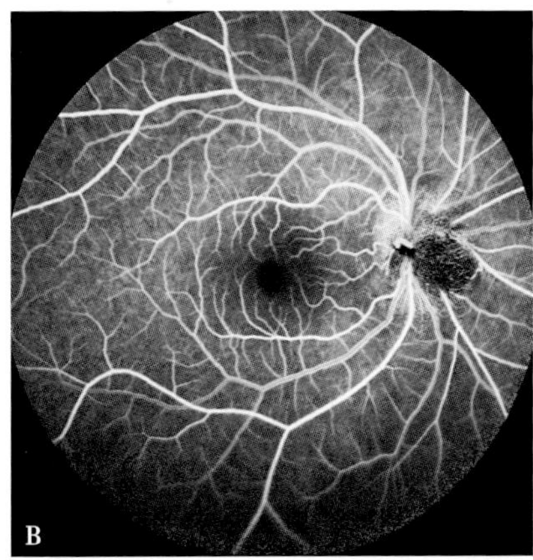

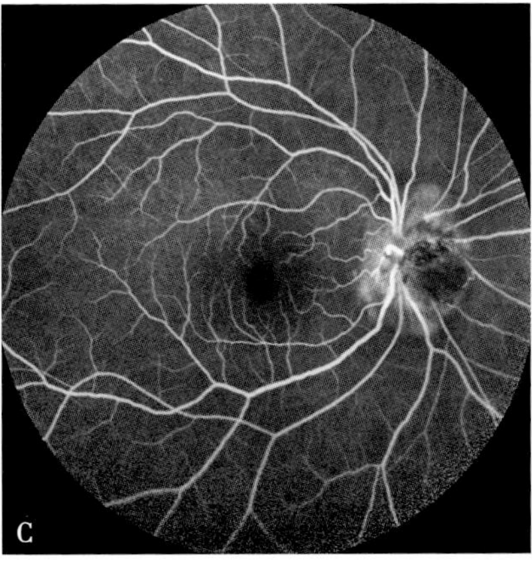

图 8-2-3　视盘黑色素细胞瘤
A. 彩色眼底像：ODM 隆起，挤压视盘结构完全消失，视盘上方、颞侧及下方视网膜水肿；B、C. FFA 图像：静脉期瘤体弱荧光，表面密集细小血管，晚期瘤体持续弱荧光，周围荧光渗漏。

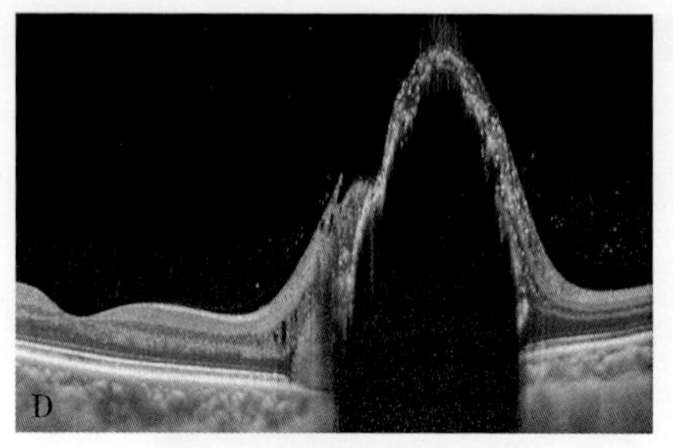

图 8-2-3(续)

D. OCT 图像:ODM 内部低反射,表面浸润神经纤维层,密集点状高反射为 ODM 表层视网膜辐射状毛细血管断层成像,瘤体周围视网膜水肿。

第三节　视网膜母细胞瘤

视网膜母细胞瘤(retinoblastoma),是儿童期最常见的原发性眼内恶性肿瘤,90% 以上 3 岁前发病,多因白瞳或斜视就医;极少成人发病。部分患儿有遗传因素,患儿父母患有该病或携带突变基因;另一部分患者是由其自身视网膜母细胞的突变造成的。

视网膜母细胞瘤按照形态分为孤立型及弥漫型,按照其临床表现分为眼内期、青光眼期、眼外期及全身转移期。眼底检查:瘤体起自视网膜神经上皮层内,可单发也可多发,早期瘤体较小,呈半透明浅白色;长大后为瓷白色不规则实性隆起,其内可见血管。肿瘤向内生长突破内界膜至玻璃体,向外生长至视网膜神经上皮层下,甚至浸润视神经到达眶内及颅内。眼超声检查及 CT 检查可协助诊断。

视网膜母细胞瘤的肿瘤细胞为未分化的小瘤细胞,胞浆极少;有血管滋养的瘤细胞生长迅速,供血不足的肿瘤组织可发生缺氧坏死,形成钙化灶。

视网膜母细胞瘤早期的 OCT 检查具有特征性表现。文献报道,视网膜母细胞瘤 95% 可能起自内核层,另外 5% 起源不确定为内核层或外核层。视网膜母细胞瘤的

瘤体位于视网膜神经上皮层内，中高反射；瘤体侧缘边界不清，向内、外核层不规则延伸（图 8-3-1）。所有病例病灶

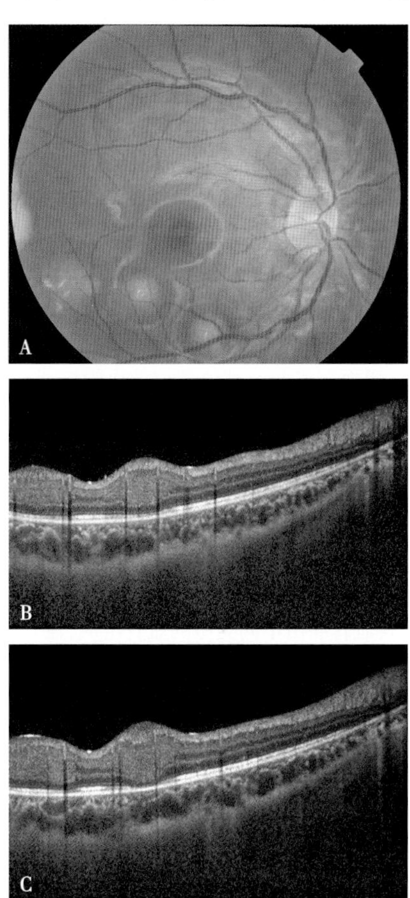

图 8-3-1 视网膜母细胞瘤

A. 彩色眼底像：黄斑颞侧及颞下多个灰白色圆形病灶，轻度隆起；B. OCT 图像：病灶均匀中等反射，位于视网膜神经纤维层下，神经节细胞层破坏，可见病灶表层的视网膜小分支动、静脉断层点状高反射及其后的反射衰减；C. OCT 图像：上述病灶不同位置断层，可见病灶深部，已破坏外界膜、肌样体带、椭圆体区和嵌合体区，光感受器细胞外节结构不清。

部位的内核层、外丛状层、外核层和外界膜层连续性破坏；70%可见肿瘤内微小钙化，表现为点状高反射病灶，其后有光衰减低反射。

第四节　脉络膜血管瘤

脉络膜血管瘤（choroidal hemangioma）是一种在先天血管发育不良的基础上形成的脉络膜良性肿瘤，多见于成人。病变位于视网膜下，橘红色隆起。按其临床表现及病理改变，分为孤立型和弥漫型两种类型：①孤立性脉络膜血管瘤（circumscribed choroidal hemangioma）多发于后极部，表现为孤立的、边界清晰的视网膜下橘红色隆起病灶，不伴有颜面部皮肤或其他部位的血管瘤或血管扩张。②弥漫性脉络膜血管瘤（diffused choroidal hemangioma）累及大部分脉络膜，甚至全脉络膜；瘤体弥漫隆起，边界不清。如合并颅内血管瘤、颜面部血管瘤及青光眼，称为Sturge-Weber综合征。瘤体大的孤立性脉络膜血管瘤和弥漫性脉络膜血管瘤均可因继发视网膜脱离、青光眼、视神经萎缩等引起患者失明。

脉络膜血管瘤由不同类型的血管组成，血管间有纤维结缔组织。孤立性脉络膜血管瘤依据所含血管的形态分为毛细血管型、海绵窦型及混合型，血管瘤和周围的脉络膜组织间有压缩的脉络膜黑色素细胞，形成明显的瘤体边界。弥漫性脉络膜血管瘤多为海绵窦状血管瘤，或为海绵窦状血管瘤合并毛细血管瘤。脉络膜血管瘤进展，累及黄斑引起黄斑部渗漏、黄斑皱褶；瘤体表面视网膜色素上皮可发生纤维化，神经上皮层囊样变形成视网膜劈裂，也可继发渗出性视网膜脱离。

孤立性脉络膜血管瘤OCT检查具有特别明显的特征性改变。所有病例中，血管瘤的瘤体呈穹窿样隆起，坡度缓和，表面轮廓光滑；瘤体膨胀扩张，扩张的血管界面可见脉络膜血管层，包括毛细血管层、Haller层，Sattler层；瘤体表层没有脉络膜毛细血管压缩，瘤体内大血管管径是正常脉络膜中、大血管的4~6倍（图8-4-1~图8-4-3）。光学

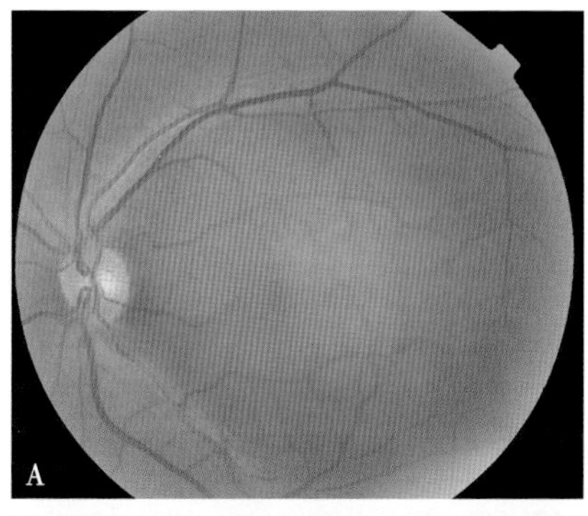

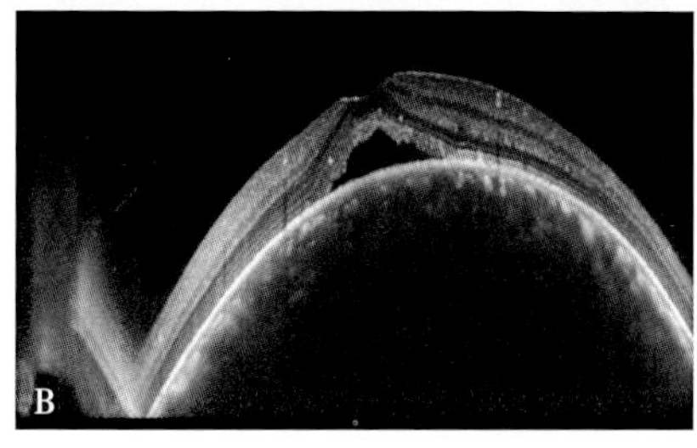

图 8-4-1 脉络膜血管瘤

A. 彩色眼底像：黄斑部橘红色隆起病灶，表面散在色素；B. OCT 图像：黄斑部病灶穹窿样隆起，瘤体浅层可见特征性脉络膜血管样断层结构，如脉络膜毛细血管层、Haller 层的管腔结构；表面 RPE 完整光滑，中心凹下神经上皮脱离。

遮蔽导致较深的脉络膜细节欠清晰。所有病例中，Bruch 膜完整。40%~70% 病例出现视网膜色素上皮变薄，视网膜下液体，椭圆体区和外界膜缺失，外核层和外丛状层破坏等视网膜神经上皮外层的破坏（图 8-4-2 和图 8-4-3）。30% 左右病例累及视网膜内层，发生内核层结构破坏，内丛状层水肿（图 8-4-3）。所有病例中，神经节细胞层和神经纤维层正常。

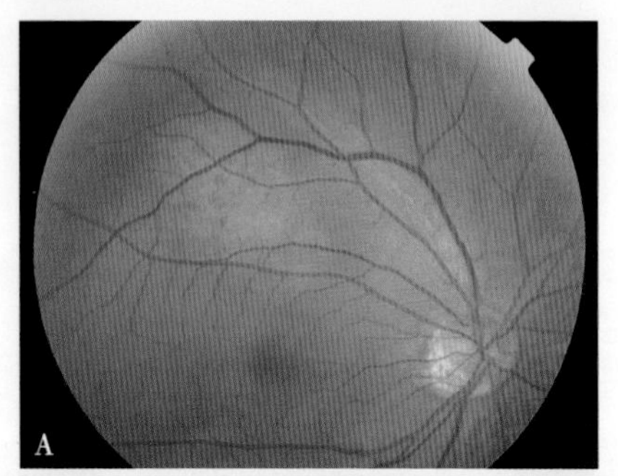

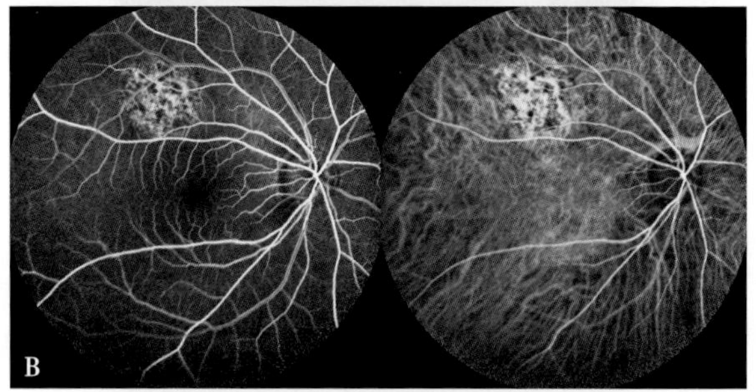

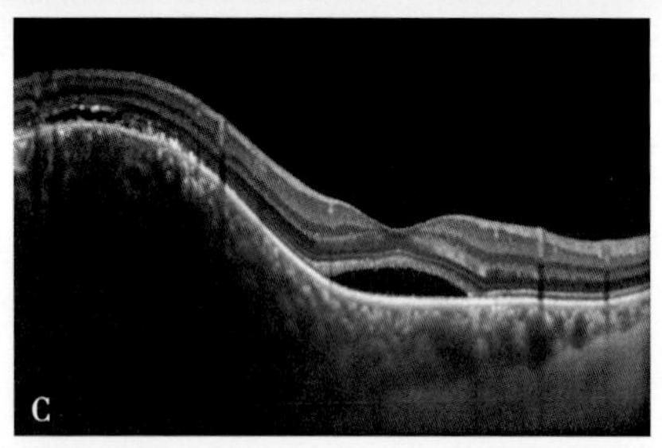

图 8-4-2　脉络膜血管瘤

A. 彩色眼底像：黄斑颞上 1PD 外橘红色隆起病灶，表面散在色素；B. FFA 图像（左）及 ICGA 图像（右）：FFA 静脉期和 ICGA 早期，病灶位于黄斑颞上 1PD 外，病灶内密集粗大的血管网显影；C. OCT 图像：黄斑颞上病灶穹窿样隆起，坡度缓和；瘤体浅层可见脉络膜毛细血管层，瘤体中部因光衰减导致深层结构不清；瘤体边缘累及黄斑下，可见瘤体内大血管；表面 RPE 不规则，可见视网膜下液，椭圆体区和外界膜缺失；黄斑部神经上皮脱离，椭圆体区和光感受器细胞外节增厚融合。

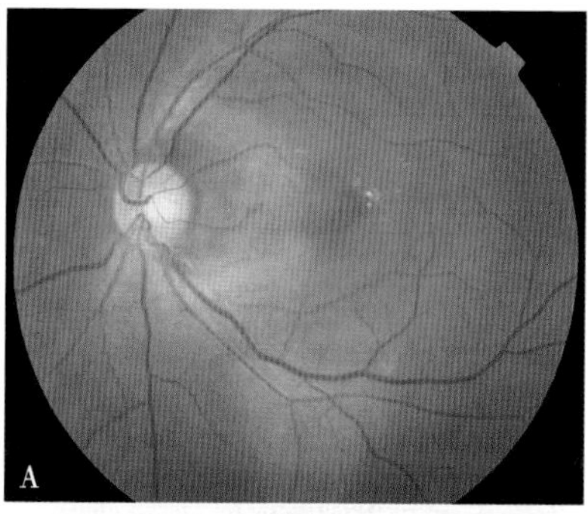

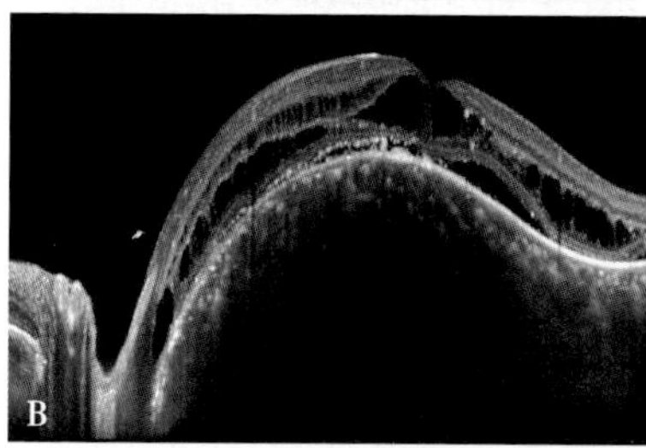

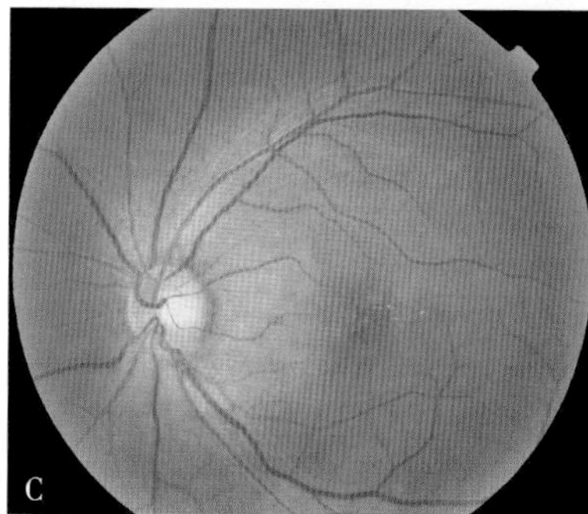

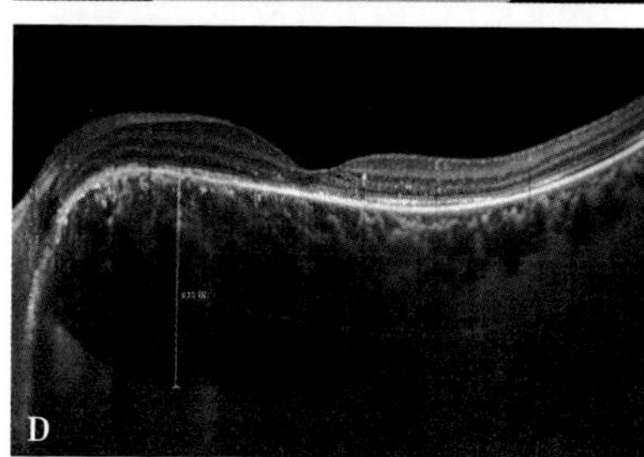

图 8-4-3　脉络膜血管瘤光动力治疗前后

A. 彩色眼底像：治疗前视盘颞侧至黄斑部橘红色隆起病灶，黄斑中部黄白色点状硬性渗出；B. OCT 图像：治疗前病灶隆起，浅层可见脉络膜血管样反射，深层因反射衰减结构不清，全层厚度不可测，瘤体表面视网膜神经上皮神经节细胞层和神经纤维层正常，余部各个层次结构完全破坏，多层层间劈裂及视网膜下液；C. 彩色眼底像：PDT 治疗后 1 个月，瘤体缩小；D. OCT 图像：PDT 治疗后 1 个月，瘤体变平，可观察瘤体全层厚度，浅层可见粗大血管网的断层像，深层结构不清，表面神经上皮水肿消退，神经上皮内层结构恢复，光感受器、椭圆体区等结构部分恢复。

第五节　脉络膜骨瘤

脉络膜骨瘤（choroidal osteoma）是一种少见的脉络膜良性肿瘤，好发于青年女性，可双眼发病。脉络膜骨瘤多位于眼底后极部，环绕视盘周围及黄斑区生长。病灶扁平且低度隆起，为不规则圆形或扇贝形，界限清晰，边缘锐利，颜色可为橘红色、黄褐色或黄白色。由于病变位置不同、病程不同，患者症状各异。轻者无症状，生长于视盘颞侧的脉络膜骨瘤累及黄斑，可引起视物模糊、视物变形，或严重的视力下降。

脉络膜骨瘤发生机制不清。多数学者认为脉络膜骨瘤是一种骨性迷离瘤，为中胚叶胚胎性骨组织残留在脉络膜内发展而成。组织病理检查可见脉络膜骨瘤由致密的骨小梁组成，其间有海绵窦腔隙及毛细血管。脉络膜骨瘤继发损伤主要有：肿瘤表面视网膜色素上皮萎缩或增生；亦可合并浆液性视网膜神经上皮脱离；25% 脉络膜骨瘤继发脉络膜新生血管。黄斑区浆液性视网膜神经上皮脱离，感光细胞萎缩，继发脉络膜新生血管渗出、出血，也将致视力受损。

脉络膜骨瘤的超声检查及 CT 检查可协助诊断。OCT 检查亦有突出特征性表现。脉络膜骨瘤的 EDI-OCT 特征包括：脉络膜骨瘤表面光滑，波状起伏。所有病例肿瘤具有分层特征，呈高反射的板层样结构，或偶尔出现海绵样外观；病灶部位脉络膜压迫，脉络膜血管层次结构完全消失；病灶内偶见水平或垂直的管状结构（结合病理，推测为血管或哈弗斯骨管）（图 8-5-1）。继发性改变主要表现为外层视网膜退行性改变，Bruch 膜至外界膜都可发生结构异常。钙化的脉络膜骨瘤表面感光细胞完好，而脱钙的脉络膜骨瘤表面感光细胞萎缩、脱失明显（图 8-5-2）。内层视网膜结构完整。部分脉络膜骨瘤可继发脉络膜新生血管引起黄斑部出血（图 8-5-3）。

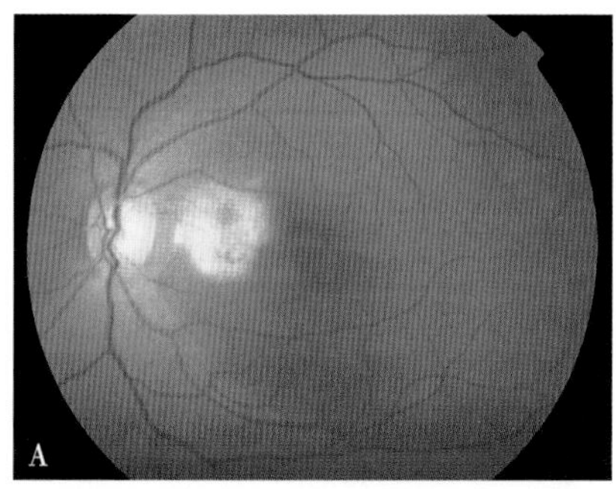

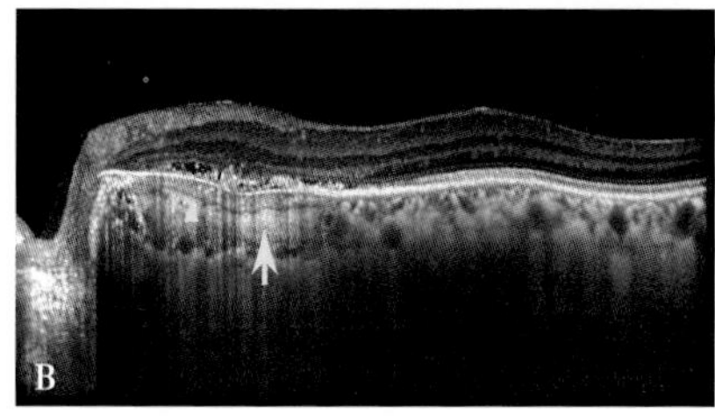

图 8-5-1 脉络膜骨瘤

A. 彩色眼底像:视盘颞侧黄白色扁平隆起病灶;B. OCT 图像:病灶位于视网膜下,病灶部位脉络膜结构完全消失,取而代之的是高反射的海绵状骨小梁外观(黄箭);水平低反射的管状结构(血管或哈弗斯骨管,黄箭头),病灶表面 RPE 完整,视网膜外层结构破坏,有少量视网膜下液。

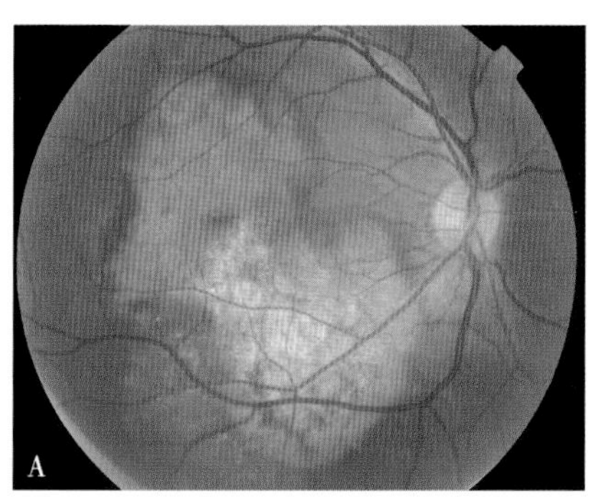

图 8-5-2 脉络膜骨瘤

A. 彩色眼底像:黄斑区橘黄色扁平病灶。

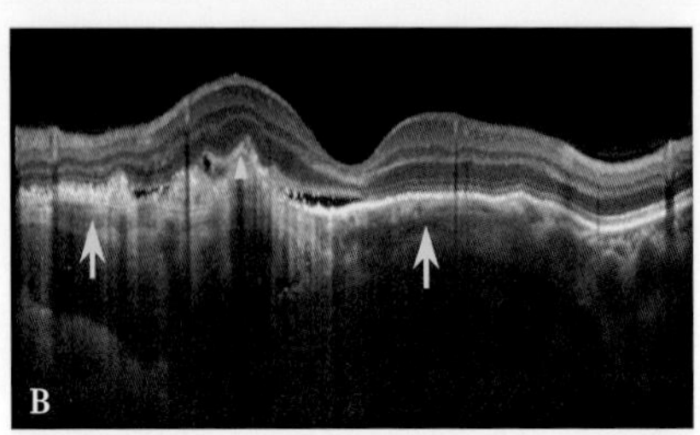

图 8-5-2(续)

B. OCT 图像:病灶位于视网膜下,弥漫不均匀海绵状及分层样高反射(黄箭头);病灶脱钙区域致密高反射,表面的 RPE 层至外界膜破坏(黄箭);少量视网膜下液。

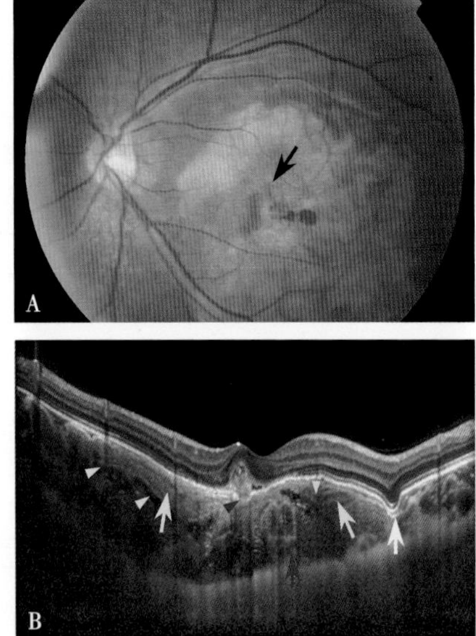

图 8-5-3　脉络膜骨瘤合并脉络膜新生血管

A. 彩色眼底像:黄斑部黄白色扁平隆起病灶,中部脉络膜新生血管(黑箭)及出血;B. OCT 图像:病灶位于视网膜下,白色线条样高反射为骨板样结构(黄箭);水平低反射的管状结构(血管或哈弗斯骨管,黄箭头);低反射区域中可见多发点状高反射病灶,为不同程度的钙化区域(红箭);黄斑中部 CNV(红箭头);病灶部位脉络膜结构完全消失,病灶边缘脉络膜凹陷(白箭)。

第六节 脉络膜痣

脉络膜痣(choroidal nevi)是一种先天性脉络膜良性病变,患者出生时即存在,多在青少年后色素加重,陆续出现无症状的脉络膜色素性病灶。可以单眼发病,也可以双眼同时发病;病灶可单个发生,也可呈现散在多发状态。脉络膜痣在眼底表现为视网膜下轻度隆起甚至不隆起病灶,颜色为浅灰色至黑灰色;圆形或不规则类圆形,表面光滑,边界不清;大小0.5~10mm,多3mm左右,厚度一般不超过2mm。患者多无明显症状,极少的黄斑中心病灶发生轻微渗漏,引起其表面的视网膜神经上皮脱离,导致患者轻微的视物模糊,视物变小。

脉络膜痣为先天性,由来自神经嵴的、富含色素的、不典型的黑色素细胞构成,多数位于脉络膜深层大中血管所在的脉络膜组织中,可累及脉络膜毛细血管层,继发视网膜色素上皮变性改变,引起含脂褐质的巨噬细胞积聚继而产生脉络膜痣表面橙色的色素斑。罕有恶变。

脉络膜痣的OCT表现与其在脉络膜的深度位置及色素是否致密有关。脉络膜痣病灶光滑,扁平或轻度的圆顶样隆起;病灶自身为较强的高反射,深部因明显光衰减而呈现低反射;病灶挤压脉络膜毛细血管,使其变薄、萎缩(图8-6-1,图8-6-2)。近半数患者脉络膜痣表面视网膜色素上皮变性、萎缩,其表面光感受器萎缩缺失,少数患者出现极少的视网膜下液,外界膜破坏,外核层及外丛状层不规则,极少累及内核层。

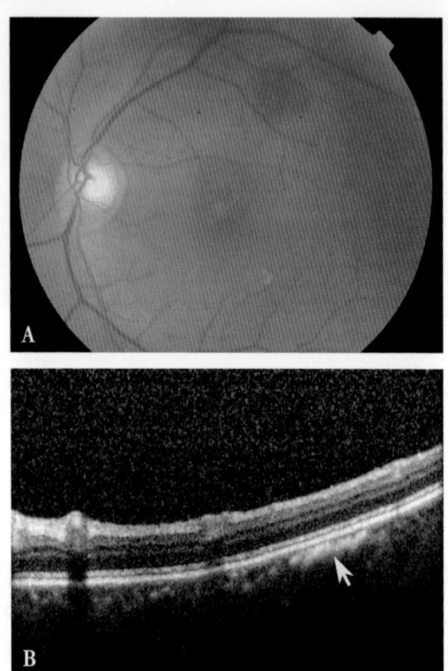

图 8-6-1　脉络膜痣

A. 彩色眼底像：黄斑颞上约 1PD 灰黑色视网膜下病灶；B. OCT 图像：黄斑颞上病灶，位于 RPE 下，病灶表层高反射（黄箭），脉络膜毛细血管层消失。

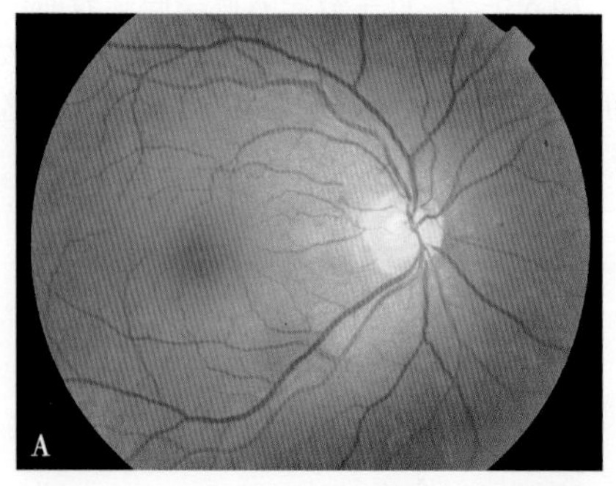

图 8-6-2　脉络膜痣

A. 彩色眼底像：黄斑鼻下约 1PD 灰黑色视网膜下病灶。

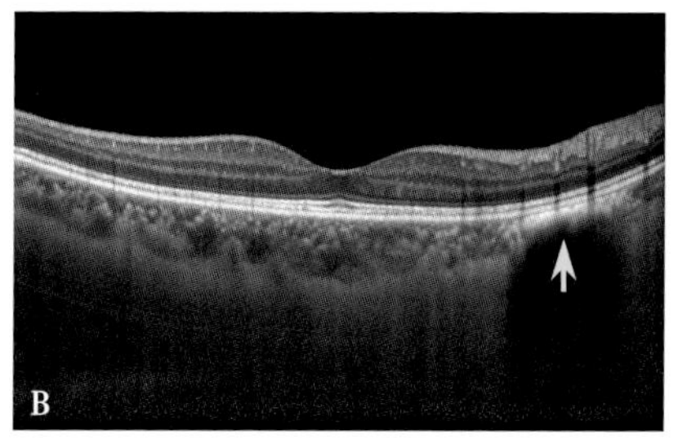

图 8-6-2(续)

B. OCT 图像:黄斑鼻下方病灶,位于 RPE 下,病灶结构不清,表层高反射(黄箭),其后反射衰减,脉络膜层次结构消失。

第七节 脉络膜黑色素瘤

脉络膜黑色素瘤(choroidal melanoma,CM)是成年人最常见的眼内原发性恶性肿瘤,居于眼内肿瘤第二位。常单眼发病,男性多于女性。患者临床症状同肿瘤的发生部位和大小有关,黄斑部及其附近肿瘤早期可引起患者视物模糊、视物变形。而周边部 CM 多为查体发现,或因瘤体增大出现视野遮挡,或因继发视网膜脱离发现。CM 大部分位于后极部,呈圆形、椭圆形,颜色可为棕色、棕黑色或灰白色,实性不规则隆起。突破 Bruch 膜的 CM 在视网膜下呈蘑菇状或不规则结节状生长。晚期可因视网膜脱离、新生血管性青光眼等并发症而失明。CM 可向巩膜浸润或沿视神经、巩膜导管延伸到眼外,也可通过血液转移至肝、肺、骨等器官而致患者死亡。

CM 病因不明。病理证实,CM 是由脉络膜黑色素细胞低分化及恶性增殖形成,CM 细胞主要有梭形和上皮样两种表现,亦可有混合型及坏死型。不同的肿瘤细胞形态有很大差别;细胞从无色素性到致密色素性,所含色素也有很大差别,并决定了肿瘤的表观及预后有很大差别。

CM 的 OCT 检查,为观察 CM 瘤体特性、对 Bruch 膜及视网膜的浸润侵袭提供帮助。CM 位于视网膜下，圆顶状单结节(图 8-7-1，图 8-7-2)或不规则多结节状隆起(图 8-7-3)，瘤体表层中高反射，其后急剧的光衰减；瘤体部位脉络膜结构完全破坏，其表面脉络膜毛细血管受压(100%)。CM 为浸润性生长方式，可继发瘤体表面 Bruch 膜破坏及 RPE 萎缩。有文献报道，CM 可继发视网膜下液(92%)，光感受器结构丧失(24%)，呈现毛发蓬松样杂乱(49%)，椭圆体区至外丛状层结构不同程度破坏(11%~65%)；其他继发改变包括椭圆体区至外丛状层结构破坏，亦可发生内核层至神经纤维层完全萎缩(5%~8%)。

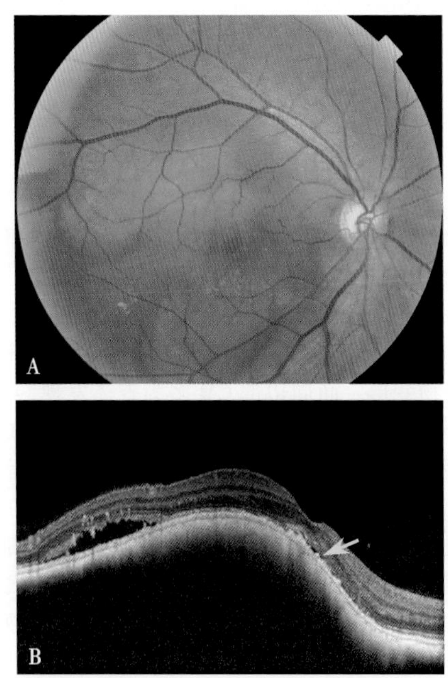

图 8-7-1 脉络膜黑色素瘤

A. 彩色眼底像：黄斑部棕色扁平隆起病灶，边界不清；B. OCT 图像：黄斑部视网膜下隆起病灶，表层中高反射，其下反射衰减，脉络膜结构完全消失；病灶表面 Bruch 膜破坏及 RPE 萎缩，视网膜下液；光感受器结构破坏，呈现毛发蓬松样外观及局部增厚(黄箭)。

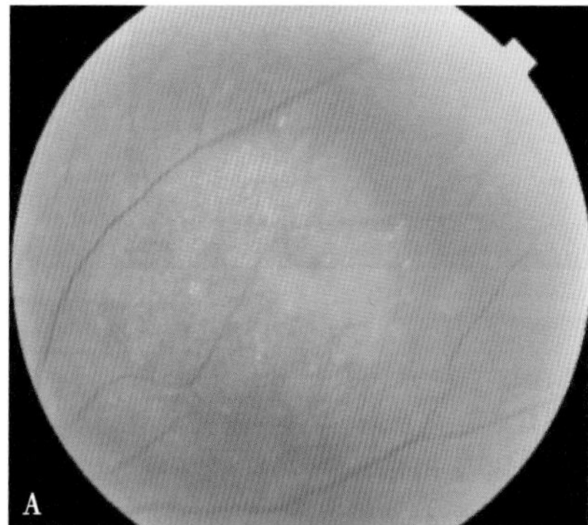

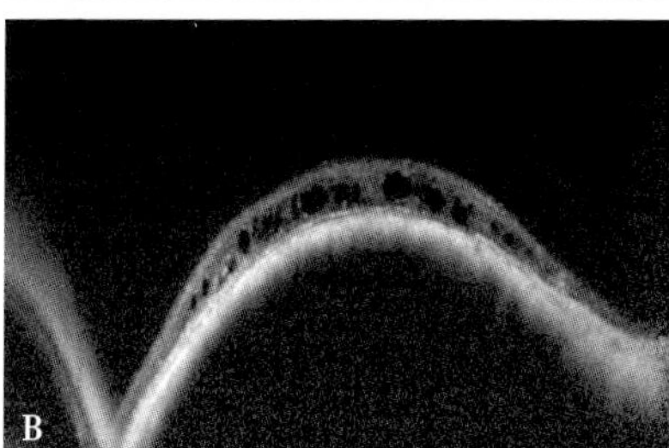

图 8-7-2　脉络膜黑色素瘤
A. 彩色眼底像：颞上中周部棕黑色隆起病灶；B. OCT 图像：颞上中周部病灶，位于视网膜下，穹窿样隆起，病灶表层中高反射，其后反射衰减使肿瘤内部低反射，脉络膜结构完全消失；病灶表面 RPE 萎缩且连续性破坏，视网膜神经上皮层次不清，囊样变性。

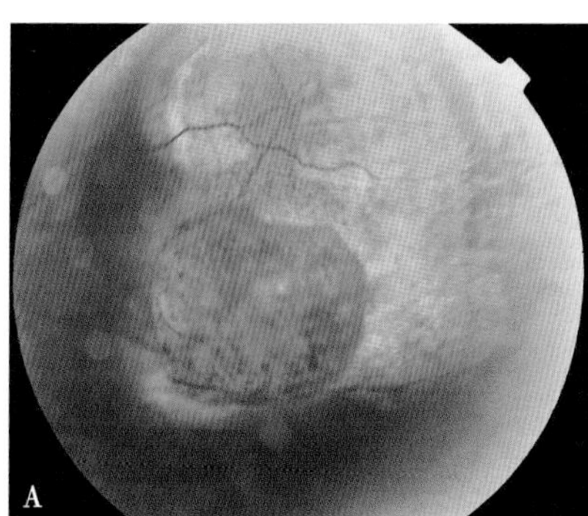

图 8-7-3　脉络膜黑色素瘤
A. 彩色眼底像：颞侧中周棕黑色不规则、结节状隆起病灶。

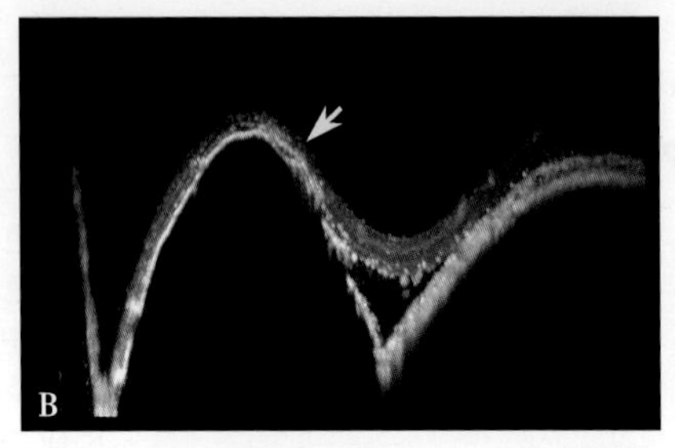

图 8-7-3(续)

B. OCT 图像:病灶位于视网膜下,不规则、双结节样隆起,病灶表层高反射,内部反射完全消失;表层 Bruch 膜及 RPE 萎缩、局部破坏(黄箭),少量视网膜下液,视网膜神经上皮层萎缩。

第八节　脉络膜转移癌

脉络膜转移癌(metastatic carcinoma of the choroid),是指眼外其他器官恶性肿瘤的瘤细胞脱落,经血行由睫状后短动脉进入脉络膜,在脉络膜中滞留、生长而形成的脉络膜继发性恶性肿瘤。

脉络膜转移癌多发生在中老年人群。全身各器官的原发性恶性肿瘤都可引发脉络膜转移癌,女性以乳腺癌为最多,男性则最多来源于肺癌;此外可源于肝癌、消化道恶性肿瘤、泌尿系恶性肿瘤等。脉络膜转移癌可单眼发生,40% 左右双眼受累。由于睫状后短动脉由视盘及黄斑周围进入脉络膜,血流量大,80% 脉络膜转移癌发生于眼底后极部,特别是视盘周围及黄斑区。患者多有眼前暗影渐进性加大、视物变形、视力下降,部分患者有眼痛及头痛。眼底检查可见视网膜下一个或多个大小不等的实性肿物,扁平隆起,灰白色或黄白色,质软,形状不规则,边界不清,浸润性生长可继发 RPE 色素改变、视网膜出血、黄白色渗出及不同程度的视网膜脱离等。

病理学检查:脉络膜转移癌以肿瘤细胞为主,组织间质少,瘤体血管极少。转移癌病灶弥漫性浸润增厚,多不与脉络膜组织粘连,但多继发视网膜渗出、脱离;转移癌细胞具有原发肿瘤细胞的病理特征。

脉络膜转移癌 EDI-OCT 检查可发现特征性改变:脉络膜转移癌瘤体大多中低反射,大部分肿瘤深部低反射,或伴有明显光衰减(86%);肿瘤表面略不规则,呈现凹凸不平、崎岖起伏的外观(64%)(图 8-8-1);病灶部位脉络膜毛细血管压缩变薄(100%)(图 8-8-1、图 8-8-2)。继发改变包括:Bruch 膜及 RPE 破坏(78%);有点状高反射的视网膜下液(79%)和视网膜内水肿(14%),光感受器蓬松杂乱,大部分有毛绒样外观(64%);半数以上患者椭圆

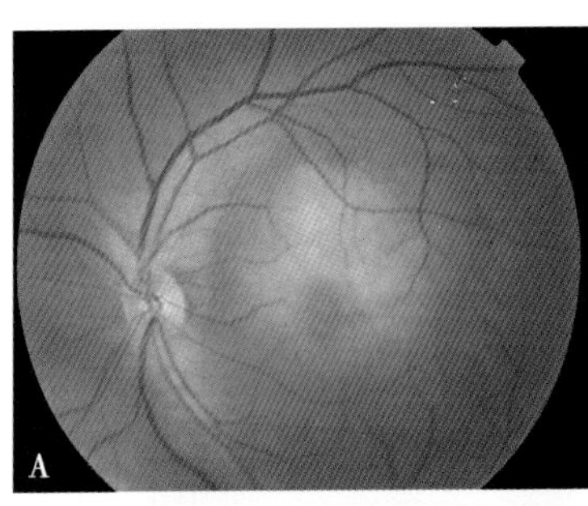

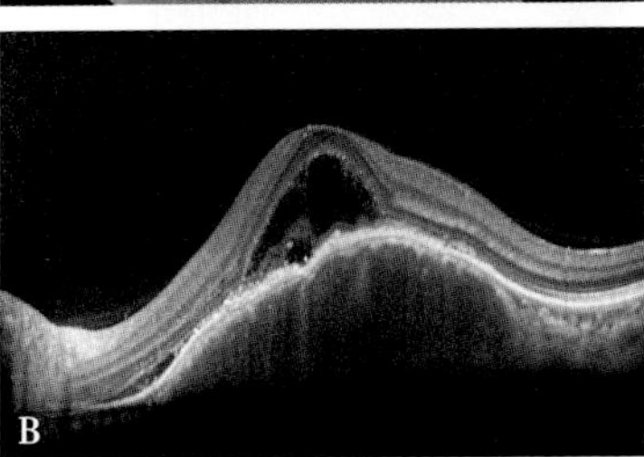

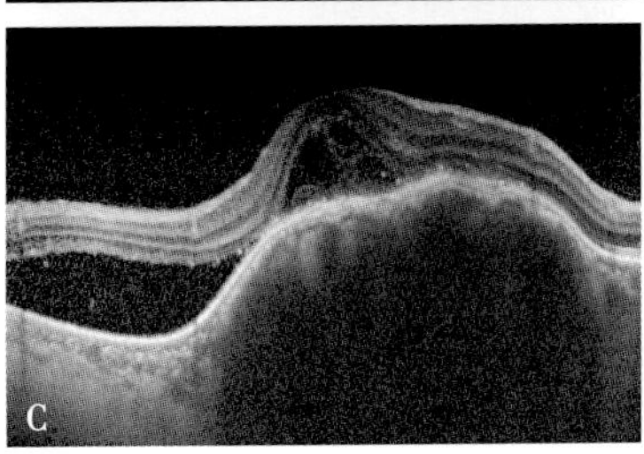

图 8-8-1 脉络膜转移癌

A. 彩色眼底像:黄斑中部视网膜下黄白色隆起病灶,边界不清,表面色素不均匀,可见斑点状脂褐质样色素;B、C. OCT 图像:脉络膜转移癌病灶不规则隆起,表面凹凸不平,中等反射,瘤体内低反射;脉络膜毛细血管层受挤压薄变;瘤体部 RPE/Bruch 膜复合体及视网膜外层结构破坏,层次混杂不清;视网膜外层水肿及视网膜下液;光感受器层肿胀、蓬松、颗粒状及毛绒样外观;外界膜反射连续,外丛状层增厚及反射增强;图 C 可见黄斑下方视网膜脱离,视网膜下液中点状高反射。

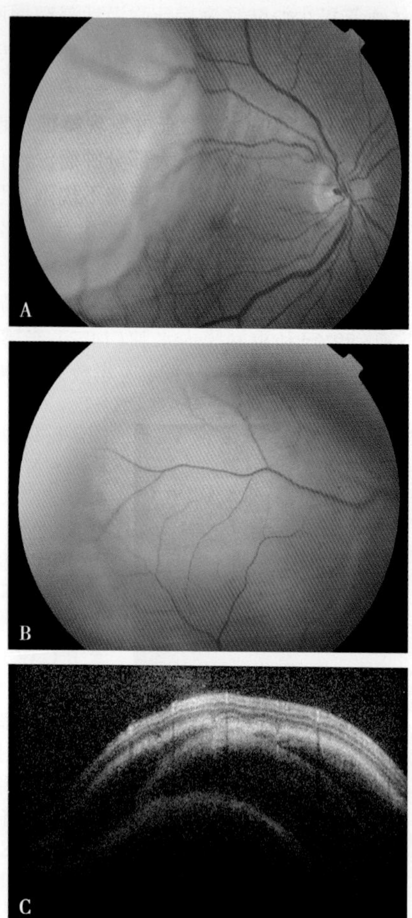

图 8-8-2　脉络膜转移癌

A、B. 彩色眼底像：黄斑颞侧视网膜下病灶，黄白色，高度隆起，边界不清，侵及黄斑，黄斑纵向视网膜及脉络膜皱褶；C、D. OCT 图像：脉络膜转移癌病灶高度隆起，表面中高反射，内部结构不清；瘤体部 Bruch 膜/RPE 反射连续但层次消失，视网膜下液中大量中等反射（渗出），视网膜外层结构破坏，融合增厚。

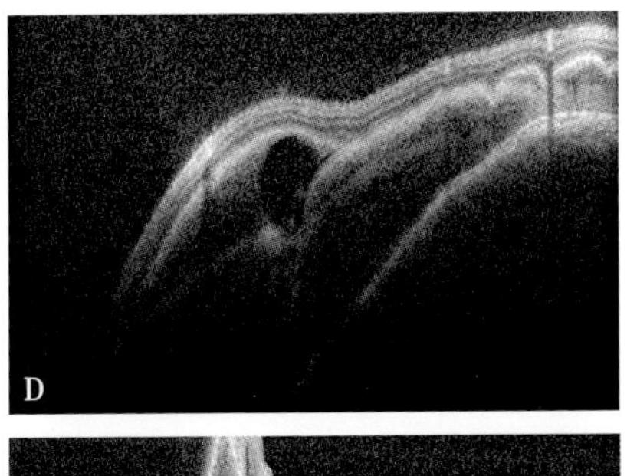

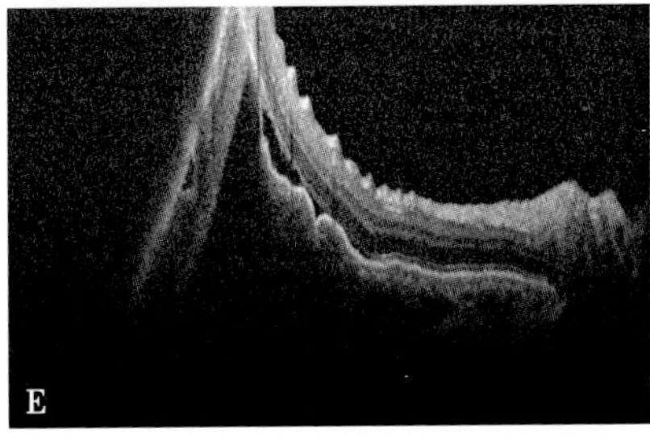

图 8-8-2(续)

E. OCT 像:脉络膜转移癌病变累及黄斑中部,瘤体表面呈“崎岖样”外观,黄斑部神经上皮脱离及视网膜皱褶。

体区破坏(57%),少数患者可见外界膜结构缺失(29%)、外核层及外丛状层破坏(7%)。视网膜内层结构正常。

(史雪辉　张 丛)

第九章

外伤性视网膜脉络膜病变

第一节　外伤性黄斑裂孔

外伤性黄斑裂孔多见于青年男性，可见于各种眼外伤，如闭合性钝挫伤（1.4%）、眼球开放伤（0.15%）、激光损伤、手术损伤、闪电伤或电击伤。最常见于眼球闭合性挫伤，一般在伤后立即发生，也可在伤后数周延迟发生。具体机制尚不十分明确，推测可能与挫伤引发的组织坏死和玻璃体对视网膜的机械牵引有关。眼球受到钝挫伤后，前后径缩短，而在与赤道平行的方向上产生扩张，从而产生切线方向的牵引力，此后角膜回位时又产生前后向的牵引力，两种牵引力共同作用，导致黄斑裂孔的产生。由于外伤性黄斑裂孔在 OCT 上多不伴有玻璃体后脱离，故推测切线方向的牵引力可能起主要作用。

外伤性黄斑裂孔表现为圆形或椭圆形的视网膜神经上皮层全层裂孔，OCT 上可伴裂孔周围视网膜神经上皮层的浅脱离（图 9-1-1），可伴裂孔一侧视网膜内囊样水肿（图 9-1-2）或两侧均存在视网膜内囊样水肿（图 9-1-3），可伴裂孔周围视网膜外层结构的萎缩（图 9-1-3），也可伴其他外伤性脉络膜视网膜病变的表现，如出血、脉络膜破裂、视网膜震荡等，绝大部分外伤性黄斑裂孔不伴玻璃体后脱离。裂孔可能自行闭合，常发生于儿童或年轻人，多见于 OCT 上无视网膜内囊样水肿的病例，一般在伤后 2 个月之内发生。

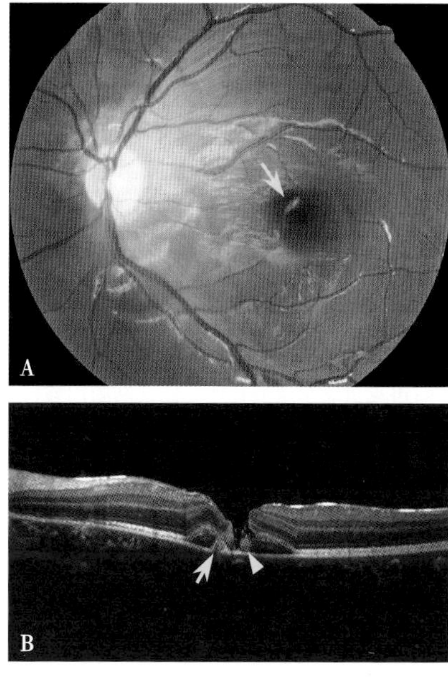

图 9-1-1 眼部钝挫伤黄斑裂孔

A. 彩色眼底像：可见脉络膜裂伤（黄箭）、黄斑裂孔及出血；B. OCT 图像：可见裂孔周围神经上皮层脱离，伴局部 RPE 及 Bruch 膜结构中断（脉络膜裂伤，黄箭）及神经上皮层下中高反射（出血，黄箭头）。

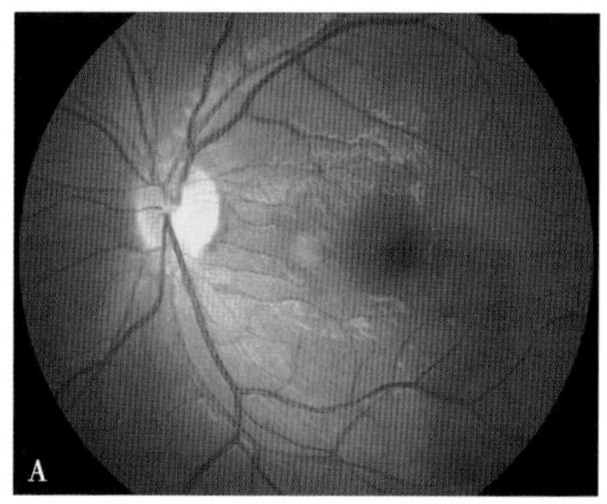

图 9-1-2 眼部钝挫伤黄斑裂孔

A. 彩色眼底像：可见黄斑裂孔伴周围少量出血。

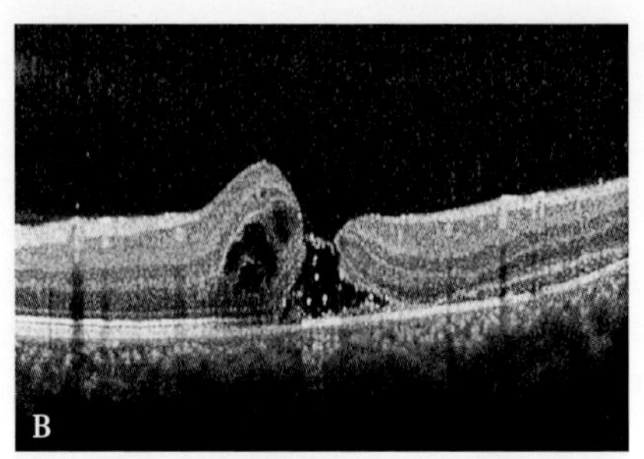

图 9-1-2(续)

B. OCT 图像:可见黄斑全层裂孔伴一侧视网膜内囊样水肿、一侧神经上皮层浅脱离及神经上皮层下中高反射(出血)。

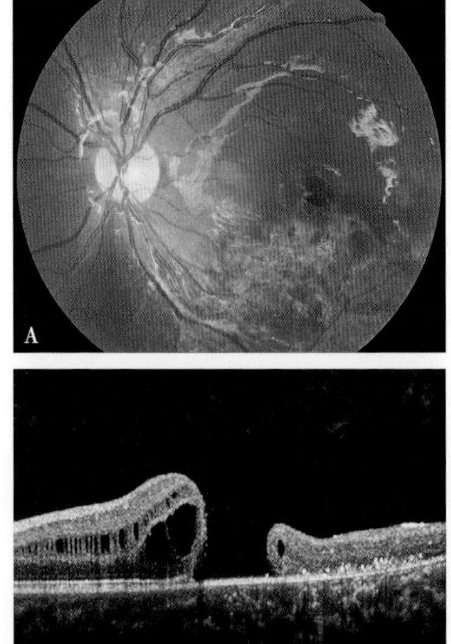

图 9-1-3　眼部钝挫伤黄斑裂孔

A. 彩色眼底像:可见黄斑裂孔伴下方陈旧性视网膜脉络膜病变、RPE 色素变动;B. OCT 图像:可见黄斑全层裂孔伴其两侧视网膜内囊样水肿及下方视网膜外层及 RPE 萎缩变薄。

第二节 脉络膜裂伤

当眼球遭受前后向的挤压时，弹性很小的 Bruch 膜、其表面的 RPE 层及其下的脉络膜毛细血管周围的纤维组织发生撕裂，称为脉络膜裂伤。表现为一条或数条弧形或新月形的裂隙，凹面朝向视盘，周围常伴有出血，可继发脉络膜新生血管。当裂伤通过黄斑中心时，视力会受到永久性损伤。

在 OCT 上，脉络膜裂伤可表现为两种类型：1 型为 RPE-Bruch 膜-脉络膜毛细血管复合体局部中断并向前隆起呈金字塔样或穹顶样外观；2 型为 RPE-Bruch 膜-脉络膜毛细血管复合体局部中断并向后轻度凹陷，可伴有表面视网膜组织的疝入。两种类型可同时存在（图 9-2-1~图 9-2-5）。

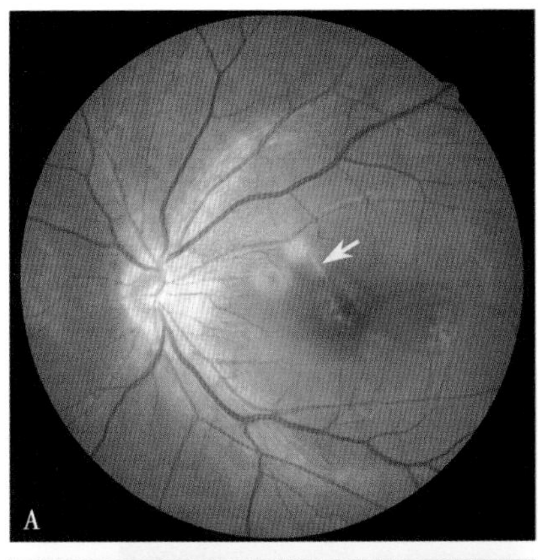

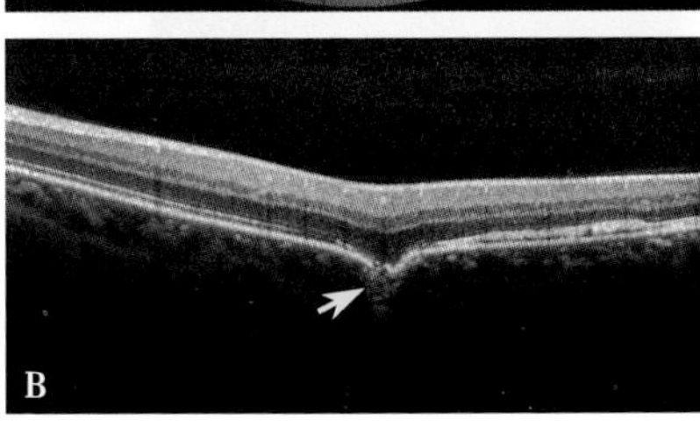

图 9-2-1　眼部钝挫伤脉络膜裂伤
A. 彩色眼底像：可见脉络膜裂伤（黄箭）及周围视网膜下出血；B. OCT 图像：通过病变下方的扫描线可见 2 型脉络膜裂伤（黄箭）。

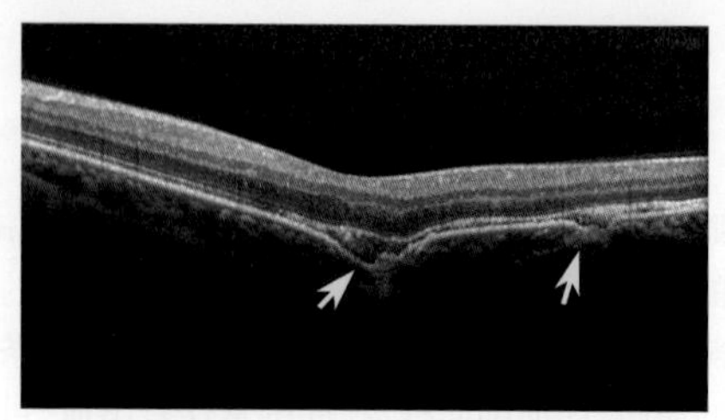

图 9-2-2　眼部钝挫伤脉络膜裂伤

OCT 图像：同图 9-2-1 患者，该扫描线可见两处 2 型脉络膜裂伤（黄箭），伴视网膜神经上皮层下中高反射（出血）及少量视网膜下液。

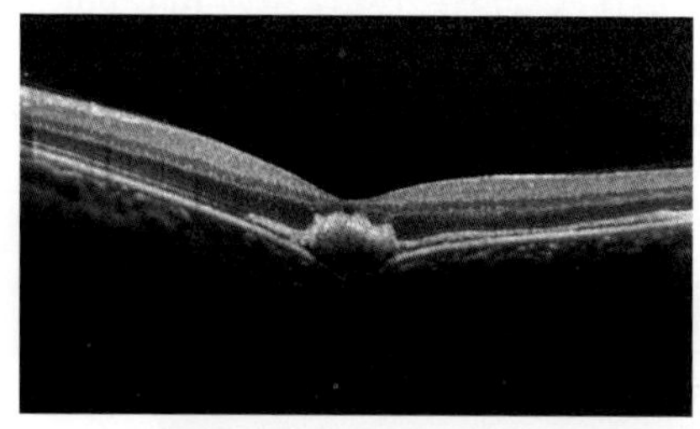

图 9-2-3　眼部钝挫伤脉络膜裂伤

OCT 图像：同图 9-2-1 患者，通过中心凹的扫描线，2 型脉络膜裂伤伴视网膜神经上皮层下中高反射（较浓厚的出血）。

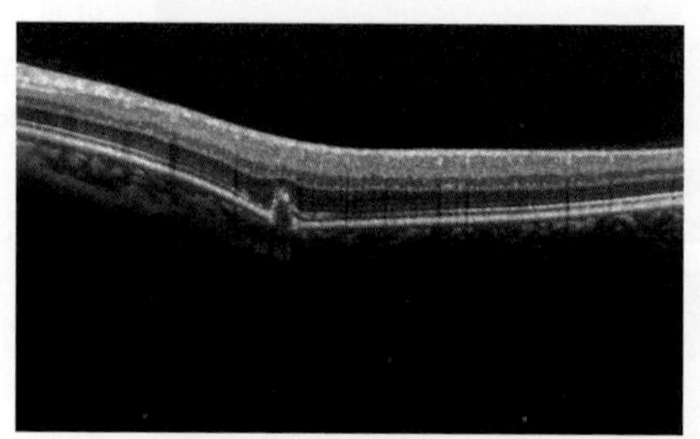

图 9-2-4　眼部钝挫伤脉络膜裂伤

OCT 图像：同图 9-2-1 患者，通过上方的扫描线，可见 1 型脉络膜裂伤。

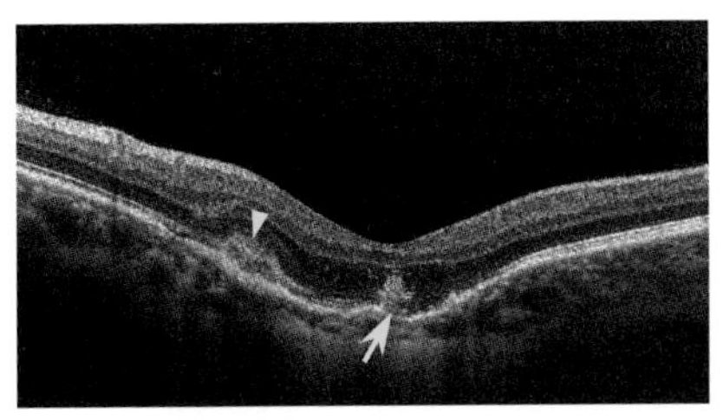

图 9-2-5 眼部钝挫伤脉络膜裂伤

OCT 图像：同图 9-2-1 患者，OCT 显示受伤 1 个月后，原脉络膜裂伤处 RPE 及 Bruch 膜连续性恢复，残存视网膜外层中高反射（出血，黄箭），其附近神经上皮层外层出现边界不清的中等反射（脉络膜新生血管，黄箭头）。

第三节　低眼压性脉络膜视网膜皱褶

脉络膜视网膜皱褶是指视网膜神经上皮层、RPE、Bruch 膜及脉络膜毛细血管层的波浪样改变，可以由很多原因引起，如高度远视、后巩膜炎、低眼压、肿瘤、葡萄膜渗漏综合征等。本节主要是指眼部外伤所致低眼压引发的视网膜、脉络膜或视网膜脉络膜皱褶。外伤所致低眼压常与钝挫伤有关，一般是指眼内压≤5mmHg，除引发脉络膜视网膜皱褶外，可导致视盘水肿、视网膜血管迂曲、黄斑水肿等改变，其原因包括眼部钝挫伤引起的睫状体离断、虹膜睫状体炎、睫状体脉络膜脱离等。脉络膜视网膜皱褶在眼底表现为后极部明暗相间的条纹，可呈放射状排列、平行排列，也可呈不规则形，OCT 上表现为程度不等的视网膜、RPE-Bruch 膜-脉络膜毛细血管复合体的波浪样改变（图 9-3-1~图 9-3-3）。当眼压恢复正常后，该皱褶可消失。

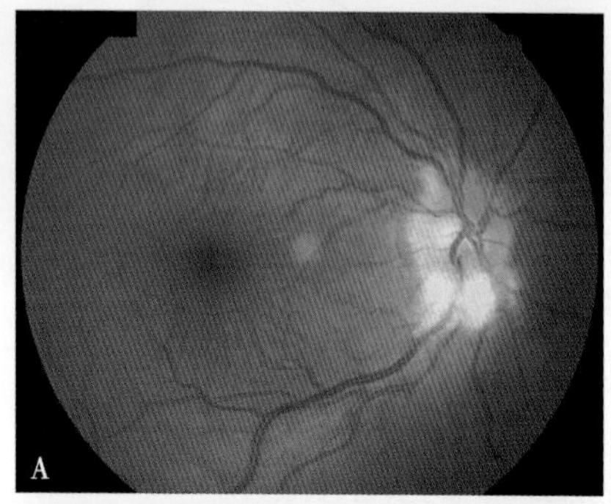

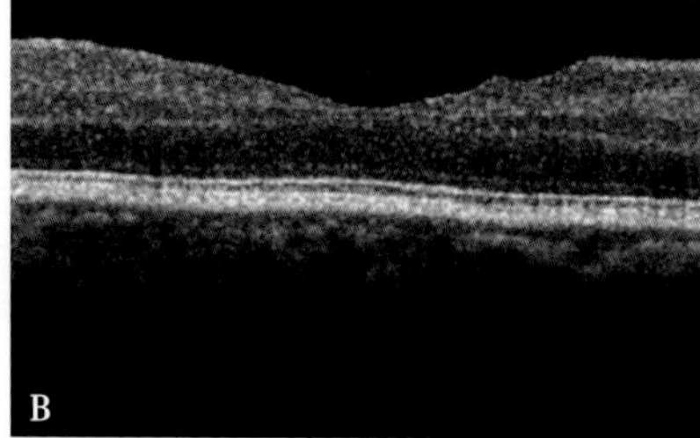

图 9-3-1 外伤性睫状体离断导致低眼压性视网膜皱褶

A. 彩色眼底像：可见黄斑区放射状视网膜皱褶；B. OCT 图像：可见黄斑区视网膜内表面轻度波浪样改变。

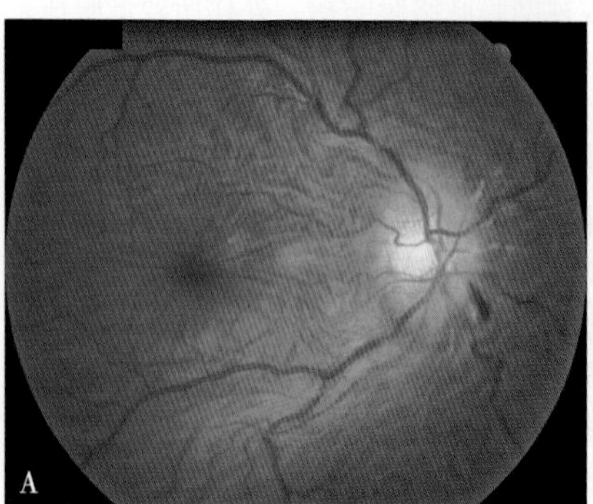

图 9-3-2 外伤性睫状体离断导致低眼压性视网膜脉络膜皱褶

A. 彩色眼底像：可见黄斑区皱褶形成，同时可见视盘轻度水肿伴周围线状出血。

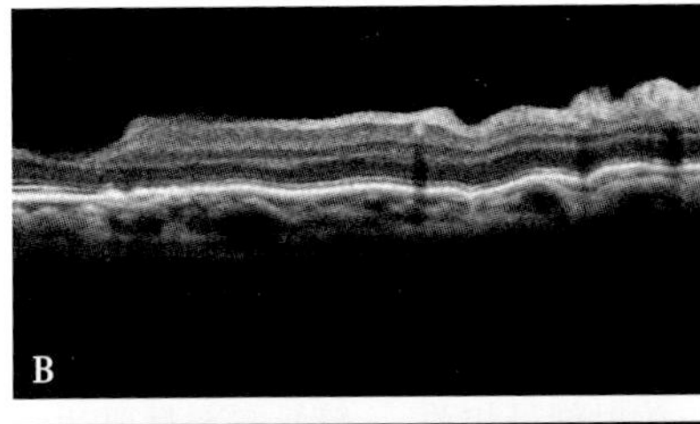

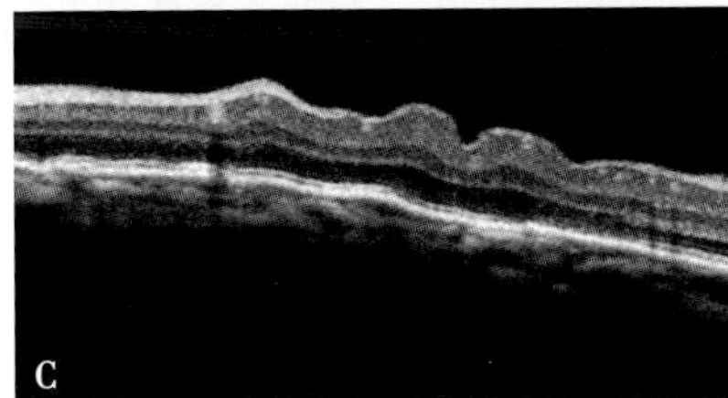

图 9-3-2(续)
B、C. OCT 图像：可见视网膜神经上皮层及 RPE-Bruch 膜-脉络膜毛细血管复合体的波浪样改变。

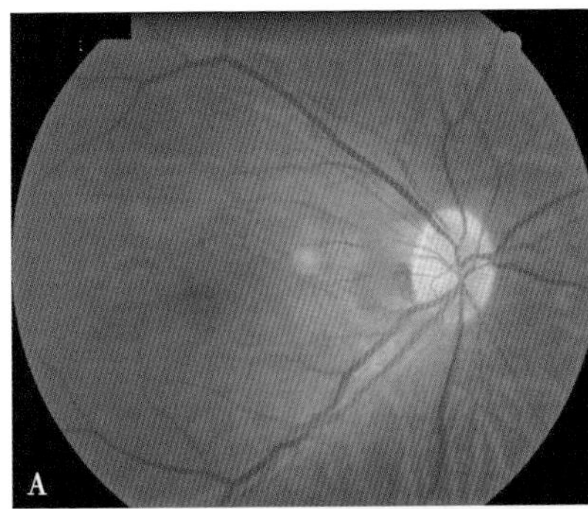

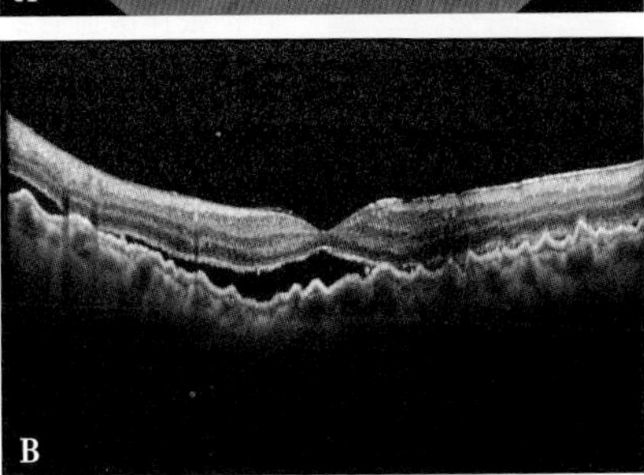

图 9-3-3 外伤性睫状体离断导致低眼压性脉络膜皱褶
A. 彩色眼底像：可见黄斑区 RPE 皱褶形成；B. OCT 图像：可见 RPE-Bruch 膜-脉络膜毛细血管复合体波浪样改变伴视网膜神经上皮层脱离。

第四节　放射性视网膜病变

放射性视网膜病变是放射线导致的视网膜组织的毒性反应。视网膜血管的迟发性损伤导致血管功能障碍和阻塞。放射性视网膜病变的诊断要有明确的外放射或放射敷贴治疗等病史，常常在接受治疗6个月或更久后逐渐发生。其产生与放射剂量相关，一般暴露剂量要达到30~35Gy及以上，当然也存在外放射剂量低至15Gy时即产生放射性视网膜病变的情况。放射性视网膜病变的眼底表现与糖尿病性视网膜病变类似，早期表现为毛细血管扩张、微血管瘤形成和毛细血管闭塞，可出现棉绒斑，随后出现大片的毛细血管无灌注区，也可出现血管功能不全导致的渗出、视网膜水肿特别是黄斑水肿等，严重者可出现视盘和视网膜新生血管、玻璃体积血、牵拉性视网膜脱离等改变（图9-4-1，图9-4-2）。

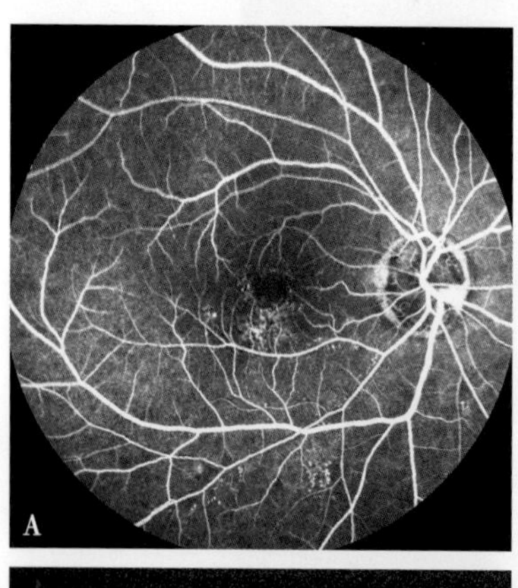

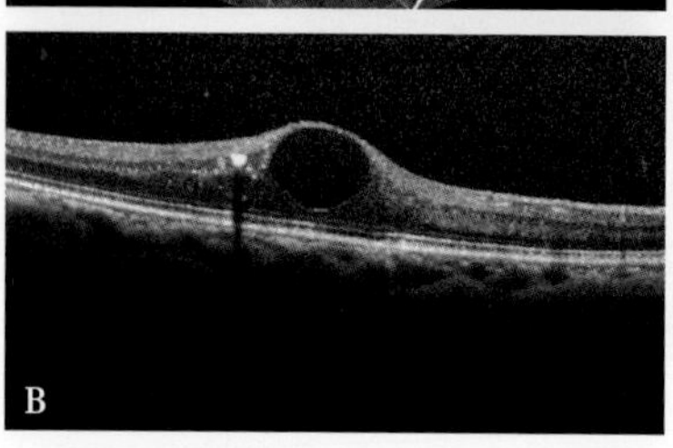

图9-4-1　放射性视网膜病变
A. FFA图像：可见后极部视网膜毛细血管扩张伴微血管瘤形成；B. OCT图像：可见黄斑囊样水肿伴视网膜神经上皮层层间高反射（硬性渗出）。

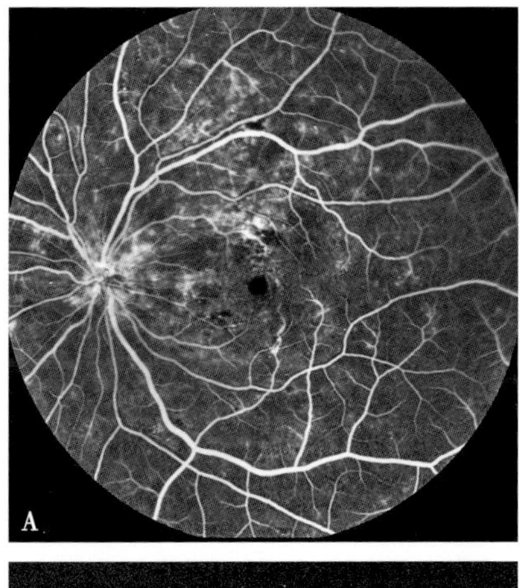

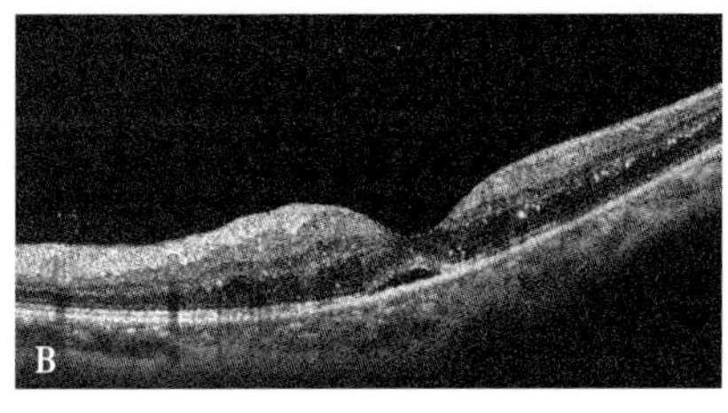

图 9-4-2 放射性视网膜病变

A. FFA 图像：可见视盘及视网膜毛细血管扩张渗漏、微血管瘤形成伴小片状视网膜无灌注区；B. OCT 图像：可见黄斑水肿伴少量视网膜下液及视网膜神经上皮层层间点状高反射。

（纪海霞）

第十章 视神经病变

第一节 视盘水肿

视盘水肿(papilloedema)是一种常见的眼部体征。导致视盘水肿的原因很多,可以是良性病变也可以是恶性疾病。其中最常见的原因是颅内压增高。鉴别视盘水肿的原因首先要仔细询问病史,进行视觉通路相关检查。OCT 可以辅助鉴别导致视盘水肿的原因。

眼底表现:常为双侧性。处于病变不同时期的眼底表现不同。疾病早期常表现为视盘充血,边界模糊,生理凹陷消失,向前隆起可达 3~4D。视盘周围视网膜呈灰色,毛细血管扩张,静脉怒张弯曲,搏动消失。

OCT 表现:视网膜神经纤维层(retinal nerve fiber layer,RNFL)增厚,巩膜开口增宽,神经纤维层增厚。在一些病例,可出现脉络膜皱褶。有些研究报道 OCT 黄斑区神经节细胞/内丛状层(ganglion cell and inner plexiform layer,GCIPL)分析可用于评价视盘水肿早期神经元损害。利用 OCT 测量和随访比较神经纤维层厚度和黄斑区 GCIPL 厚度时,由于视盘水肿可能改变 Bruch 膜的位置,因此 OCT 自带的自动分层软件可能因无法准确确认 Bruch 膜开口位置而产生测量误差。EDI-OCT 在视盘水肿的结构检查中具有一定优势(图 10-1-1)。

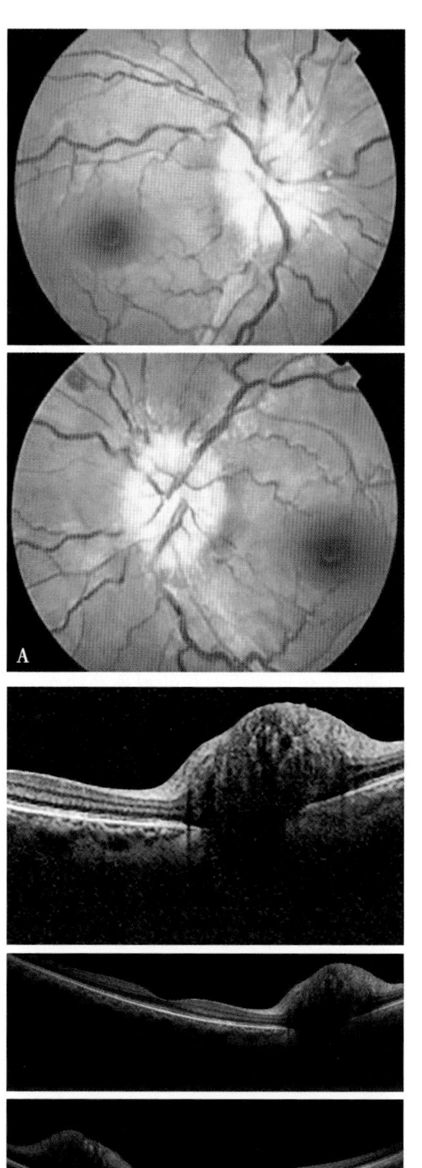

图 10-1-1 视盘水肿
A. 彩色眼底像：双眼视盘隆起、充血、边界不清，血管明显扩张；B. OCT 图像：巩膜开口增宽，神经纤维层增厚。

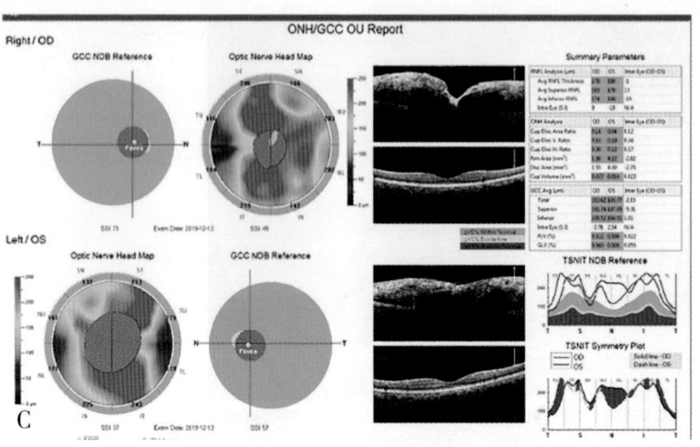

图 10-1-1(续)

C. OCT 容积图像:神经纤维层厚度及视盘相关参数显示神经纤维层增厚。

第二节　缺血性视神经病变

缺血性视神经病变(ischemic optic neuropathy)是指由于供应视神经的动脉血急性障碍引起的视神经缺血、缺氧而导致的视神经损害,分为前部缺血性视神经病变和后部缺血性视神经病变,其中以前部缺血性视神经病变最为常见。根据病因,前部缺血性视神经病变可分为血管炎性前部缺血性视神经病变,如巨细胞动脉炎(10%~15%)和非炎症性前部缺血性视神经病变。本病常累及双眼,但多双眼先后发病,不同时发生。非炎症性前部缺血性视神经病变是 50 岁以上人群视神经急性损害最常见的原因,每年发病率 2.3/100 000~10.2/100 000。临床表现为突发无痛性视力下降。

眼底表现:后部缺血性视神经病变眼底无明显改变。前部缺血性视神经病变急性期常表现为节段性视盘中度或明显充血水肿,以上方或下方较为明显。有些患者在视盘周围出现小的出血灶。

OCT 表现:对于前部缺血性视神经病变,早期 OCT 检查显示视盘 RNFL 增厚,随病程进展 RNFL 逐渐变薄(图

10-2-1)。OCT 可用于辅助监测前部缺血性视神经病变患者视盘 RNFL 的变化趋势。黄斑区 GCIPL 始终变薄。近期研究报道前部缺血性视神经病变患眼视盘周围脉络膜增厚，提示脉络膜循环可能参与前部缺血性视神经病变的发病。

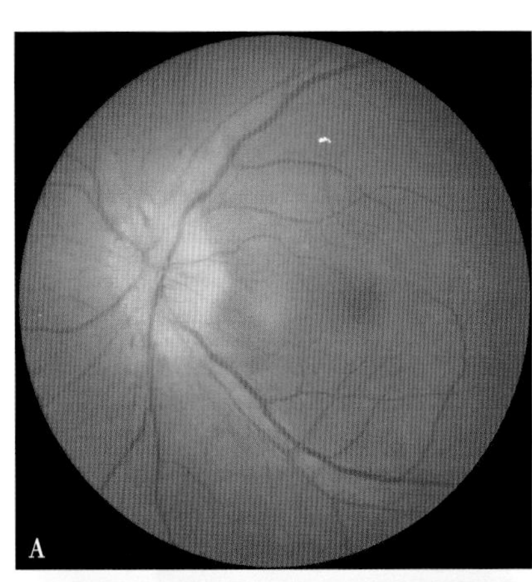

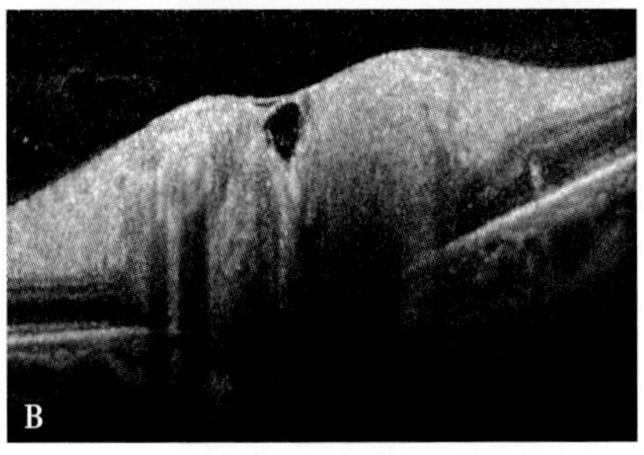

图 10-2-1　缺血性视神经病变
A. 彩色眼底像:视盘中度水肿,边界不清;B. OCT 图像:视盘 RNFL 增厚。

第三节　视神经萎缩

视神经萎缩(optic atrophy)指视神经受多种致病因素如炎症、缺血、外伤和中毒等影响的最终共同结局。临床上将其分为原发性和继发性两种。前者指眼内无可致萎缩的疾病，系由球后视神经病变所致。眼底检查视盘色淡或仅颞侧色淡，视盘上毛细血管数少，视神经萎缩明显时呈瓷白色甚至可见筛板。后者指由于眼内疾病所导致的视神经萎缩，眼底检查视盘呈黄白色，盘面稍污秽，常有增殖物填充。

OCT 表现：视盘边缘清晰，凹陷加深，RNFL 变薄。这里要注意由于目前商用 OCT 测量将部分盘沿组织结构定义为 RNFL 厚度，因此测量的 RNFL 最低厚度极限是 30μm（图 10-3-1）。

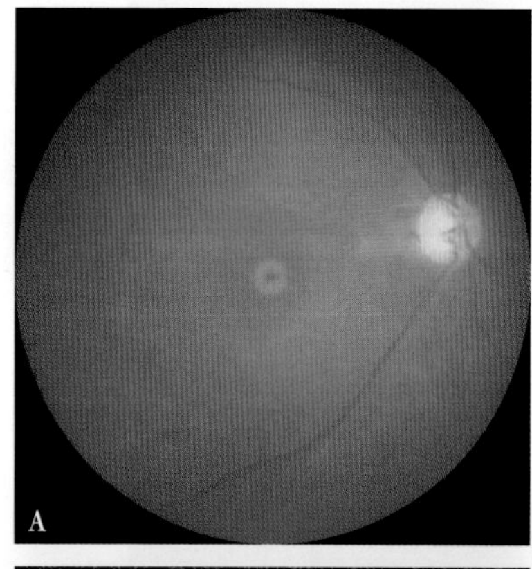

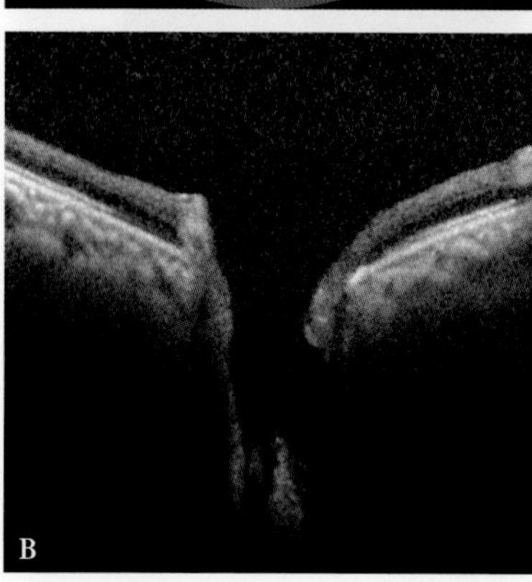

图 10-3-1　视神经萎缩

A. 彩色眼底像：视盘色淡，视盘上毛细血管数少；B. OCT 图像：视盘边缘清晰，凹陷加深，RNFL 变薄。

第四节　视盘小凹

视盘小凹(pit of the optic nerve head)是视盘凹陷性疾病,多数为先天性发育异常,少数可以为视盘获得性形态改变,如青光眼和高度近视。先天异常性视盘小凹多系神经外胚叶发育缺陷所致。多单眼发病,无性别、种族差异。多为散发性,无明显遗传倾向。

眼底表现:先天性视盘小凹多发生于视盘颞侧,可合并视盘缺损、黄斑水肿、黄斑劈裂、视网膜色素上皮病变或视网膜脱离。患侧视盘常较健眼大。小凹形态多为纵的或横的椭圆形,长轴与视盘颞侧缘平行。小凹的颜色呈青灰、浅灰或黄白色。小凹的直径约 1/5~3/4 视盘直径。小凹边缘陡峭,深度不等。有的小凹表面有一层有小孔的薄膜覆盖,呈囊肿样外观。

OCT 表现:视盘筛板区出现小凹状局限性组织缺损,有相当比例患者表现为深的杯状凹陷。视盘小凹 640~900μm 不等。大多数患者可观察到浓缩的玻璃体样物质或胶质组织由凹陷底部连接至玻璃体腔。在视盘小凹的底部可看到一膜状物,对应病理组织检查中的 Elschnig 内界膜。大部分视盘小凹的患者合并黄斑病变,根据 OCT 表现,黄斑病变可分为 3 类:①病变区神经上皮层间劈裂,层间可见液性暗腔和组织间桥,神经上皮外层反射与色素上皮反射贴附紧密;②神经上皮浆液性脱离;③神经上皮层间劈裂与神经上皮浆液性脱离同时存在。以上 3 种情况病变区靠近视盘边缘处神经上皮与小凹之间均有连通的光学空腔(图 10-4-1)。

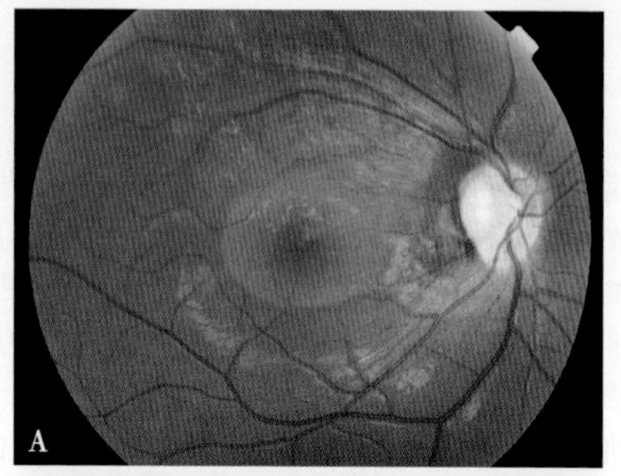

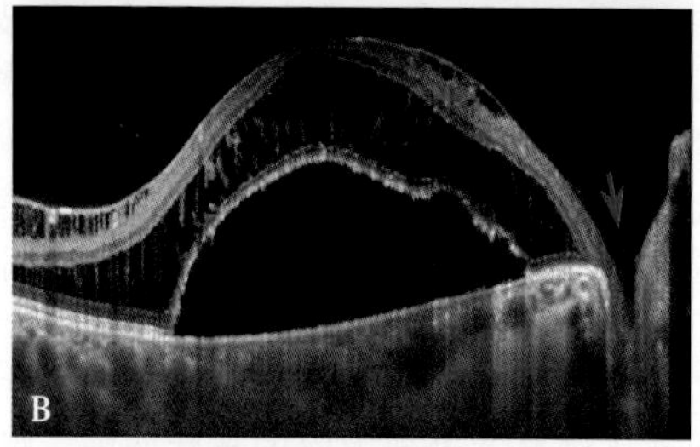

图 10-4-1　视盘小凹

A. 彩色眼底像：视盘颞侧色淡，可见一纵椭圆形直径约 1/3~1/2 视盘直径，边缘陡峭的小凹，与小凹相连可见黄斑区中心凹反射消失，呈圆盘状隆起；B. OCT 图像：视盘颞侧筛板呈节段性缺损，与之相连的颞侧视网膜神经上皮层脱离。

第五节　牵牛花综合征

1970 年，Kindler 医生将一类形态酷似牵牛花的先天性视盘发育异常命名牵牛花综合征（morning glory syndrome，MGS）。为视神经入口处缺损伴退缩的神经胶质增殖所致。患病率目前尚不明确。女性多见，绝大多数为单眼发病，患病眼视力均较差。

MGS 眼底表现：视盘明显增大，呈粉红色或橘色。底部凹陷，常被绒毛状或不透明白色组织填充。边缘不规整，呈环形嵴状隆起,其上多有色素沉着。嵴环外多为视网膜脉络膜萎缩区。有较多支血管从扩大的相当于视盘边缘处,或穿过中央不透明组织,爬出嵴环向四周视网膜分布,走行平直,分支少,管径细窄,动静脉较难分辨。在间接检眼镜下,中央凹陷区内增殖的组织如一蒂,四周环形嵴及众多血管爬出,辐射状向四周走行,隆起嵴外萎缩区又呈一环,形似牵牛花,故称牵牛花综合征。视网膜脱离是牵牛花综合征最常见的并发症。

OCT:视盘局部向后凹陷,表面覆盖有胶质物质,提示牵牛花综合征与出生后间充质发育相关。部分患者视网膜下腔和蛛网膜下腔间异常沟通,脑脊液可通过此通路进入视网膜下腔,导致视网膜脱离。还有手术患者可合并牵拉性视网膜脱离。部分患者由于黄斑发育不良,在 OCT 图像中无法识别黄斑形态(图 10-5-1)。

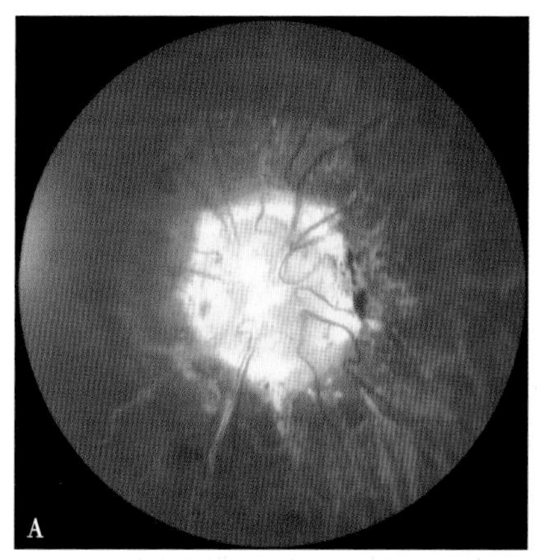

图 10-5-1　牵牛花综合征

A. 彩色眼底像:视盘明显增大,呈粉红色,底部凹陷,被不透明白色组织填充,边缘不规整,呈环形嵴状隆起,其上多有色素沉着,嵴环外多为视网膜脉络膜萎缩区,有较多支血管从扩大的相当于视盘边缘处爬出嵴环向四周视网膜分布,走行平直,分支少,管径细窄,动静脉较难分辨。

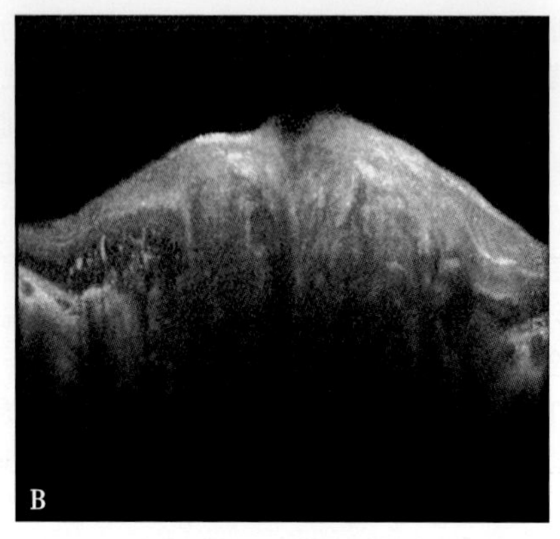

图 10-5-1(续)

B. OCT 图像:视盘局部向后凹陷,表面覆盖有胶质物质。

第六节　视盘玻璃疣

玻璃样物质出现在视盘部位称为视盘玻璃疣(drusen of the optic disc)。多为双眼发病,可能属于先天发育异常。有家族遗传特性。尸解报告的视盘玻璃疣患病率为2.4%。视盘玻璃疣也可合并出现于其他眼底病如血管性疾病、视盘炎等。

眼底表现:视盘玻璃膜疣因所在位置的深浅不同而有不同的眼底表现,可出现在视盘表面或累及邻近视网膜。

1. 埋藏性视盘玻璃疣　指深埋在视神经组织内者,眼底类似慢性视盘水肿的外观。其眼底具有下列征象:视盘隆起,可达 1/2~3 视盘直径,边缘不清呈扇贝状,视盘表面呈不规则的起伏状,无充血,表面血管不被覆盖,血管形态异常,如分支过早,视网膜血管主干数目和血管迂曲增多。

2. 暴露性视盘玻璃疣　在青春早期玻璃疣位于视盘表面,呈现蜡样珍珠状不规则小体,带黄色或带白色或为蜡黄色半透明的或发亮的圆形小体。可单个亦可多个,排列成串或堆集成桑椹状,并可融合成不规则的较大团块,向玻璃体内突出。浅层玻璃疣的视盘表面高低不平,色淡白,生理凹陷消失,中央部呈均匀的蛋黄或白色。

OCT 表现:初发期视盘周围 RNFL 多增厚,随玻璃疣发展,RNFL 厚度变薄。黄斑区 GCIPL 可显示变薄。采用 EDI 模式可以清晰成像 500~800μm 的深层组织,因此利用 EDI 模式可以显示视盘内玻璃疣的结构、大小和形态,Traber 等人根据视盘玻璃疣在 EDI-OCT 图像中的特点,将视盘玻璃疣分为三型:视盘周围视网膜下玻璃疣,颗粒状玻璃疣和融合玻璃疣。近期有文献报道 OCT 探测视盘内玻璃疣的敏感性高于传统检查金标准 B 超。OCT 图像中视盘内玻璃疣多显示为低反射区,周围可被高反射带包绕。有些文献报道视盘周围高反射卵圆形肿物样结构(peripapillary hyperreflective ovoid mass-like structures,PHOMS)是视盘玻璃疣的前体或变异,但最近研究显示,PHOMS 是扩张疝出的神经轴突,可以出现在各种获得性或发育异常性的视神经病变中(图 10-6-1)。

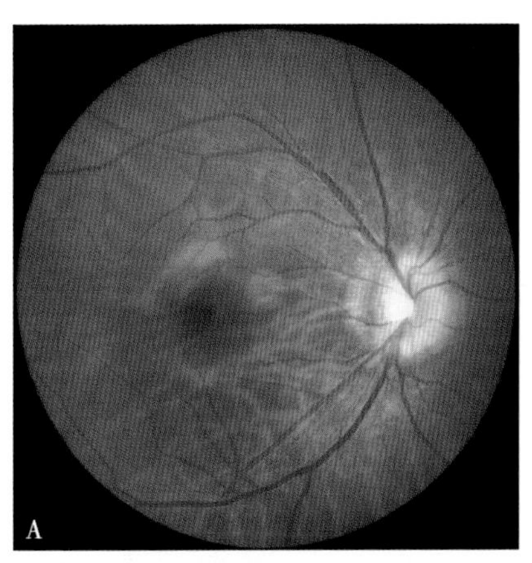

图 10-6-1　埋藏性视盘玻璃疣

A. 彩色眼底像:视盘鼻侧隆起,可达 1 视盘直径,边缘不清呈扇贝状,血管在视盘隆起于表面爬行。

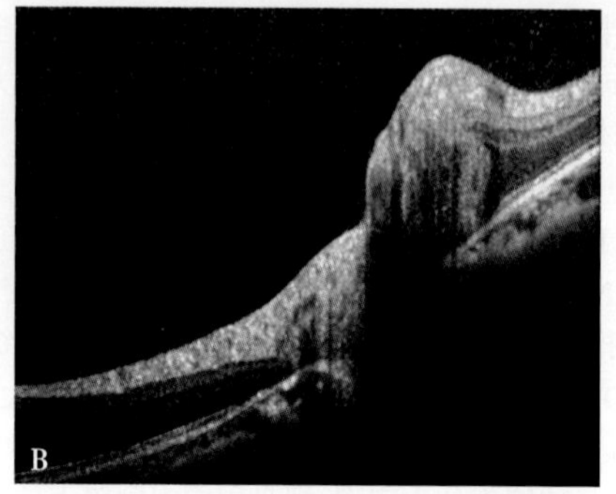

图 10-6-1(续)
B. OCT 图像:显示视盘隆起,其下方可见局限性低反射区,其周围可见条形高反射。

第七节 Bergmeister 乳头

Bergmeister 乳头,又称残存性视神经乳头。胚胎发育期间,由于玻璃体血管出现不同程度退化不全。纤维细胞呈斑块状包绕于未消退的玻璃体血管周围,形成由视盘表面伸向玻璃体腔的锥状纤维鞘状结构。

OCT 所见:有纤维胶原组织由视盘表面伸向玻璃体腔(图 10-7-1)。OCTA(OCT angiography)成像在部分纤维胶原组织中可探及血流信号。

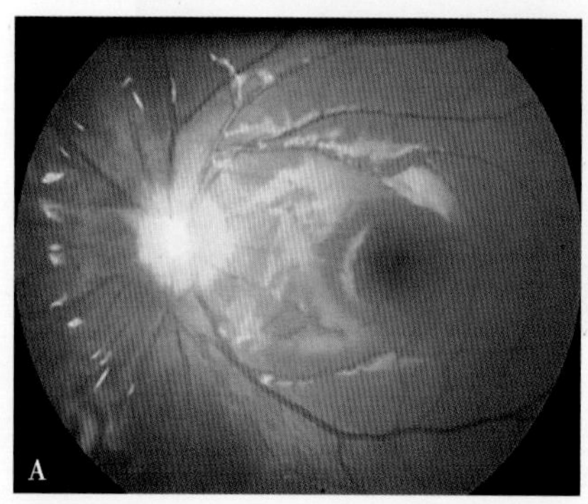

图 10-7-1 Bergmeister 乳头
A. 彩色眼底像:视盘呈橘红色,边界欠清,未见视杯结构,在视盘前正中部见一灰白色纤维鞘样结构,约占 1/3 视盘。

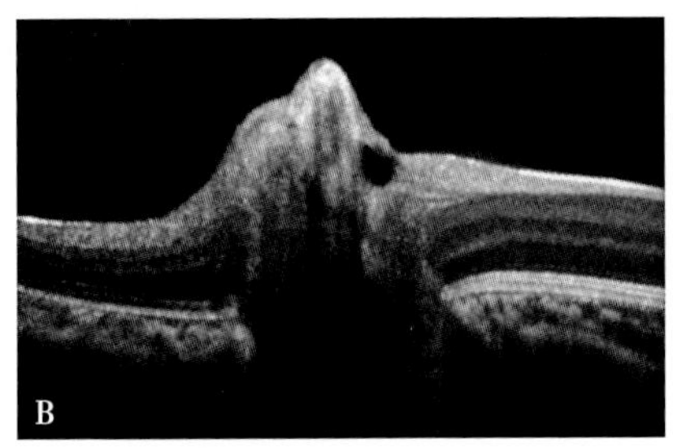

图 10-7-1（续）
B. OCT 图像：视盘及视盘前组织隆起。

第八节　有髓视神经纤维

正常情况下，视神经髓鞘纤维从中枢向周围生长，人出生时视神经髓鞘达到并止于视盘筛板后端。正常情况下，出生后眼底检查看不到有髓鞘的神经纤维。若有发育异常，出生后 1 个月或几个月内，髓鞘继续生长超过筛板水平，达到视网膜甚至较远处的眼底，形成白色混浊的有髓鞘纤维（myelinated nerve fiber）。多为单眼发病，病因不明，可能与筛板发育异常有关。

眼底表现：有髓神经纤维沿视网膜神经纤维分布，其部位、形状和疏密度变异大，常见于视盘边缘呈小或较大的白色羽毛状斑片，或沿上、下血管弓弧形分布，甚至包绕黄斑。

OCT 表现：有髓神经纤维部位呈局限增厚高反射（图 10-8-1）。

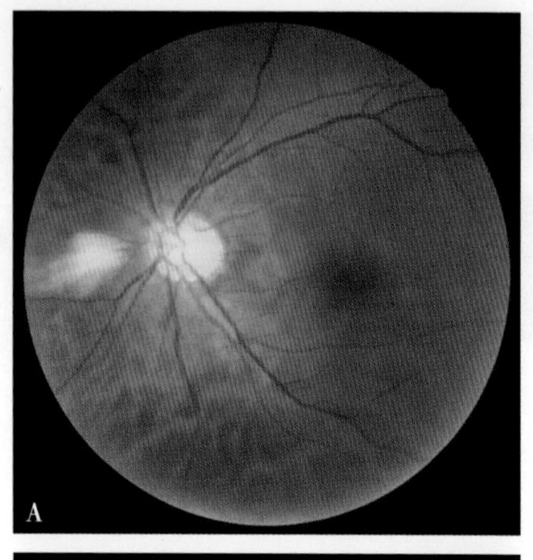

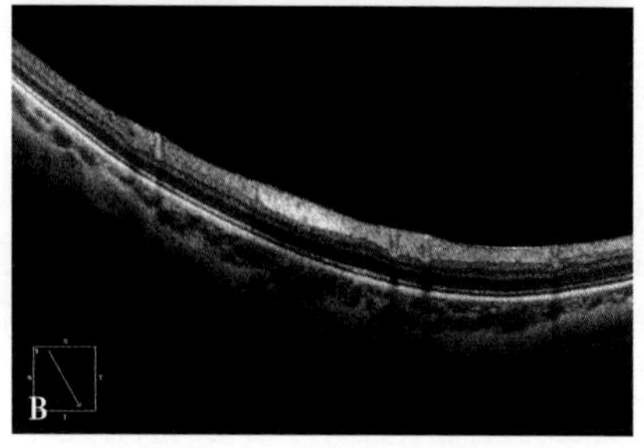

图 10-8-1　有髓神经纤维

A. 彩色眼底像：鼻侧视盘边缘可见小片白色羽毛状斑片；B. OCT 图像：视网膜神经纤维层局部增厚，呈高反射。

（辛　晨）

第十一章

青光眼

青光眼(glaucoma)是一种慢性、进行性的退行性视神经病变。其特征是视网膜神经节细胞及其突触死亡,导致视盘、视网膜神经纤维层、神经节细胞层结构重塑和功能缺陷。由于青光眼的改变会影响视盘和视网膜内层结构。因此通过 OCT 的视盘和视网膜检查有助于对青光眼的诊断、治疗和随访。

利用 OCT 技术进行青光眼评估具有如下优点。首先 OCT 是一种在体的无创成像技术,对眼组织无损伤,可实现对同一只眼睛同一个区域的重复扫描及同一只眼睛不同区域的扫描。现有的容积扫描技术可获得被扫描组织(如视盘)三维空间的数据,提供更为全面的生物信息。由于青光眼是一种进展缓慢且视功能一旦损害即不可逆转的疾病,因此早期发现疾病和有效评价病情的进展程度和速度是临床青光眼医生面临的挑战。OCT 技术提供的自动匹配和高度可重复的眼部结构客观量化分析方法,有效提高青光眼医生的临床诊断能力,成为青光眼患者不可或缺的重要检查方法。目前商用 OCT 主要包括时域和频域 OCT 两类,具有相似成像原理。但频域 OCT 具有扫描速度更快,轴向分辨率更高的特点。特别是近年来进入市场的扫频 OCT,其所使用光源波长更长,进一步增加光线在组织内的穿透能力和纵向分辨力,更快的扫描频率,进一步缩短检查时间,增加检测宽度,为临床医生提供更为丰富的疾病信息。

视神经纤维层厚度(retinal nerve fiber layer,RNFL)和视神经乳头形态参数的量化分析已成为青光眼评估最常使用的指标。神经节细胞是青光眼重要的病理损害部位,黄斑区是神经节细胞密度最高、数量最多的部位。研究显示黄斑区神经节细胞的损害早于 RNFL 的变薄，对视野损害前的青光眼诊断更为敏感。因此，近年来依托频域 OCT 技术，将黄斑区神经节细胞层厚度量化分析作为评价青光眼的又一重要测量指标。

一、青光眼检查常用扫描方式

1. 线性扫描　线性扫描由连续轴向扫描（A 扫描）组成，连续的线性扫描排列在一起即构成扫描区域的横断面图像（B 扫描）。不同商用 OCT 设备所设置的 A 扫描长度和密度各异。A 扫描主要用于详细显示线性采样区域内结构的详细变化，有利于病变和正常组织间的比较。

光栅扫描是由一系列平行且等间距的线性扫描构成。不同商用 OCT 设备所设置的线性扫描长度和距离各异，提供多种选择，主要用于黄斑或视盘区域的详细检查。放射状扫描主要是由通过共同中心点，以等角度间距的一系列线性扫描构成。相较其他扫描方式，放射状扫描覆盖的检查范围更广。取样密度距离共同中心点越近越高，随距共同中心点距离增加，在扫描线间需要增加更多的差值，避免遗漏扫描外围区域的微小病变。

2. 环形扫描　环形扫描类似光栅扫描，只是将平行等距的平面线扫变为平行等距的环形线扫。环形扫描是时域 OCT 常采用的扫描方式，用于提供视盘周围 RNFL 的总体厚度情况。当选定测量位置后，将自动获得三次连续扫描，并报告三次扫描的平均值。目前一些频域 OCT 设备也提供此种扫描方式，但其报告的是环形扫描线中不同位置 RNFL 的厚度情况，因此时域和频域 OCT 的测量结果是不可互换的。

3. 三维立体光栅扫描　三维立体光栅扫描由一系列等距平行相邻的 B 扫描构成，也是青光眼检查所采用的最重要的扫描方式。此种扫描方式可获得扫描区域内所有信息，可通过后期图像处理方法细化分析扫描范围内感兴趣的具体病变区域。扫描区域内的血管或其他解剖结构可作为扫描定位标志物，实现对同一区域的多次重复随访检查。不同商用 OCT 设备所提供的扫描窗口范围和扫描线密度各异。目前的可用商用设备中,有些设备采用等距扫描,即各采样点间的距离是一致的,另一些设备则采用的是非等距扫描,即采样点间在 x 和 y 方向的距离不同。非等距扫描的优势在于可以将高密度线扫放置于医师更感兴趣的病变方向。

二、图像后处理及分析方法

1. 重复扫描图像的平均化处理　重复扫描图像的平均化处理可降低图像噪声水平,提高图像质量。平均化处理需要延长检查时间,更适用于线性扫描。在对图像进行平均化处理时,应谨慎选择图像的重复次数,重复次数太少无法有效降低噪声,重复次数太多,增加扫描时间,因眼动等原因产生大量噪声,严重影响图像质量。

2. 结构分层　目前使用的 OCT 设备可通过识别每个 A 扫描中的标志性结构信号,自动将视网膜和视神经进行结构分层,从而对病变区域进行检测、量化和做更深入的数据处理。这里应当注意,在一些复杂病例和结构严重损害的病例中,如合并高度近视的青光眼患者,其视盘斜入、视盘周围萎缩弧明显,RNFL 普遍变薄,分割技术可能无法识别典型的标志结构,导致分割失败,影响后续的量化和检测分析。

3. 视盘周围视网膜厚度测量和视网膜厚度图　在对每一个 A 扫描进行自动分割后,计算出围绕视盘一定半径的圆环处的 RNFL 厚度。系统也可提供 RNFL 厚度偏差图,以突显厚度异常的位置。绿色表示测量的 RNFL 厚度与正常人相似,红色表示测量的 RNFL 厚度薄于正常人,黄色表示测量的 RNFL 厚度处于临界值。典型的视盘周围 RNFL 厚度呈双峰型,越靠近视盘处 RNFL 越厚,越远离视盘 RNFL 越薄。同一半径圆环处 RNFL 厚度符合 ISNT 规则,即厚度下方 RNFL> 上方 RNFL> 鼻侧 RNFL> 颞侧 RNFL。这里应注意,由于不同设备设置的自动分割解剖标志物和测量 RNFL 厚度的圆环半径不同,因此不可直接比较不同设备所测量的 RNFL 厚度。一些特殊结构可能会干扰 OCT 自动分割过程中对 RNFL 边界的确定，导致测量误差(图 11-0-1)。

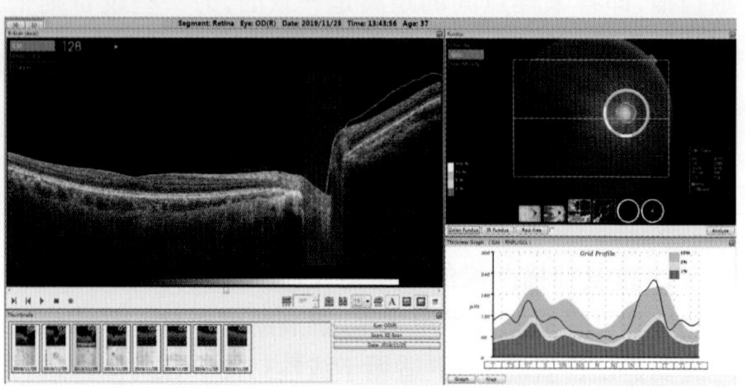

图 11-0-1　OCT 视神经纤维层厚度测量

OCT 在自动结构分层过程中，将视网膜前膜误定义为视网膜前界膜，因此在视神经纤维层厚度测量时出现“错误值”。

4. C-mode　C-mode 是对 B 扫描中某一特定层面所形成的 enface 图像。

5. 进展分析　由于可以精准定位眼底标志结构，频域 OCT 可作为青光眼患者的一种有效随访评估手段。目前商用设备提供两种评价 RNFL 缺损进展的方法。一种是与标准数据库中同一部位 RNFL 的预期变化幅度相比，若该部位变化幅度超过此预期值，则记录该位置 RNFL 缺损进展。另一种是计算 RNFL 厚度变薄的进展率。根据患者不同时间点测量的 RNFL 厚度，使用线性回归方法计算出 RNFL 变化的进展速率，当这一变化速率超过标准数据库预期的 RNFL 丢失率时，则标记该被检眼 RNFL 缺损存在进展。

三、青光眼检查部位

1. 视盘　不同频域 OCT 设备提供不同的扫描模式。视盘检查最常使用的扫描模式包括光栅扫描、放射状扫描和环形扫描。在 OCT 视盘结构分析中，定义视盘和视杯边界至关重要。通常将 Bruch 膜开口定义为视盘边界。将视盘边界平面向下平移某一固定深度所构成的平面定义为视杯平面。不同OCT设备所设定的平移深度存在一定差异,因此不能直接比较不同设备所测量的视盘参数。

目前临床常用OCT设备均带有内置视盘分析模块,可进行视盘、RNFL和后极部不对称性分析。研究显示黄斑中心凹和Bruch膜开口连线位置影响RNFL测量结果,因此在Spectralis和Cirrus OCT新系统中增加了以黄斑中心凹和Bruch膜开口作为解剖标志的精准扫描定位和分析功能,提高RNFL测量的准确性和可重复性。提示在读取患者RNFL测量报告时,应注意图中所圈出视盘和视杯位置是否正确,如有明显扭曲,需在OCT系统中手动勾画视盘边界后再解读RNFL及视盘相关参数结果(图11-0-2)。在视盘测量参数中,Spectralis测量盘沿宽度,而Cirrus测量盘沿面积。除此之外两种OCT间的测量指标基本一致。

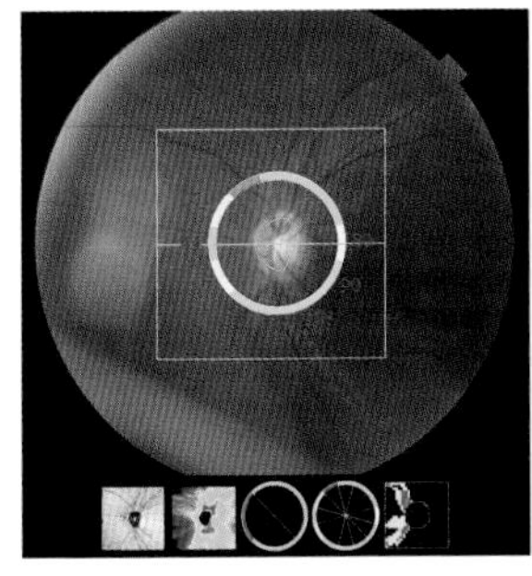

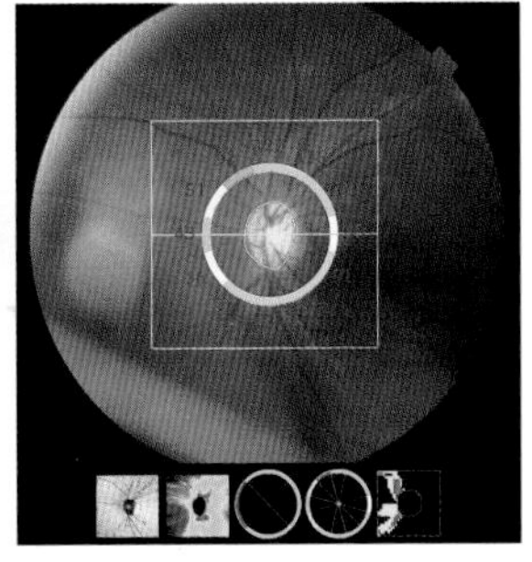

图11-0-2 OCT自动分层软件界定视盘边界出现误差
左图为OCT自动生成的视盘边界,右图为手动修正后勾画出的视盘边界。

青光眼相关的OCT视盘检查包括以下三个重要的特征性测量指标:视杯、盘沿和RNFL。视杯指标包括线性杯盘比和杯形测量(图11-0-3),盘沿指标包括盘沿面积和盘沿体积(图11-0-3),RNFL指标包括RNFL厚度变化特征曲线、平均RNFL厚度和RNFL厚度偏差图(图11-0-4)。RNFL厚度和RNFL厚度偏差图可作为鉴别早期青光眼和区分不同程度青光眼的客观指标。目前普遍认为青光

ONH Analysis	OD	OS	Inter Eye (OD-OS)
Cup/Disc Area Ratio	0.54	0.79	-0.25
Cup/Disc V. Ratio	0.72	0.93	-0.21
Cup/Disc H. Ratio	0.91	0.94	-0.03
Rim Area (mm^2)	1.67	0.71	0.96
Disc Area (mm^2)	3.61	3.38	0.23
Cup Volume (mm^3)	0.169	0.678	-0.509

图 11-0-3　OCT 视盘检查视盘结构（杯盘比、盘沿面积、视盘面积、视杯容积）报告

红色代表异常，绿色代表正常，黄色代表临界状态。

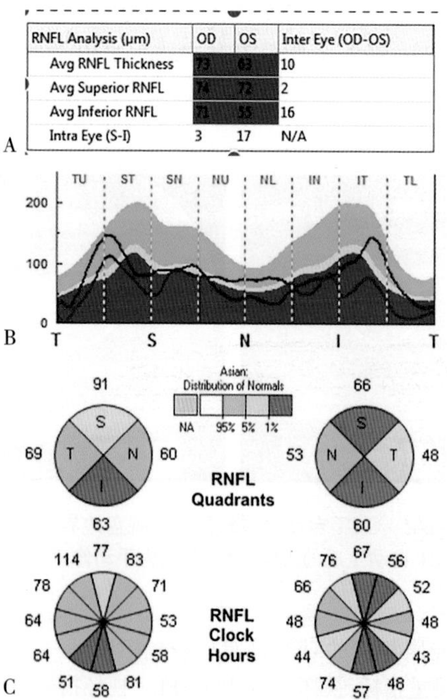

RNFL Analysis (μm)	OD	OS	Inter Eye (OD-OS)
Avg RNFL Thickness	73	63	10
Avg Superior RNFL	74	72	2
Avg Inferior RNFL	71	55	16
Intra Eye (S-I)	3	17	N/A

图 11-0-4　OCT 视盘检查神经纤维层厚度测量指标

A. 平均神经纤维层厚度；B. 神经纤维层厚度变化特征曲线；C. 不同象限和钟点位平均神经纤维层厚度。

眼结构损害早于功能损害，因此在早期或视野前期青光眼患者 OCT 检查尤为重要。

除常规的临床 OCT 视盘检查报告外，商用频域 OCT 还提供了增强成像方法（enhanced depth imaging，EDI）。OCT 扫描过程中会产生一组配对的图像，一个图像聚焦较浅，另一个镜像图像则具有较深的焦平面。在传统 OCT 成像中仅显示焦平面较浅的图像，但 EDI 则可显示焦平面较深的镜像图像，有助于对视网膜深层组织，如筛板的成像。EDI 技术可与各类扫描模式相结合（图 11-0-5）。

在青光眼研究中，OCT 有助于区别视盘周围萎缩区的构成。视盘周围萎缩区可分为 α 区和 β 区（图 11-0-6）。α 区位于视盘萎缩区的周边，由不规则的色素沉着和色素消退构成。β 区位于视盘边缘和 α 区之间，此区域可透

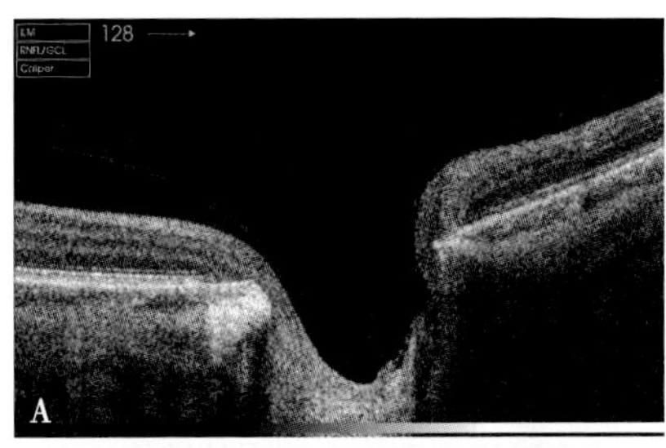

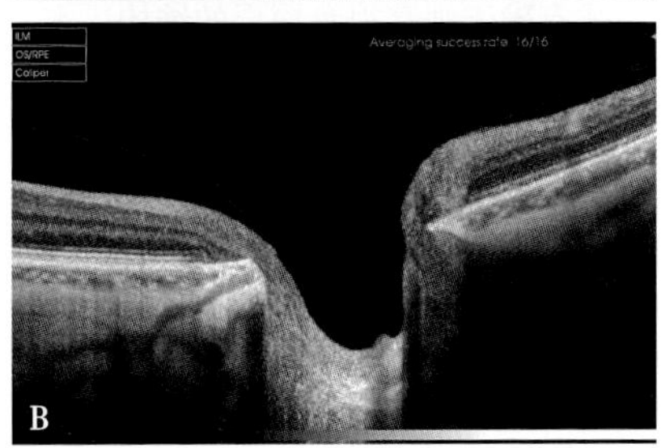

图 11-0-5　OCT 视盘成像

A. 为常规频域 OCT 图像；B. 为应用增强成像方法（EDI）的 OCT 图像，用 EDI 模式后，可以更清晰呈现视盘深层组织，图像对比度好。

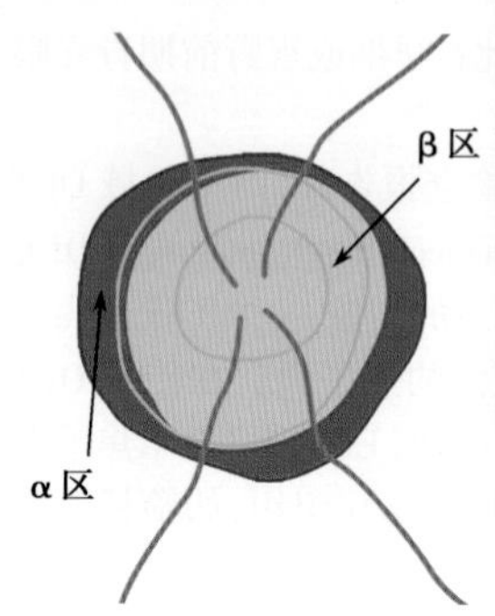

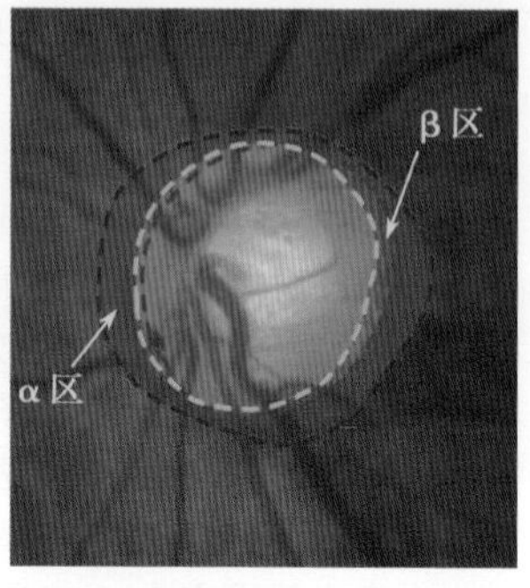

图 11-0-6 视盘周围萎缩区

左图为示意图，右图为眼底像，β 区紧邻视盘边界，α 区位于 β 区周边，α 区由不规则的色素沉着和色素消退构成。

见深层巩膜和脉络膜大血管。组织学研究显示，α 区对应不规则视网膜色素上皮区，β 区内视网膜色素上皮完全缺失、大部分感光细胞缺失、脉络膜毛细血管闭合。α 区是正常眼中的常见结构，而 β 区可能与青光眼性视神经病变和青光眼进展高度相关，其空间位置与盘沿缺失位置相对应。较大的 β 区（尤其是出现在非近视眼中）并不是诊断青光眼的确切指标，但可作为诊断青光眼的重要辅助体征。EDI 模式有助于观察视盘深层的结构。在 OCT 图像中，α 区为合并色素紊乱的 Bruch 膜区域，β 区为无色素上皮的 Bruch 膜区域。在随后的研究中，有学者发现在某些眼中脉络膜萎缩弧 β 区与青光眼密切相关（图 11-0-7）。

2. 黄斑　应用于黄斑检查的扫描模式较多，如线性扫描、多条平行线扫描、放射状扫描和光栅扫描等。临床医生可根据患者病变部位特点选择不同的扫描模式。线性扫描主要用于显示选择扫描线平面内病变细节变化的观察，而其余扫描模式则更有利于对黄斑整体结构的评价。目前所有的 OCT 设备均可测量黄斑区视网膜厚度，即从内界膜到光感受器或视网膜色素上皮层的厚度。但是由于不同 OCT 设备对于视网膜外界的定义存在差异，因此应避免直接比较不同设备所测量出的视网膜厚度情况。

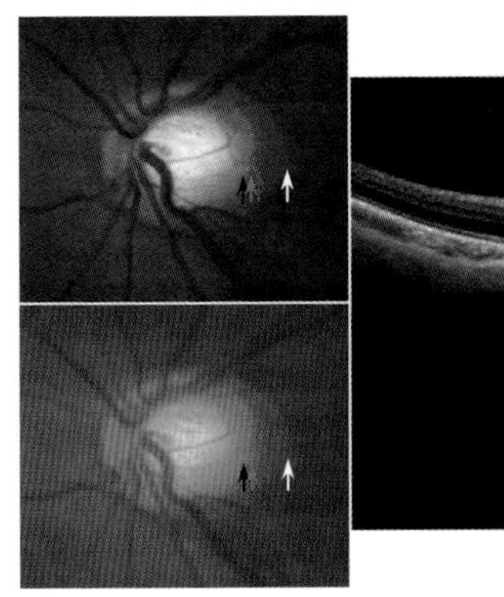

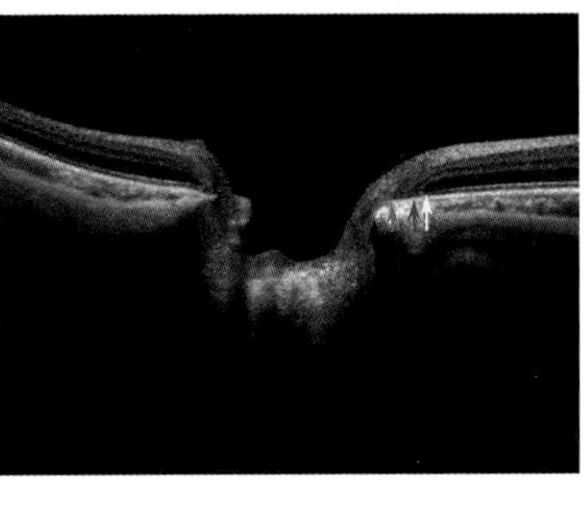

图 11-0-7 视盘周围萎缩区的眼底图和 OCT 图像
γ 区(无 Bruch 膜)位于黑箭和蓝箭之间,β 区(无色素上皮的 Bruch 膜区域)位于蓝箭和红箭之间,α 区(合并色素紊乱的 Bruch 膜区域)位于红箭和白箭之间。

自动分割软件可根据每个 A 扫描中的特征性结构对视网膜结构进行分层,有助于识别和量化分析特定的视网膜亚层结构,以提高对某些以特定结构受损为主要特征的疾病的分析和辨别。青光眼就是这样一类疾病,以侵及黄斑区神经节细胞层为主,单独量化分析这一亚层结构,有助于提高对青光眼的检测和随访评估能力(图 11-0-8)。

目前用于青光眼黄斑分析模块包括 RTVue 的神经节细胞复合体(ganglion cell complex,GCC)分析、Cirrus 的神经节细胞分析和 Spectralis 的后极部不对称分析(posterior pole asymmetry analysis,PPAA)。RTVue GCC 扫描模式为从内界膜到内核层黄斑区内层视网膜扫描,以黄斑中

GCC Avg (μm)	OD	OS	Inter Eye (OD-OS)
Total	69.88	54.77	15.11
Superior	63.98	53.12	10.86
Inferior	74.83	56.43	18.40
Intra Eye (S-I)	-10.85	-3.31	N/A
FLV (%)	11.208	18.120	-6.912
GLV (%)	28.130	40.275	-12.145

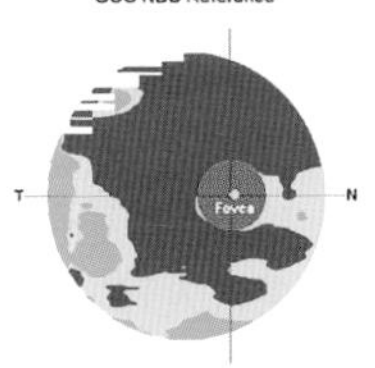

图 11-0-8 OCT 黄斑区神经节细胞层厚度测量

心凹颞侧1mm为中心，扫描范围为7mm×7mm，采样为6mm×6mm范围上方、下方GCC厚度和黄斑区平均GCC厚度、计算局部丢失体积（focal loss volume，FLV）和整体丢失体积（global loss volume，GLV）。GCC厚度包括神经纤维层、神经节细胞层和内丛状层。Cirrus神经节细胞分析扫描方式同常规黄斑扫描，利用系统内置的GCIPLT分析软件GCA计算法，自动识别黄斑区节细胞层和内丛状层获得平均GCIPLT厚度，最小GCIPLT厚度，上方、下方、鼻上、颞上、鼻下、颞下共8个方位的参数值。不对称性参数定义为绝对差，比较双眼各参数的不对称性即计算同一受试者两眼相对参数的绝对差。Spectralis PPAA模式用61条线对每只眼中央20°范围进行快速扫描，覆盖范围与24-2视野模式覆盖的区域相似，中心点位于中心凹上。由仪器自带的分析软件自动根据早期糖尿病性视网膜病变治疗研究的定义将黄斑分为3个同心圆，分别为直径≤1mm的中央区1~3mm的内环区和>3~6mm的外环区；其中内外环区各有2条放射线将每个环区又分为上方、鼻侧、下方和颞侧4个象限，共9个区。并可以自动测量该区域范围神经节细胞层的厚度。目前PPAA尚无内置数据库。

四、青光眼相关OCT检查报告的误读

1. 根据OCT检查报告导致对青光眼诊断/随访出现误判的原因

（1）地板效应：由于晚期青光眼患者大部分RNFL已丢失，视神经中仅保留视网膜血管结构和胶质细胞，因此，与早中期青光眼相比，OCT在晚期青光眼患者中的作用较小。目前临床使用的OCT，无法测量出小于30μm的RNFL厚度。如果在报告中出现很低的RNFL厚度测量值，医生应仔细检查是否在图像扫描时有伪影干扰。

（2）仅依靠"红绿"颜色诊断疾病：目前商用OCT多采用红色和绿色来表示被检者各检查参数与标准数据库（即正常人）的差异。绿色代表被检部位结构正常，但由于设备错误地将相应图像中显示为异常（即红色）而导致对疾病的假阳性诊断。相反，红色代表被检部位存在青光眼

损害，但设备错误解释为正常（即绿色）而导致对疾病的假阴性诊断。除外伪影等对OCT图像产生影响，临床医生在阅读OCT检查报告时应特别注意，OCT检查报告中的红色和绿色是以标准数据库为基准得出的，但由于制造商所使用的标准数据库中没有考虑高度屈光度异常、儿童和种族的差异，因此可能会导致对患者检查结果的误判。

2. 常见的干扰OCT图像分析的伪影和解剖变异

（1）干扰OCT图像分析的伪影：成像质量低和自动分层异常是导致OCT图像分析出现异常的常见原因。高质量的图像是获得可靠OCT分析结果的重要保证。每个OCT系统都有自己的图像质量评估系统。例如，Cirrus HD-OCT使用“信号强度”参数，如果信号强度低于6，则建议重复扫描。Spectralis OCT使用质量分数或“Q”系数，小于20时需要重复测试。患有干眼、屈光介质混浊（如白内障）和固视困难的患者信号强度可能较低（图11-0-9）。再者，由于OCT镜头有污渍、设备大量使用或操作人员经验不足，也可导致出现信号强度过低的问题。扫描质量差会导致RNFL厚度测量不准确。因此在阅读OCT报告时，首先应该注意图像的质量。

除外图像质量因素外，患者检查时的不自主眼动可能会导致偏差图或红外反射图出现横行条状中断。患者检

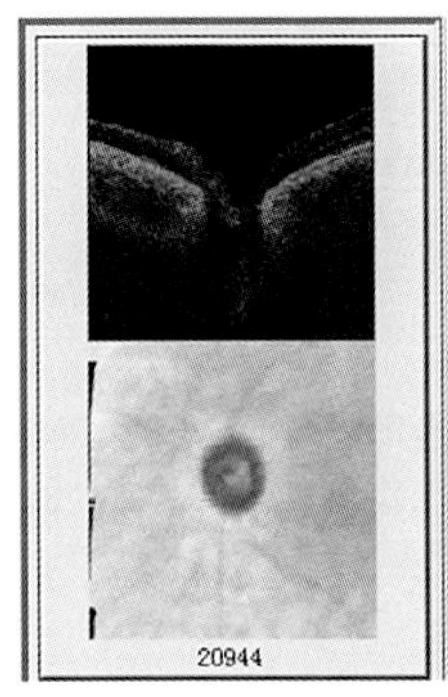

图11-0-9 白内障导致患者信号强度过低（Q值=29），影响后续OCT结果分析

查时未注视视标可能导致视盘位置不居中。被检眼瞳孔过小、玻璃体漂浮物也都可能影响 OCT 的结果分析。

自动分层异常是导致 OCT 结果分析错误的又一重要因素。当 OCT 设备内置软件无法有效区分标志性结构,如内界膜和 RNFL 时,会出现分层异常的情况。在阅读 OCT 检查报告时,应关注视盘、视杯等结构标志线及 RNFL 分层图中是否存在异常。如高度近视视盘倾斜的患者,由于 RNFL 和血管结构向颞侧移位,可能会出现双眼对称性的鼻侧 RNFL 变薄。眼轴过长的患者,成像的放大效应也可能造成 RNFL 厚度测量误差。视盘周围萎缩弧也是导致自动分层错误的常见原因。如果报告中显示视盘扫描环(通常直径 3.46mm)通过视盘周围萎缩弧,可调整视盘扫描环大小后重复扫描,以减少其对结果的影响(图 11-0-10)。玻璃体混浊物、Weiss 环、视网膜-玻璃体交界面结构异常(如视网膜前膜)、视盘玻璃疣等均可能导致 OCT 在自动分层过程中错误辨别标志性结构,导致 OCT 分析结果异常(图 11-0-11)

(2)RNFL 分离和 RNFL 峰值移位:在大多数眼部,视

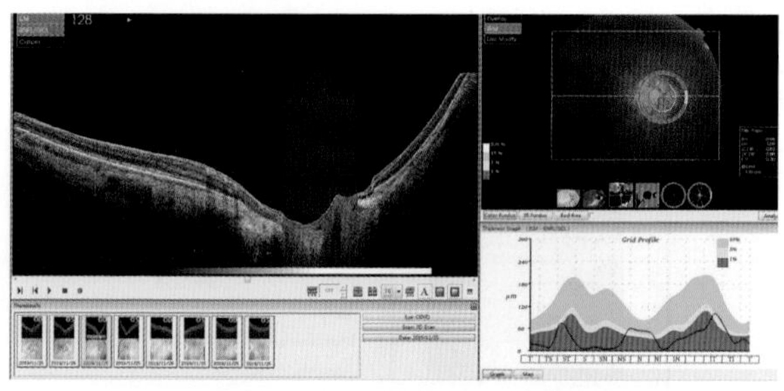

图 11-0-10　高度近视伴视盘周围萎缩弧患眼 RNFL 分析
图中可见视盘扫描环颞侧通过视盘周围萎缩弧,此处的 RNFL 分层异常。

神经节细胞的轴突投射至视盘的上、下两极,形成 RNFL 束。RNFL 这种解剖特征在设备标准数据库中形成 TSNIT 曲线中的两个峰值。但在少数眼部,投射至视盘的 RNFL

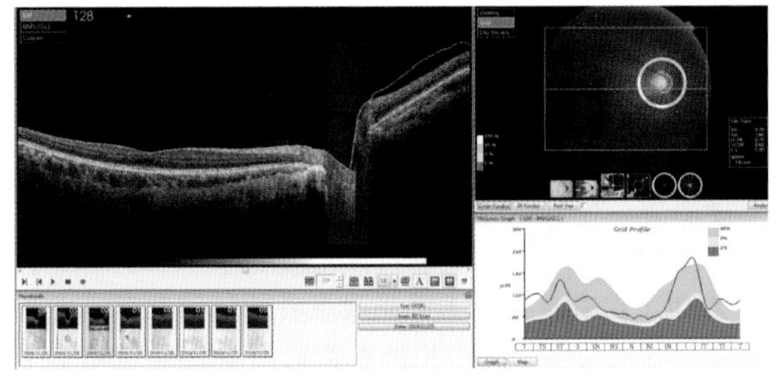

图 11-0-11　OCT 自动分层异常

由于玻璃体视网膜牵拉，导致部分区域 RNFL 厚度超过正常值。

形成一个或多个聚集的 RNFL 束，被称为 RNFL 分离。这种现象常见于健康壮年，由于 RNFL 分离，因此在分析结果中出现“红色”病变(图 11-0-12)。Hook 等人研究提出，一些患者由于其 RNFL 峰值出现位置与标准数据库的 TSNIT 不同，也可能造成“红色”病变。因此提出，在使用 Spectralis OCT 时，应根据 FoBMO 轴线(连接黄斑中心凹和 Bruch 膜开口)为标准，调整 TSNIT 曲线的起点和终点，以避免“红色”病变。

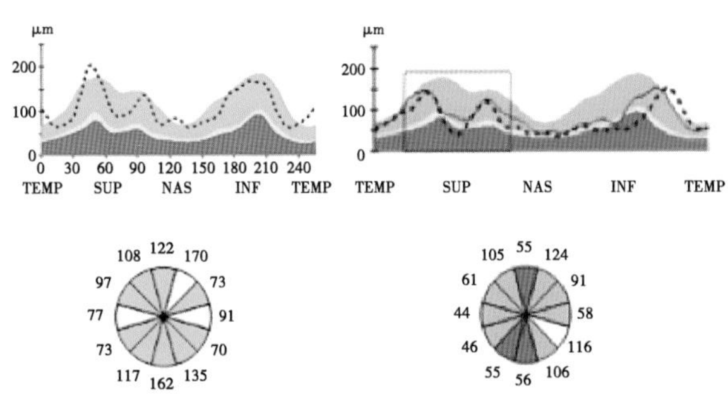

图 11-0-12　视神经纤维层分离

左图为正常 TSNIT 曲线，在同一眼上方和颞侧 RNFL 最厚；右图为另一被检眼，在 RNFL 厚度报告上 12 终点位 RNFL 变薄，但对应的 TSNIT 曲线中可以看到在上方区域 RNFL 出现了两个峰值，因此与正常数据库参数存在差异，误诊为“红色”病变区。

五、青光眼的随访观察

以上介绍了青光眼相关的 OCT 检查指标，青光眼表现为视杯增大，杯盘比变大，RNFL 变薄，黄斑区节细胞厚度变薄。对于青光眼患者来讲，各类 OCT 检查指标是诊断不可缺少的参考。同时，青光眼作为一种终身疾病，各类 OCT 检查指标对于青光眼患者的随访观察也尤为重要。因此目前临床应用的各类商用 OCT 系统增加了基于患者多次检查结果的患者病情进展分析（follow-up analysis）功能（图 11-0-13~图 11-0-15）。

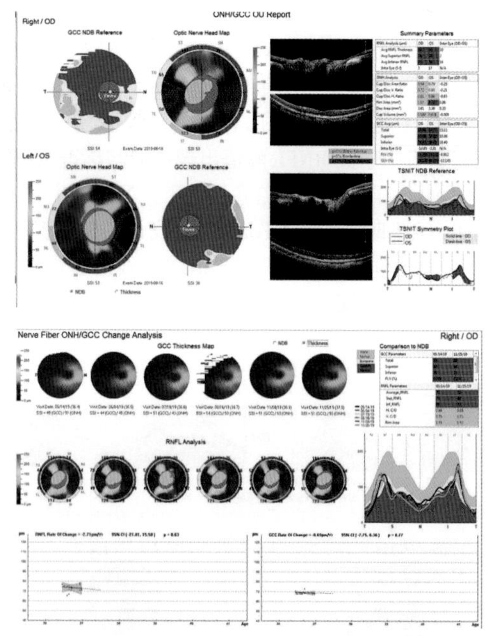

图 11-0-13　RTVue SD-OCT 视盘结构参数、神经节细胞复合体和神经纤维层厚度随访比较分析

图中显示 6 次神经节细胞复合体和神经纤维层厚度的测量结果，并计算出神经节细胞复合体厚度每年下降 2.71μm，无显著进展（P=0.63），神经纤维层厚度每年下降 0.69μm 无显著进展（P=0.63），同时报告中显示两次视盘结构参数的比较。

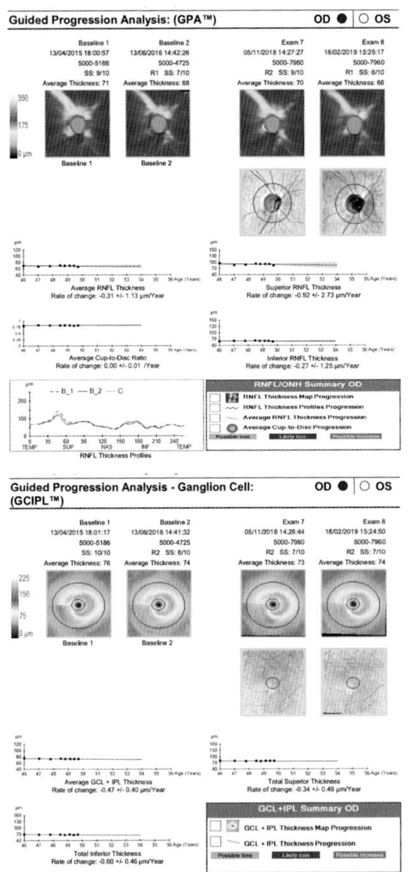

图 11-0-14 Cirrus SD-OCT 青光眼进展分析

上图为基于视神经纤维层厚度的随访分析，平均神经纤维层厚度每年进展 0.31μm，上方神经纤维层厚度每年变薄 0.92μm，下方神经纤维层厚度每年变薄 0.27μm，平均杯盘比每年变薄 0.00；下图为基于神经节细胞厚度的随访分析，图中以伪彩图方式对比分析了三次神经节细胞厚度测量结果，基线厚度 76μm /74μm，第 7 次检查时神经节细胞厚度为 73μm，第 8 次检查时神经节细胞厚度为 74μm，平均神经节细胞层（神经节细胞 + 内丛状层）厚度每年变薄 0.47μm，上方神经节细胞层厚度每年变薄 0.34μm，下方神经节细胞层厚度每年变薄 0.50μm。

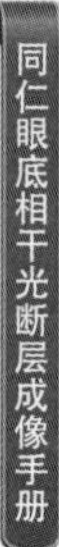

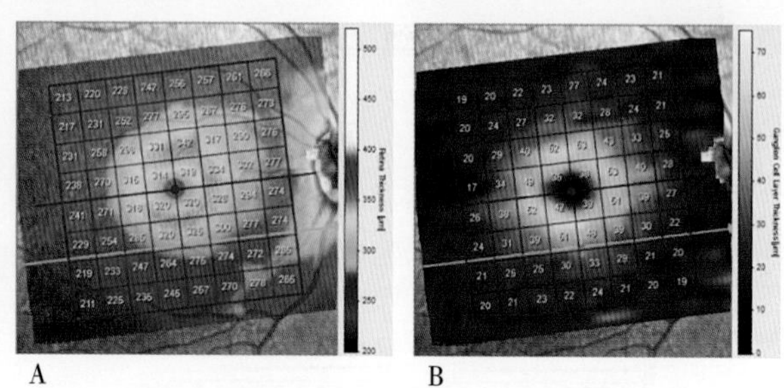

图 11-0-15 Spectralis SD-OCT 后极部非对称性分析
A. 视网膜厚度图；B. 神经节细胞层厚度图。

（辛　晨）

参考文献

1. REIS A S, SHARPE G P, YANG H, et al. Optic disc margin anatomy in patients with glaucoma and normal controls with spectral domain optical coherence tomography. Ophthalmology, 2012, 119(4):738-747.
2. STAURENGHI G, SADDA S, CHAKRAVARTHY U, et al. Proposed lexicon for anatomic landmarks in normal posterior segment spectral-domain optical coherence tomography: the IN·OCT consensus. Ophthalmology, 2014, 121(8):1572-1578.
3. OUYANG Y, WALSH A C, KEANE P A, et al. Different phenotypes of the appearance of the outer plexiform layer on optical coherence tomography. Graefes Arch Clin Exp Ophthalmol, 2013, 251(10):2311-2317.
4. DUKER J S, WAHEED N K, GOLDMAN D R. Handbook of retinal OCT. St Louis: Elsevier, 2014.
5. REYNOLDS JAMES D, OLITSKY SCOTT E. Pediatric retina. Berlin: Springer, 2011.
6. C GUYTON. Human Physiology and Mechanisms of Disease. New York: HBJ I E Saunders, 1992.
7. KRUGER M, KAMPMANN R, KLEINDIENST R, et al. Time-resolved combination of the Mueller-Stokes and Jones calculus for the optimization of a twisted-nematic spatial-light modulator. Applied Optics, 2015, 54:4239.
8. FERCHER A F, DREXLER W, HITZENBERGER C K, et al. Optical coherence tomography-principles and applications. Reports on progress in physics, 2003, 66(2):239.
9. BILLE J F. High resolution imaging in microscopy and ophthalmology: new frontiers in biomedical optics. Berlin: Springer International Publishing, 2019.
10. DREXLER W, LIU M, KUMAR A, et al. Optical coherence

tomography today: speed, contrast, and multimodality. Journal of biomedical optics, 2014, 19(7): 071412.

11. FUJIMOTO J, SWANSON E. The development, commercialization, and impact of optical coherence tomography. Investigative ophthalmology & visual science, 2016, 57(9): OCT1-OCT13.
12. DANSINGANI K K, INOUE M, ENGELBERT M, et al. Optical coherence tomographic angiography shows reduced deep capillary flow in paracentral acute middle maculopathy. Eye, 2015, 29(12): 1620-1624.
13. SEBAG J. Posterior vitreous detachment. Ophthalmology, 2018, 125(9): 1384-1385.
14. TSAI A S H, CHEUNG N, GAN A T L, et al. Retinal angiomatous proliferation. Surv Ophthalmol, 2017, 62(4): 462-492.
15. SPAIDE R F, FUJIMOTO J G, WAHEED N K. Image artifacts in optical coherence tomography angiography. Retina, 2015, 35(11): 2163-2180.
16. ERRERA M H, LIYANAGE S E, PETROU P, et al. A study of the natural history of vitreomacular traction syndrome by OCT. Ophthalmology, 2018, 125(5): 701-707.
17. SEBAG J. Diabetic vitreopathy. Ophthalmology, 1996, 103(2): 205-206.
18. JAY S DUKER, PETER K KAISER, SUSANNE BINDER, et al. The international vitreomacular traction study group classification of vitreomacular adhesion, traction, and macular hole. Ophthalmology, 2013, 120(12): 2611-2619.
19. RUBIN NAN . Ryan's Retina. 6th ed. Amsterdam: Elsevier, 2018.
20. RAHIMY E, SARRAF D. Paracentral acute middle maculopathy spectral-domain optical coherence tomography feature of deep capillary ischemia. Current Opinion in Ophthalmology, 2014, 25(3): 207-212.
21. HUI W, YANLING W, HONGYANG L. Multimodality imaging assessment of ocular ischemic syndrome. Journal of Ophthalmology, 2017, 2017: 1-9.
22. BLAIR K, CZYZ C N. Central retinal vein occlusion. StatPearls [Internet]. Treasure Island (FL): StatPearls Publishing, 2020.
23. BODNAR Z M, DESAI A, AKDUMAN L. Diabetic macular edema. Spectral domain optical coherence tomography in macular diseases. Berlin: Springer, 2017.

24. YANG X Y, WANG C G, SU G F. Recent advances in the diagnosis and treatment of Coats' disease. International Ophthalmology, 2019, 39(4): 957-970.
25. WU L, EVANS T, AREVALO J F. Idiopathic macular telangiectasia type 2 (idiopathic juxtafoveolar retinal telangiectasis type 2A, Mac Tel 2). Survey of Ophthalmology, 2013, 58(6): 536-559.
26. WU L. Multimodality imaging in macular telangiectasia 2: a clue to its pathogenesis. Indian J Ophthalmol, 2015, 63(5): 394-398.
27. WELCH R J, RAKSHA R A O, GORDON P S, et al. Optical coherence tomography of small retinoblastoma. Asia-Pac J Ophthalmol, 2018, 7(5): 301-306.
28. R DUANGNATE, K SWATHI, R SANDOR, et al. Enhanced depth imaging optical coherence tomography of circumscribed choroidal hemangioma in 10 consecutive cases. Middle East Afr J Ophthalmol, 2015, 22(2): 192-197.
29. C L SHIELDS, S AREPALLI, H T ATALAY, et al. Choroidal osteoma shows bone lamella and vascular channels on enhanced depth imaging optical coherence tomography in 15 eyes. Retina, 2015, 35(4): 750-757.
30. OLGUIN-MANRÍQUEZ F, ENRÍQUEZ A B, CRIM N, et al. Multimodal imaging in choroidal osteoma. International Journal of Retina and Vitreous, 2018, 4: 30.
31. SHIELDS C L, KALIKI S, ROJANAPORN D, et al. Enhanced depth imaging optical coherence tomography of small choroidal melanoma: comparison with choroidal nevus. Arch Ophthalmol, 2012, 130(7): 850-856.
32. AL-DAHMASH S, SHIELDS C L, KALIKI S, et al. Enhanced depth imaging optical coherence tomography of choroidal metastasis in 14 eyes. Retina, 2014, 34(8): 1588-1593.
33. DEMERCI H, CULLEN A, SUNDSTROM J M. Enhanced depth imaging optical coherence tomography of choroidal metastasis. Retina, 2014, 34(7): 1354-1359.
34. BUDOFF G, BHAGAT N, ZARBIN M A. Traumatic macular hole: diagnosis, natural history, and management. J Ophthalmology, 2019: 5837832.
35. NAIR U, SOMAN M, GANEKAL S, et al. Morphological patterns of indirect choroidal rupture on spectral domain optical coherence tomography. Clin Ophthalmol, 2013, 7: 1503-1509.

36. CHUN DING, JUN ZENG. Clinical study on Hypotony following blunt ocular trauma. Int J Ophthalmol, 2012, 5(6): 771-773.
37. ALESSANDRO BAGNIS, CARLO ALBERTO CUTOLO, GUIDO CORALLO, et al. Chorioretinal folds: a proposed diagnostic algorithm. Int Ophthalmol, 2019, 39(11): 2667-2673.
38. SEBAG J. Posterior vitreous detachment. Ophthalmology, 2018, 125(9): 1384-1385.
39. ERRERA MH, LIYANAGE SE, PETROU P, et al. A study of the natural history of vitreomacular traction syndrome by OCT. Ophthalmology, 2018, 125(5): 701-707.
40. SEBAG J. Diabetic vitreopathy. Ophthalmology, 1996, 103(2): 205-206.
41. NAIR U, SOMAN M, GANEKAL S, et al. Morphological patterns of indirect choroidal rupture on spectral domain optical coherence tomography. Clin Ophthalmol, 2013, 7: 1503-1509.
42. SEE J L, NICOLELA M T, CHAUHAN B C. Rates of neuroretinal rim and peripapillary atrophy area change: a comparative study of glaucoma patients and normal controls. Ophthalmology, 2009, 116(5): 840-847.
43. JONAS J B, NGUYEN X N, GUSEK G C, et al. Parapapillary chorioretinal atrophy in normal and glaucoma eyes I. Morphometric data. Invest Ophthalmol Vis Sci, 1989, 30(5): 908-918.
44. DAI Y, JONAS J B, HUANG H, et al. Microstructure of parapapillary atrophy: beta zone and gamma zone. Invest Ophthalmol Vis Sci, 2013, 54(3): 2013-2018.
45. COLEN T P, LEMIJ H G. Prevalence of split nerve fiber layer bundles in healthy eyes imaged with scanning laser polarimetry. Ophthalmology, 2001, 108(1): 151- 156.
46. BAYER A. Interpretation of imaging data from Spectralis OCT. // AKMAN A, BAYER A, NOURI-MAHDAVI K. Optical Coherence Tomography in Glaucoma. Switzerland: Springer Nature, 2018: 55-76.
47. ZERBIB J, SOUIED E H, QUERQUES G. Best Vitelliform Macular Dystrophy. Berlin: Springer, 2016: 1-10.
48. PUECH B, LAEY J-J, HOLDER G. Inherited chorioretinal dystrophies: a textbook and atlas. Berlin: Springer, 2014.
49. GOLDMAN D, WAHEED N K, DUKER J S. Atlas of Retinal OCT E-Book: Optical Coherence Tomography. Amsterdam: Elsevier

Health Sciences,2017.
50. NG D S,CHEUNG C Y,LUK F O,et al. Advances of optical coherence tomography in myopia and pathologic myopia. Eye (Lond),2016,30(7):901-916.
51. ADAM MP,ARDINGER HH,PAGON RA,et al. Seattle (WA): university of Washington,Seattle. 1993.//MACDONALD IM,LEE T. Best Vitelliform Macular Dystrophy. Berlin:Springer,2016.
52. DU L,KIJLSTRA A,YANG P. Vogt-Koyanagi-Harada disease: novel insights into pathophysiology,diagnosis and treatment. Prog Retin Eye Res,2016,52:84-111.
53. LIU X Y,PENG X Y,WANG S,et al. Features of optical coherence tomography for the diagnosis of Vogt-Koyanagi-Harada disease. Retina,2016(36):2116-2123.
54. ARANTES T E,MATOS K,GARCIA C R,et al. Fundus autofluorescence and spectral domain optical coherence tomography in recurrent serpiginous choroiditis:case report. Ocul Immunol Inflamm,2011,19(1):39-41.
55. BANSAL R,GUPTA A,GUPTA V. Imaging in the diagnosis and management of serpiginous choroiditis. Int Ophthalmol Clin, 2012,52(4):229-236.
56. QIAN C X,WANG A,DEMILL D L,et al. Prevalence of antiretinal antibodies in acute zonal occult outer retinopathy:a comprehensive review of 25 cases. Am J Ophthalmol,2017,176:210-218.
57. MKRTCHYAN M,LUJAN B J,MERINO D,et al. Outer retinal structure in patients with acute zonal occult outer retinopathy. Am J Ophthalmol,2012,153(4):757-768.
58. TAKAI Y,ISHIKO S,KAGOKAWA H,et al. Morphological study of acute zonal occult outer retinopathy (AZOOR) by multiplanar optical coherence tomography. Acta Ophthalmol,2009,87(4): 408-418.
59. CAHUZAC A,WOLFF B,MATHIS T,et al. Multimodal imaging findings in 'hyper-early' stage MEWDS. Br J Ophthalmol,2017, 101(10):1381-1385.
60. FIORE T,IACCHERI B,CERQUAGLIA A,et al. Outer retinal and choroidal evaluation in multiple evanescent white dot syndrome (MEWDS):an enhanced depth imaging optical coherence tomography study. Ocul Immunol Inflamm,2018,26(3):428-434.
61. KRÜGER M,KAMPMANN R,KLEINDIENST R,et al. Time-

resolved combination of the Mueller-Stokes and Jones calculus for the optimization of a twisted-nematic spatial-light modulator. Applied Optics, 2015, 54: 4239.

62. FERCHER A F, DREXLER W, HITZENBERGER C K, et al. Optical coherence tomography-principles and applications. Reports on progress in physics, 2003, 66(2): 239.

63. BILLE J F. High resolution imaging in microscopy and ophthalmology: new frontiers in biomedical optics. Berlin: Springer International Publishing, 2019.

64. DREXLER W, LIU M, KUMAR A, et al. Optical coherence tomography today: speed, contrast, and multimodality. Journal of biomedical optics, 2014, 19(7): 071412.

65. FUJIMOTO J, SWANSON E. The development, commercialization, and impact of optical coherence tomography. Investigative ophthalmology & visual science, 2016, 57(9): OCT1-OCT13.

66. 吕淑媛,张明. 光相干断层扫描成像技术的进化. 华西医学, 2018, 33(11): 1344-1348.

67. 魏文斌. OCT 血流成像图谱. 北京:人民卫生出版社, 2016.

68. 魏文斌. 谱域相干光断层扫描图像的解读方法与技巧. 中华眼科杂志, 2014, 50(6): 476-480.

69. 黄厚斌,王敏. 眼底光相干断层扫描学习精要. 北京:科学出版社, 2017.

70. 王光璐,魏文斌. 相干光断层成像眼底病诊断图谱. 2 版. 北京:北京科学技术出版社, 2017.

71. 俞素勤. 简明 OCT 阅片手册. 北京:人民卫生出版社, 2012.

72. 石婕,彭晓燕. 方向 OCT 的应用及研究进展. 国际眼科纵览. 2019, 43(4): 234-238.

73. 石婕,张欣,王霄娜,等. 方向光相干断层扫描观察正常人视网膜外核层厚度分布及其影响因素. 中华眼底病杂志, 2020, 36(7): 526-532.

74. 张承芬. 眼底病学. 2 版. 北京:人民卫生出版社, 1998.

75. 赵明威,曲进锋,周鹏. 视网膜图谱. 2 版. 北京:中国科学技术出版社, 2019.

76. 谢娟,唐义灵,杨永升,等. 特发性黄斑裂孔的 OCT 诊断标准. 中国实用眼科杂志, 2004, 22(3): 226-228.

77. 黎晓新,赵家良. 视网膜. 4 版. 天津:天津科技翻译出版公司, 2011.